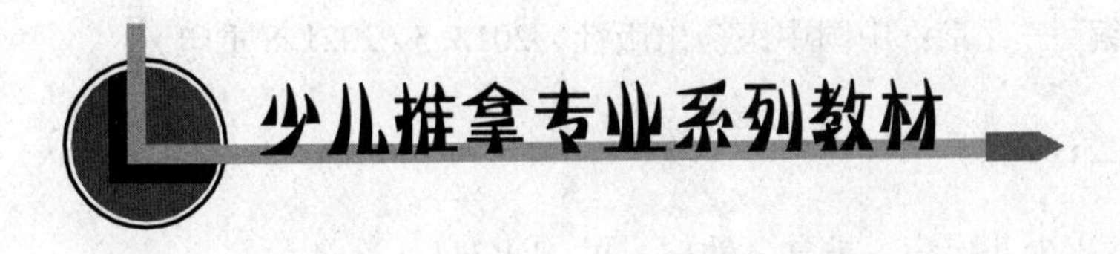

总主编　孙德仁

少儿推拿手法学

（供少儿推拿专业用）

主　编　廖品东

中国中医药出版社
·北　京·

图书在版编目（CIP）数据

少儿推拿手法学/廖品东主编．—北京：中国中医药出版社，2013．5（2021．8 重印）
（少儿推拿专业系列教材）
ISBN 978－7－5132－1435－3

Ⅰ．①少…　Ⅱ．①廖…　Ⅲ．①少儿疾病－推拿－教材　Ⅳ．①R244．1

中国版本图书馆 CIP 数据核字（2013）第 081307 号

中 国 中 医 药 出 版 社 出 版
北京经济技术开发区科创十三街 31 号院二区 8 号楼
邮政编码　100176
传真　010 64405721
三河市同力彩印有限公司印刷
各地新华书店经销
*
开本 787×1092　1/16　印张 16．75　字数 399 千字
2013 年 5 月第 1 版　　2021 年 8 月第 3 次印刷
书　号　ISBN 978－7－5132－1435－3
*
定价　68．00 元
网址　www．cptcm．com

如有印装质量问题请与本社出版部调换（010 64405510）

服务热线　010 64405720
购书热线　010 64065415　010 64065413
书店网址　csln．net/qksd/
官方微博　http：//e．weibo．com/cptcm

《少儿推拿专业系列教材》总编委会

序

少儿推拿学是中医学的一个组成部分，有着悠久的历史，是我国历代医家为保证儿童健康、防治少儿疾病的经验积累和理论升华，至今已形成一套在中医基本理论指导下具有独特专科临床体系的中医学科。

推拿古称按摩，远在战国时期，按摩在医疗中就被广泛应用，《史记》中就记载了名医扁鹊运用按摩、针灸成功抢救虢太子的尸厥病。我国第一部按摩专著《黄帝岐伯按摩十卷》（已佚）据考证也是秦汉时期著成的。魏晋至隋唐，推拿按摩更为发展，已有按摩专科，并设立按摩博士、按摩师，于“太医署”内教授按摩。隋唐时期已有膏摩疗法用以保健和防治少儿疾病。唐《备急千金要方》云：“小儿虽无病，早起常用膏摩囟上及手足心，甚避风寒。”又云：“治小儿夜啼，以小儿母手掩脐中，亦以摩儿头及脊，验。”从晚唐始，我国的按摩疗法已开始传入朝鲜、日本、法国，并流向世界，至今按摩在印度和西欧国家医学中仍被作为独立学科而得到重视。据考证，现在法语的“马沙适”就是根据唐朝称按摩为“摩沙”的译音。

宋代以后，推拿学得到进一步的发展，并且由经验积累上升为理论体系。至明代则完整地形成了少儿推拿学科的独立体系。如收集在《针灸大成》内的《保婴神术按摩经》是我国现存最早的少儿推拿专著，称按摩为推拿亦是从此书开始的。此后，涌现了一大批少儿推拿专著，如《小儿推拿方脉活婴秘旨全书》《小儿推拿秘诀》等。清代熊应雄的《小儿推拿广意》、骆潜庵的《幼科推拿秘书》、夏云集的《保赤推拿法》以及张筱衫的《厘正按摩要术》等是最具代表性的少儿推拿专著，影响很大，流传甚广。

在党的中医政策指引下，少儿推拿专科得到前所未有的发展。山西省运城中医小儿推拿学校作为我国第一所专门培养少儿推拿人才的专科学校应运而生。校长孙德仁主任医师带领该校专业人员认真开展教学、临床、科研工作，为我国少儿推拿人才的培养付出了辛勤的劳动、作出了突出贡献。通过 20 多年来的教学、临床实践，总结摸索出了培养中医少儿推拿人才的教学模式与系列教材。这套教材包括：《少儿推拿中医学基础》《少儿推拿中医儿科学基础》《少儿推拿中医诊断学基础》《少儿推拿解剖生理学基础》《少儿推拿中药方剂学》《少儿推拿经络腧穴学》《少儿推拿手法学》《少儿推拿治疗学》《少儿推拿辅助调理》和《少儿亚健康推拿调理》，是一套比较系统、完整的中等职业少儿推拿专业教科书。我们还高兴地看到，该校在2010年开展的由国家中医药管理局委托的“中医养生保健技术操作规范·少儿推拿”课题已通过专家鉴定，该操作规范并作为国家标准在全国颁布实施。我们相信，这套少儿推拿专业系列教材将在教学实践中不断改进、不断丰富，必将为培养我国中医少儿推拿人才作出贡献。

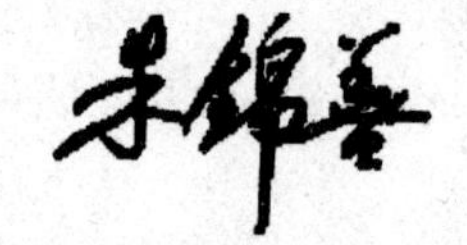

2012年8月6日

（朱锦善，著名中医儿科学家，中华中医药学会儿科学会副会长，全国中医药高等教育学会儿科学会常务副理事长）

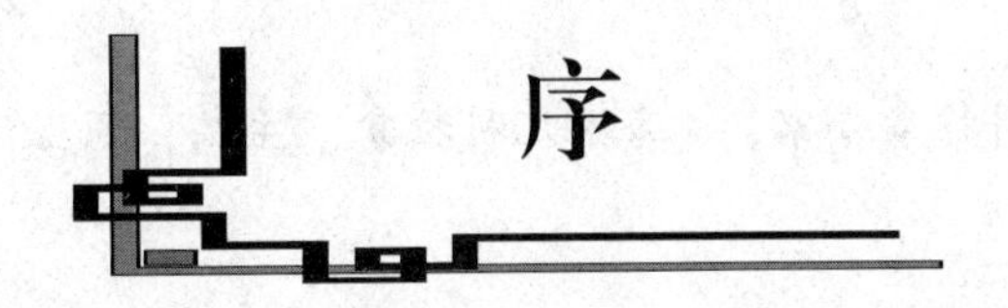

序

在山西运城有一所全国唯一的中医小儿推拿学校。该校自1992年创办至今，二十年中培养了数千名少儿推拿专业的学生。该校实施教学、临床、科研三结合的教育模式，突出实践教学，注重技能培养，学生动手能力强，很受用人单位欢迎和好评。目前，该学校办学规模不断扩大，得到了社会广泛赞誉。

当今社会十分注重学历和文凭，一所中专学校能发展到今天，很重要的一点是这所学校有一位真正热爱中医专业的领头人——校长孙德仁。他1983年自山西中医学院毕业后便从事儿科工作，在临床他亲眼目睹了少儿服药和打针的痛苦和不便，同时也发现少儿推拿不仅效果好，而且运用十分方便，容易推广。为此，他潜心钻研少儿推拿理论，虚心向名医名家学习推拿技巧，通过自己的努力终于成为一名很有名望的少儿推拿专家。不仅如此，他深知继承发扬中医事业不能单靠一个人或一代人，而是要靠代代传承，靠团队的力量。于是他多方筹措资金，克服种种困难，在运城开办了全国唯一的一所小儿推拿学校，并且二十年始终如一地从事少儿推拿教学、临床、科研工作，取得了丰硕的成果。

在办校过程中，孙德仁校长不仅自己身体力行，还带领学校的专家团队共同探索，努力办出学校自己的特色。这就是以少儿推拿“治未病”为发展方向，重点培养学生的推拿保健调理技术。孙德仁校长带领他的团队先后完成了《中医养生保健技术操作规范·少儿推拿》和《亚健康服务规范·少儿推拿调理》的编写工作，在全国产生了较大的影响。

在取得成绩的同时，他们不满足现状，不断追求。为了进一步提高教学质量，为社会培养更多高质量技术型人才，近年来在原有校内教材的基础上，孙德仁校长带领他的团队编写了一套更加规范的少儿推拿专业系列教材。这套教材不仅反映了他们20年来教学的丰富经验，而且得到了全国有关知名专家的悉心指导，使得少儿推拿专业系列教材在权威性、实用性、适用性上达到了更高的层次，能全面反映具有中医特色的少儿推拿疗法的内涵。

欲穷千里目，更上一层楼！希望他们继续努力，把学校办成一个传承中医少儿推拿技术的基地，办出一个有他们自己特点的文化品牌。得知教材即将付梓，乐为之序！

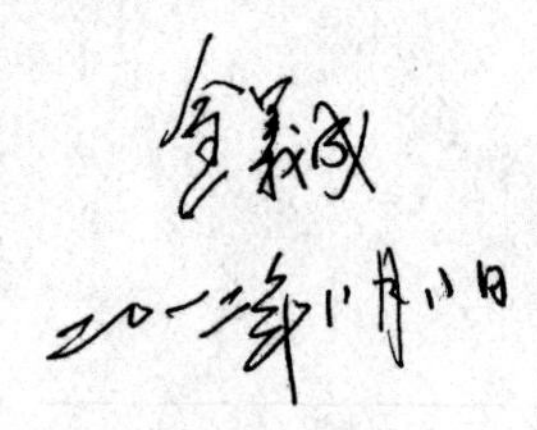

（金义成，著名儿科推拿专家，《海派儿科推拿》主编，原上海中医学院推拿系儿科推拿教研室主任）

前言

医学的目的是使人健康，而不是给人找病治病。中医的一大特色就是保健，即所谓“上医医未病之病，中医医欲病之病，下医医已病之病”，注重保健则可“不战而屈人之兵”，就可以不得病，少得病，即使得病了也会很快康复。作为中医学的一个重要分支的少儿推拿养生保健调理，正是传承了这一重要理念并服务于少儿健康的，少儿推拿是造福千百万儿童的神圣事业。

少儿推拿源于小儿推拿。随着时代的变迁，社会的进步，医疗模式的转变，小儿推拿由医疗领域进入了“治未病”的养生保健领域，扩大了服务的范围和适应证。2009 年在中华中医药学会主办的全国首次小儿推拿学术沙龙上，孙德仁主任医师提出了“少儿推拿”这个概念，与会专家达成共识。2011 年由国家中医药管理局立项、山西省运城中医小儿推拿学校起草、中华中医药学会颁布实施的《中医养生保健技术操作规范·少儿推拿》正式规范了“少儿推拿”的概念。

少儿推拿是以中医理论为指导，辨证施治为原则，辅以中药草本药油，运用手法技巧于少儿体表特定部位或穴位之上，疏通经络，调和气血，平衡阴阳，扶助人体正气，改善机体的内部环境，调节脏腑器官生理功能，促进少儿健康生长发育，增强抗病能力，保健身体及防治少儿亚健康和疾病的一门学科。少儿推拿建立在中医儿科学和中医推拿按摩学的基础之上，是中医学的一个重要分支。

明代的周岳甫在其著作《小儿推拿秘诀》中充分肯定了少儿推拿的效果：“其去轻病，如汤之泼雪；其去重病，如笤之拂尘，渐次亦净。用药犹有差池，而推拿毫无差池。”翻译成现代语言就是：应用少儿推拿治疗较轻的疾病，如同热水泼洒在雪上，可谓立竿见影；应用少儿推拿治疗较重的疾病，就好比用笤帚清扫灰尘，虽然稍慢，但逐渐也能见效。如果说用药物保健身体或治疗疾病还可能会有意外或失误的话，应用推拿是不会有问题的。由此可见，少儿推拿操作方法安全，防治效果显著，是真正的绿色疗法。

少儿推拿疗法是一个节约资源、绿色环保的健康工程。少儿推拿是一种单纯的手法操作，可以在家庭环境中操作，少儿容易接受，能消除少儿在疾病治疗过程中的恐惧心理。在实施推拿操作过程中少儿没有任何痛苦感，甚至感到是一种享受，使少儿在轻松愉快甚至是游戏之中恢复和保持健康，避免了家长“是药三分毒”的担心，完全符合当今医学界推崇的“无创伤医学”和“自然疗法”的要求。

为适应新时期大卫生的根本要求，党和国家站在历史和时代发展的战略高度，提出了医疗卫生工作的“战略前移”。此前移就是抓预防、“治未病”，真正贯彻“预防为主”的方针，它包括了思想观念前移、经费投入前移、研究内容重点前移等内容，改变了传统的“重治疗、轻预防”的思想观念。这一政策的实施也将给我国中医药事业带来深刻影响。

那种认为养生保健是老年人的事，孩子只要吃好穿好，没有什么养生问题，是一个认识的误区。在人的一生中，少儿的生长发育变化是最为显著，最具特点的。少儿养生保健不仅重要而且非常必要，它决定着孩子一生的健康。少儿推拿就是根据孩子成长的不同年龄阶段的生理、病理特点，有针对性地进行养生保健调理，真正实现健康养生从孩子抓起。

利用少儿推拿养生保健技术来调整少儿健康状态有着悠久的历史和广泛的医疗实践基础，越来越受到家长和医务人员的重视。

少儿推拿之生命在临床，临床之关键在疗效。如何提高少儿推拿的养生保健治疗效果，做到一旦临证，机触于外，巧生于内，法从手出，手随心转，手到意到，意到气到，气到功到，手到而病除？精准的辨证和熟练的技术手法是必不可少的条件。而精准的辨证和熟练的技术手法，则建立在认真学习、理解和掌握中医学基础、中医儿科学基础、经络腧穴学、推拿手法学等相关基础学科知识之上。唯如此，才能学好少儿推拿，准确辨证施治，为少儿的健康成长提供优质服务。

少儿推拿已经有几千年的历史，为少儿的健康成长和少儿疾病的预防和治疗作出了巨大的贡献。但几千年来，少儿推拿的教学还是停留在师带徒或在家庭内部父传子的传统方式上。目前，少儿推拿的服务整体水平低下，少儿推拿服务手段缺乏规范，少儿推拿服务管理整体混乱，少儿推拿的专业人才严重匮乏，特别是少儿推拿专业人才的数量匮乏和质量低下已经成为制约少儿推拿养生保健调理事业发展的瓶颈。

为使大家更好地学习和掌握少儿推拿的理论和技术手法，提高少儿推拿的教学、实践和科研水平，造就更多的少儿推拿养生保健调理技术人才，推广普及少儿推拿事业，让更多的少儿享受少儿推拿养生保健服务，全面提高少儿健康水平，使他们不得病、少得病，即使得病了也容易康复，作为全国唯一的以教授少儿推拿为专业的中等专业技术学校——山西省运城中医小儿推拿学校，在国家中医药管理局和中和亚健康服务中心的指导和帮助下，邀请全国知名儿科专家和推拿大师，从教材规划、编写大纲审定、教材质量的最后审查都进行了严肃、认真的工作。根据学校20年教学经验和学生素质特点，在参考大量文献资料的基础上，转益多师是吾师，转益他法为吾法，兼收并取国内专家、学者之所长，在继承传统理论的基础上，择优吸收现代研究成果，历时3年有余，编写了这套“少儿推拿专业系列教材”，包括《少儿推拿中医学基础》《少儿推拿中医儿科学基础》《少儿推拿中医诊断学基础》《少儿推拿解剖生理学基础》《少儿推拿中药方剂学》《少儿推拿经络腧穴学》《少儿推拿手法学》《少儿推拿治疗学》《少儿推拿辅助调理》和《少儿亚健康推拿调理》。

本系列教材以养生保健调理为中心，以少儿推拿为特色，以中医学理论为基础，结合现代医学知识和科学技术手段，注重启迪学生的思维和实践能力的培养，以培养少儿推拿调理师所必备的基础知识和能力为主要目的，重在提升少儿推拿调理师的服务水平，注重教材的基础性、实用性和全面性，为有志于学习、推广、普及少儿推拿事业的社会各界人士提供一个学习平台，开辟一条通往成才的道路，使他们用有所学，学以致用。愿天下每个孩子都能享受到少儿推拿的佑护。

由于少儿推拿养生保健调理体系的研究是一项全新的工作，且“少儿推拿专业系列教材”为首次编写，虽经编写人员的共同努力，仍有许多不尽如人意之处，真诚希望各位学员及专家、学者多提宝贵意见，我们将在今后的教学、临床、科研中，对本系列教材不断修订，不断增加新知识、新观点、新内容，使之更加丰富和完善。

“少儿推拿专业系列教材”编委会

2012年7月

《少儿推拿手法学》编委会

主　编　廖品东

副主编　王建红　师晓乐　王峰峰

编　委　(以姓氏笔画为序)

丁卫青　王　婷　王浩霖　王翔武
尹帮辉　冯俊平　冯代国　吕红玲
朱霜菊　刘小林　李静红　吴兴立
何显凯　陈　算　张泽民　张月琦
孟翠红　荆　伟　郭　琪　陶牡丹
梁林燕　谢永林　虞联久

编写说明

少儿推拿手法学是少儿推拿养生保健调理体系中非常重要的基础技能课程之一。推拿手法是少儿推拿治疗和养生保健的主要手段，因此手法技能是重点学习内容，只有通过大量的手法训练，才能达到教学目标。少儿推拿不同于成人推拿，少儿推拿手法有其自身规律和特点。

针对目前尚无专门总结与研究少儿推拿手法的现状，我们组织少儿推拿方面的专家和长期从事少儿推拿临床的技师共同编辑了这本《少儿推拿手法学》。

本书全面总结了中国历代运用推拿手法防治儿科病证的经验，勾画出了少儿推拿手法产生与发展的路径图，总结并探寻了少儿推拿手法的特征与规律，讨论了少儿推拿手法的构成、特点及运用知要，介绍了单式、复式和各流派的少儿推拿手法，以及少儿推拿手法的作用原理和注意事项等。可以说，本书是少儿推拿手法的集大成者。

鉴于少儿推拿手法的实践性，本书特别设置了少儿推拿手法实训，既以手法为纲，整理汇集各种手法的临床常用术式；又以穴位为目，介绍常用穴位的手法运用，强调和加强少儿推拿手法训练始终是少儿推拿教学的重点，也是我们一贯的观点。

由于这是中国第一本关于少儿推拿手法的专著，从体例、格式到内容等都没有更多的可供借鉴的先例。我们完全根据学科发展规律，从临床实践出发来编撰这本书。但限于自身水平和能力，疏漏在所难免，敬请同道及学员在运用过程中多提宝贵意见，以便再版时修订。

《少儿推拿手法学》编委会

2013 年 1 月

目 录
CONTENTS

绪 论

一、定义

（一）推拿的含义

从历史上看，明代以前手法治疗疾病和保健统称“按摩”。

明代隆庆年间，“推拿”一词出现，成为专门用于概括以手法治疗少儿疾病和促进少儿保健的专有名词。而“按摩”就只剩下专门用于成人疾病的治疗和保健的范畴（也包括自我按摩和保健）。现代将“推拿”作为手法的专有名词起源于上世纪50年代，为上海中医药大学所提议。

其实，“推拿”与“按摩”在词性方面有着本质的不同。

“按摩”是借用常用手法中的“按”法和“摩”法构成词组，按和摩都是常用手法，二者的关系是平行的。而“推拿”中的“推”和“拿”却并非是平行的两种常用手法，即不是由“推”法和“拿”法构成的词组。其中，“推”是用于少儿的一种最常用的手法；“拿”却并不是拿法，而是“拿持”的意思。

成人成熟，听从医嘱，从身体的体位、姿态到心理都能很好地配合医生，故不需要特殊拿持，只凭“按摩”即可。而少儿不成熟，不配合，在医生面前有恐惧感，如果拿持不好，手法操作基本上不可能完成。所以，拿持在手法防治少儿疾病的过程中具有十分重要的地位。这是明代先贤们最终用推拿，而不是其他单纯以手法组合而成的名词命名手法防治儿科疾病的根本原因。

“推”是所有少儿推拿手法的概称；“拿”为拿持，即固定住少儿某部位或肢体。在固定基础上的手法运作是少儿推拿的核心，也是少儿推拿成败的关键。

（二）少儿推拿手法的定义

少儿推拿手法是整体推拿手法的重要组成部分，是其最具有特色的分支。

少儿推拿手法是在中医基本理论指导下，医者根据少儿的生理病理规律，以手为工具，在固定住少儿某部位肢体的基础上，按照各种特定的、规范化的、技巧性的动作要领，并遵从一定的程序所进行的以防治儿科疾病、保健少儿身体，以及促进少儿发育为目的的一种中医（手法操作）外治疗法。

该定义强调了在少儿推拿中，手法只是工具，只是手段。手法的运用必须是在中医基本理论指导下，必须从少儿的生理病理特点出发。强调了拿持与固定的重要性，强调了手法的操作所必须遵从的法规。其次，强调了少儿推拿的自然属性，即外治疗法，因此它还应该具备一般外治疗法的特征：①外用药物，或工具，或术式。②通过皮部或感官影响人体。③具有明显的局部治疗优势。④作用趋势为从外至内，层层深入。⑤经络与穴位是其发挥效应的基础。⑥没有内服药物的副作用。

（三）少儿推拿手法学的定义

少儿推拿手法学是关于少儿推拿手法的基础知识、基本理论、基本技能和临床运用的一门学科。它重点研究少儿推拿手法的起源（如何从整体手法中分化出来）、发展、构成、特点和临床运用及其规律；也包括总结古今少儿推拿防治疾病，调节体质，以及在少儿保健等方面的运用和经验等内容。

二、少儿推拿手法的构成

（一）推（操作）手与拿持（辅助）手

在少儿推拿中，接触操作部位或穴位，给予相应部位和穴位刺激的手叫推手或操作手，也称主要用手。根据医者的习惯，有的以右手为推手，有的以左手为推手，也有的两手同时是推手。配合推手，负责对少儿某部位或穴位进行固定的手称拿持手或辅助手。一般情况下，确定了推手之后，另一只手即为拿持手。

推手的选择主要是根据医者的习惯，根据人类在进化过程中所获得的某些固有的定式，以及在某种体位下的方便与需要。拿持手则常常依据推手的操作部位、用力大小、用力方向、运动轨迹等，选择适当的部位和手姿对推手要操作的部位进行固定。

推手与拿持手都很重要。如清天河水，辅助手必须握住手腕，并用拇指点于内劳宫，才能使推手在前臂内侧正中从容快速地推进。又如推手拿风池为从正后方向前拿，有使头颈向前运动趋势，如不固定则可能抵消部分推手的作用力，也使整个操作不美观，故此时应将拿持手置于前额略向后方用力，使少儿保持中立位，并使推手有力。

推手与拿持手不是永远不变的，当两手同时拿持（常常是对称拿持）两个部位时，则相互之间不断交替变化，如双手同时拿两侧肩井，或两手握持少儿手清肺平肝或心肝同清时，两手的属性（推手与拿持手）就在交替拿与交替推进中不断变换。又如，当一手点肺俞，一手点膻中；或肃肺法时，两手既是推手，又是拿持手。当少儿由母亲抱着，或取卧位时，此时已有床面或母亲怀抱作为支撑，则医者的两手可以同时成为推手，如双手同时拿肚角、拿肩井、揉乳旁与乳根等。

关注推手和拿持手，可以使少儿推拿更省力，更方便，更美观。

（二）操作部位

手由手掌、手背、手指、大小鱼际等构成。手可以伸开，可以握拳，可以侧向。部位不同，手姿不同，其刺激形式和运动轨迹也就有所区别。在少儿推拿中应该根据病情和少儿自身的体质情况合理运用。

指端：接触面较小，压强较大，多用于手与足的凹陷部、点状穴位，其力集中而刺激性较强。

指间关节髁：接触面积较小，接触部位质硬，压力最深透，多用于四肢关节骨缝处、点状穴位，其力集中而刺激性很强。

指腹：接触面柔软，压力和缓，感性强，灵活多变。可用于四肢指端、一般点状或面状穴位，也适合于在线性穴位上缓缓移动。其力分布平均而刺激性柔和。

大鱼际：肌肉厚实，柔软，面积较大，多用于面部、四肢关节处、颈部等。其力均匀而适中。

小鱼际：成条形，面积中等大小，多用于四肢、颈部、背部等的揉动，或用于腹部的荡法，其力均匀而适中。

掌根：相对较硬，作用力较强，常用于四肢、背部、腹部等需要加强刺激时，常用于施以按法和振法。

全掌：面积最大而平展，于少儿腹部及腰部最宜。可以掌掩“阴（腹）阳（腰）”，还具有固定拿持与治疗的双重作用。

指背与拳背：面积相对较大，由掌骨或指骨背面构成，质硬，力量较大，多用于背部、腰部、腹部等，多用于施以挪法，其力较大而刺激性强。

拳眼：面积相对较小，力量适中，多用于肩部、背部、腰部等的叩击，其力较大而刺激性强，其振动性强。

（三）手形

手形的展示一定要符合某种手法的定义。如滚法多半握拳，使手形成圆形，利于滚动；摩法无论指摩和掌摩，手形都要平顺；点法一定注意缩小接触面，使之成为一个点，故操作时多立指、立臂；啄法多五指聚集成梅花形；拿法要拇指与其余四指或食、中二指相对等。

（四）运动轨迹

运动轨迹首先要体现某种手法的特征。如摩法、揉法的运动轨迹为圆形，点、按法垂直向下挤压；运法多呈弧形或环形运动；直推法多为单方向直线运动；搓法多在夹持基础上进行来回运动；捏挤法为同时用力向穴位中心推挤。

（五）技术参数

确定了手法就确定了刺激的形式，这种刺激形式的数量却是由手法操作时的技术参数构成的。要达到少儿最适合的刺激，必须使刺激的参数达到最佳。

技术参数由时间、强度、面积、方向、频率和幅度等构成。

时间：各种手法操作的总时间一般为 20～30 分钟，比较重要的手法需操作 5～10 分钟，一般穴位操作 3 分钟左右。总之，操作的时间长短要以达到阈上刺激为目的。

强度：手法的强度主要取决于医者的施力大小，也与面积和用力方向有关。临床应该根据需要，合理地选择力度、面积和力的方向。

频率：是指单位时间内手法操作的次数。一般频率越快，刺激次数越多，叠加后刺激强度越大；若频率较慢，则刺激相对和缓，机体的反应能力将逐渐被唤醒，可保持相对长的时间。

幅度：一种手法从开始到结束的整个过程所需要的时间或达到的最大的区域称为幅

度。幅度越大，动态越大，强度也越大，作用面积也越大。

方向：垂直类用力手法，方向决定刺激强度，如垂直用力、斜向用力刺激量不同。水平类用力手法，方向决定先后顺序。如捏脊从上向下和从下向上只是对脊柱及其两侧的刺激先后不同等。

三、少儿推拿手法的操作目的、特点及理论基础

（一）少儿推拿手法的操作目的

传统上，少儿推拿的主要目的在于防治儿科疾病。一部中医儿科史就是人类同儿科疾病作斗争的历史。过去生产力水平低下，人类认识能力有限，治疗手段贫乏，致使许多疾病流行与肆虐，不知夺去了多少人的生命，毁损了多少家庭。中医儿科虽然成就斐然，方药众多，但仍然在一些疾病，特别是“麻、痘、惊、疳”（儿科四大难症）面前显得无力与苍白。现实迫使我们的祖先去探寻更为有效的方法。少儿推拿的产生就是人类这种探索的必然结果，是祖先总结与发展起来的一种治疗儿科疾病的有力武器。少儿推拿的第一个专篇“秘传看惊掐筋口授手法论”，第一部专著《小儿按摩经》就诞生于人类征服惊证（破伤风）的过程中，还有很多的手法与穴位则来自于抗击疳积和外感（发热）的过程中。明确这一点，对于我们继承和整理传统少儿推拿文献是非常重要的。今天，人类的寿命已经延长，婴儿的成活率也大大提高，传统儿科的四大难症有的已经被消灭（痘——天花），有的已经罕见（惊——破伤风与狂犬病，麻——麻疹），还有的正在衰减（疳积减少而肥胖增多）。但只要有人类存在，人类同疾病之间的斗争就会存在。旧的疾病消失，新的疾病又会诞生，人类同疾病的这种斗争是永恒的。因此，作为治疗儿科疾病武器的少儿推拿任何时候都有用武之地，都有前途。但在新形势下，我们要根据今天少儿的生理与病理特点，根据国家和家长对少儿素质的新需求，在充分认识和理解少儿推拿原理、优势和特色的基础上，运用其方法去解决新问题，去探索对于新疾病的防治。今天，中国已经逐渐步入小康社会，儿童的温饱问题已经基本得到解决，人们开始把注意力转向儿童智力的开发和身体素质的提高，开始更加注重未病先防。这一目标的实现绝不仅仅是医生的事，也绝非一朝一夕之功。而少儿推拿因其能进入家庭，能被父母掌握，能在游戏中轻松完成，能长期坚持下去，使得其在开发儿童智力和改善体质方面具有其他疗法所不具备的优势，这是少儿推拿的另一目的，是历史赋予少儿推拿新的使命。因此，少儿推拿还是一件关乎提高整体人口素质、利国利民的事业。

（二）少儿推拿手法的操作主体和客体

少儿推拿手法的操作主体是医生，或通过学习后的家长。操作客体就是少儿。鉴于少儿推拿的特性，少儿推拿一般均以手进行操作即可，很少应用操作主体身体的其他部位或工具来代替。

（三）少儿推拿手法的特点

1. 强调辨证论治

中医的最大特色就是辨证论治。虽然推拿学也强调辨证论治，但它远不如少儿推拿对

辨证论治的依存性。临床辨证的方法很多，如六经辨证用于辨识少儿外感（伤寒），卫气营血和三焦辨证用于少儿温病，经络辨证用于少儿相关脏腑和经络杂证等，所有这些都是少儿推拿经常运用的辨证方法。但在所有的辨证方法中，脏腑辨证在中医儿科中具有重要的地位。因为其辨证方法紧扣脏腑、阴阳、气血、正邪和治疗等中医核心内容，并把它们有机地结合在一起。况且，全面系统总结并提出脏腑辨证体系的不是别人，正是被誉为儿科鼻祖的宋代医家钱乙。他是在前人所撰《颅囟经》的基础上，通过反复研习，深入思考，尤其是结合自己的临床实践经验，同时分析与借鉴张仲景创立的辨证论治思想后最终有所感，有所得的。所以，在学习少儿推拿技能的同时应加强对中医脏腑辨证的学习和理解。这样做有利于将传统中医理论与少儿推拿相结合，有利于举一反三，有利于培养更多的像钱乙那样的大师。

2. 运用手法和特定穴位

少儿推拿手法操作的主体是医生，是医生以自己的手为工具进行操作。对于少儿推拿来说，手法是医生和少儿之间唯一的载体，是防治儿科疾病和保健的关键。手法本身是一门技艺，是医生手的结构、动力和美学特征的综合体现，是学好用好少儿推拿的基本功；追求手法的完美是推拿从业者的终极目标，要学好少儿推拿一定要在推拿手法上下功夫。只有长期坚持训练，认真揣摩，融会贯通，悉心感悟才能学有所成。少儿推拿的特定穴位与传统腧穴有所区别，它在传统点状穴位的基础上扩展了线性穴位和面状穴位。它们分布于少儿体表的某一特定区域。在其区域里，每一穴位基本上都是固定的，其操作也很明确、简单。但对于少儿推拿从业者来说却不能因为看似简单就忽略它，随意操作。临床由于各种主观或客观原因使得少儿推拿在具体穴位，特别是线性和面状穴位的操作中常常出现偏差，从而影响疗效。所以，对于穴位既要掌握其定位与取穴的原则和方法，又要随时注意在操作中调整体位与手姿，使手下推进的线路始终与穴位的区域相一致。

运用手法不似针灸，没有破皮，也就没有痛苦，少有恐惧，家长接受，少儿愿意，这是少儿推拿最大的优势，也是我国第一本推拿按摩专著《少儿按摩经》被著名针灸学家杨上善收藏于《针灸大成》中得到保留的可能原因。古人尚且如此，我们就更应该发扬少儿推拿的这一优势，让它更好地造福于子孙。运用手法就免去了无论中药还是西药业已存在或可能潜伏着的副作用。手法本身不是维生素，也不是抗生素，更不是激素，也不可能是血肉有情之品，它既不酸、不苦、不辛、不甘，也不咸，所以手法本身没有现代西药的药理效应，也不具备传统中药缺什么补什么（补）和多余什么排什么（泻）的特色。手法施于少儿，刺激相应穴位和经络，调节经气，调节阴阳，调节精、气、神，通过激活与调动少儿的机体，由机体自身而不是药物去改善体内的状态，以求得脏腑组织间的新的阴阳平衡和人体与自然之间的和谐，这是以人为本，是真正的绿色疗法，也是少儿推拿从明清创立至今能够在中华大地上存在、发展并繁荣的根本原因。今天，当追求自然绿色疗法已经成为全人类的共识，已经成为未来养生保健和治疗疾病的必然趋势的时候，继承和发扬少儿推拿学术和技法就显得尤为重要了。

（四）少儿推拿手法的理论基础

1. 整体（成人）手法学的内容

少儿推拿手法是整体推拿手法的组成部分，它必然遵从手法学的规律，具有一般手法的特征。因此要学好少儿推拿，应该全面学习整体手法学。本书在附篇中全面介绍整体推拿手法就是基于此。

2. 系统中医儿科学和中医知识

历史上有名的少儿推拿学家，如明代的徐用宣、龚云林、周于蕃，清代的熊应雄、骆如龙、张振鋆，近代的李德修、孙重三、张汉臣、刘开运等，他们首先是中医，或是中西医结合儿科医生，其次才是少儿推拿医生。坚实的传统中医理论基础，互补的中西医结合知识是他们在少儿推拿领域里取得辉煌成绩的基石。因此，要学好用好少儿推拿手法就必须认真学习和领会中医儿科学和中医理论知识。

3. 西医儿科知识和现代育儿理论、技术

现代儿科学及现代育儿知识从实证的视角揭示了少儿的生理与病理规律，成为研究、创新、运用和总结少儿推拿手法的新的指导思想。

4. 力学原理和方法

手法本身不能脱离力学，这是手法定性与定量研究的重要途径。

四、少儿推拿手法的分类和命名

少儿推拿手法的命名和分类主要依据手法的（手）形态和运动轨迹。

（一）分类

现代推拿手法的分类的原理来自唐·王冰对“按跻”的注解，即“按，谓抑按皮肉，跻，谓捷举手足。”从而将手法分为“抑按类（作用于皮肤与软组织）”和“运动关节类”。它们对少儿推拿手法有重要的指导意义。具体内容请参看附篇整体推拿手法。

少儿推拿手法可分为单式手法、复合手法和复式手法三大类。

1. 单式手法

动作相对简单，仅一招一式的推拿手法称单式推拿手法。少儿推拿的大多数手法均为单式手法，如摩、揉、推、擦、叩法等。

2. 复合手法

两种或多种单式手法融合为一体的手法称复合手法。如“捏而提起谓之拿”，说明拿法为“捏”法和“提拉”两法结合而成。又如按揉法、点揉法、振按法等。传统少儿推拿的捏脊疗法、荡腹法、挤碾法、抄腹法等均属于复合手法。

3. 复式手法

多种手法按一定先后程序在多个穴位或部位上操作，称复式操作手法。它是少儿推拿手法的特色。具体请参看相关内容。

临床亦可根据手法作用力的方向分类：①垂直用力类：手法作用力方向与治疗部位皮肤表面互相垂直的一类手法，如按法、点法等。②平面用力类：在一定按压力的基础上，手法移动方向与治疗部位皮肤表面互相平行的一类手法，如摩法、推法、擦法、运法、刮法等。③对称合力类：在某一部位两侧对称性相对用力的一类手法，如拿法、捏法、搓法等。

上述分类方法着眼于对手法施力方向的分析，它有助于学习者对手法作用层次的理解和对动作结构的掌握。值得注意的是，不论何种手法，其操作的主要用力方向都可以根据力学的原理进行分解与合成，从而达到想要施力的部位与层次。

（二）命名

1. 直接描述手法的动作命名

大多数单式手法是根据操作者的动作形态命名的，如按法、摩法、推法、拿法、揉法、捏法、擦法、刮法、踩法、背法等。许多手法的区别也是通过特有的汉字完成的，如摩法、运法和旋推法，从描述的文字中就知道摩法最轻，运法稍重，旋推法最重。又如叩法、拍法与啄法，单凭其描述的文字就可以清楚地加以鉴别。

2. 复合手法是将两种单式手法的名称合称

当两种单式手法组成复合手法时，一般情况下是将两种单式手法名称并列取名。如拨揉法是拨法和揉法的结合，掐揉法、点揉法、按揉法、振揉法等也分别是掐、点、按、振法同揉法的组合。

3. 手法与部位或穴位的结合命名

这是少儿推拿手法的特征，如推上三关、退下六腑、捏脊、拿肚角等。在这种情况下，手法常常体现出治法的含义，如清天河水、清大肠、补脾经、补心经补后加清等。有时甚至出现“大清”、“和中”“引水”等字眼，以强调手法的特殊作用。

4. 根据手法动作形态取类比象命名

一些推拿手法，在少儿身体的某一部位操作时，比之于自然界中的某些形象和某些动物，惟妙惟肖，形象生动，易于学习和记忆。如复式手法中的打马过天河、水底捞明月、黄蜂入洞、二龙戏珠、苍龙摆尾、猿猴摘果等。

5. 根据少儿推拿手法的操作顺序命名

常见于复式推拿手法的命名。这些手法在特定的部位按一定程序操作，形成了相对固定的模式，如运土入水、运水入土、天门入虎口、揉耳摇头、按弦走搓摩、揉脐及龟尾并擦七节骨法等。

五、少儿推拿手法与成人推拿手法的关系

少儿有特殊的生理与病理规律。少儿的肌肤、皮部、经络与成人有别。这决定了少儿推拿与成人推拿在手法种类、术式以及操作方面的不同。有的手法虽然在命名上少儿与成人推拿手法相同，但在具体操作术式上却完全不同，如捏法。而有的手法只适用于少儿，不用于成人，如补脾经、运内八卦、清肝经等。但总体来说，少儿推拿手法是从整体推拿手法中分化出来的，手法数量较少，手法的研究也比较少。但是整体推拿手法的诞生实际上包括了古人对于包括少儿在内的人体的生理与病理的认识，也包括了人们对于以手为手段的治疗方法的感悟。一般而言，运用的手法种类越多，治疗时可供选择的范围就更广，疗效才更加有保障。所以，整体推拿手法直接运用于少儿是当今推拿学的发展趋势之一。因此，整体推拿手法可以弥补少儿推拿手法数量较少的缺陷。但整体推拿手法在运用于少儿推拿时，必须对其进行调整，尽量使操作的力度、顺序、时间及频率等符合少儿的生理与病理特点。

六、如何学好少儿推拿手法

手法是关于手的技艺。手法是用手与讲“法”。法就是规范化、技巧性、特定的动作程序与姿势。这就要求我们必须认真学习与模仿少儿推拿手法，勤学苦练，反复感悟，在实践中不断总结，只有这样，才能学好少儿推拿手法。

（一）先模仿

模仿，做到“形似”是练习手法的第一步。可以认真观察老师、教材、光盘中的相关手法的定式，可以完全“依样画葫芦”，这是学习手法的必然过程。

（二）反复练习，熟能生巧

可以在沙袋上练习，可以同学间相互练习，反复练习，天天练习，使某一操作形成定式。

（三）多临床，实践出真知

学习少儿推拿最终是为临床服务，能治好疾病的手法才是好手法。所以，要尽可能参与临床，学会临床运用与操作手法的技巧，并通过家长的反馈了解自己手法的状态，并逐渐改进。

（四）感悟手法，理论提高

认真学习相关手法的理论基础知识，感悟少儿推拿手法的定义、技术要领，同类手法的区别与联系，以及某种手法运用时的注意事项等。

七、少儿推拿调神的意义与少儿哭闹的防止

（一）调神的意义

如何调神与防止少儿哭闹在少儿推拿中具有与手法本身同等的重要意义。只有调好神，疗效才有保证；只有少儿不哭闹，愿意接受推拿，手法才有施行的空间。

关于少儿推拿调神的另一种需要注意的状态是熟睡。从理论上讲，睡眠时血归于肝，神舍于心，气血运行缓慢，穴位和经络处于相对静止与闭合状态；神机不运，感应性与传导性必然较低，这是不利于手法治疗的。等待少儿醒后再进行推拿操作，疗效可能会好一些。这有待进一步观察和证实。

（二）哭闹时不适合少儿推拿

少儿推拿一定要接触少儿身体，通过这种接触，通过对一定部位和穴位的刺激，激活经气，调节经气，从局部影响全身，最终起到治疗与保健作用。经气对推拿刺激的感应、传导和效应是生命的特征，是建立在精气血等物质基础之上的“神”的重要表现形式，与人体当时的状态密切相关。一般认为治疗时的最佳状态应该是神静、神清和神专一。神静指不躁动，无恐惧感；神清指没有杂念，没有干扰；神专一指悉心领会医生指下感觉，

一心遵从医嘱。中医学治疗疾病非常强调对神的调节。早在《内经》就提出了治神、守神和本于神的调神思想："凡刺之真，必先治神"；"凡刺之法，必先本于神"（《素问·宝命全形论》）；"粗守形，上守神"（《灵枢·九针十二原》）；"得神者昌，失神者亡"（《素问·移精变气论》）。少儿推拿的对象是少儿。在我国，由于传统教育理念，由于对陌生人的不信任和对医药（特别是打针）的排斥，使得少儿在接受推拿之初常常（特别是首次推拿）紧张、恐惧，不合作，甚至哭闹，这是令家长和医生十分纠结的事。哭闹不但中断操作，造成家长反感，少儿畏惧，还因为神浮不宁，皮部、经络与穴位感应性降低，传导性减弱而影响疗效。于是，防止少儿哭闹就成为整个治疗过程中不容忽视的，甚至与推拿技法具有同等重要性的内容。

一声啼哭表明一个生命来到人世间。哭是少儿天生的本能。调查发现，约一半的婴儿每天哭闹约 2 小时，1/5 的新生儿常常不明原因号啕大哭。儿科俗称哑科，特别是婴幼儿，不善言语，其与外界的交流，特别是表达自己不舒适、不满意、有痛楚、有需求等情感唯有通过哭来表达。

其实，适度的哭是有益于机体的。哭是一种表达，这种表达引起家长及周围人的注意，利于及时排解影响小孩舒适、健康与安全的因素，有时甚至是致命的伤害性因素，如饥饿、尿床、寒冷、烫伤、外伤、发烧、腹痛、大小便等。啼哭令呼吸加快而变粗，心跳加快而有力，令膈肌收缩，腹肌收缩，胸腔、腹腔内压增高，有利于排痰排气和排大小便；啼哭的姿势为反复伸臂蹬腿、腹直颈反，是肢体运动与锻炼的好方式，能使筋骨强劲与肢体协调；啼哭的小孩面红、汗出和身热，是气机升提和发汗的标志；啼哭对于少儿声音的形成和调节有帮助，洪亮的哭声常常表示中气旺盛，且短暂的啼哭兴奋过去之后，伴随小孩的大多是安静和睡眠的安稳。

啼哭，特别是长时间和剧烈的哭闹对身体有害。表现为突然剧烈的哭闹，其呼吸和脉搏可瞬间停止，或变得不规则；哭时的屏气使少儿面青、冷汗、角弓反张；啼哭能导致呕吐、呃逆、尿床、结膜充血和声音嘶哑；啼哭还能影响少儿的食欲。啼哭本是少儿情感的宣泄与苦楚的表达，是需要人为关怀的，如果没有得到及时与适度的关怀，将对心理造成创伤；如果家长还因为哭声烦扰就去责怪，甚至打骂少儿，则极有可能在其幼小的心灵里种下失望与仇恨。正如莉赫在英国《独立报》载文指出的那样："长时间哭泣产生大量皮质醇，可能会伤害婴儿大脑。"

防止少儿哭闹，首先要求少儿推拿操作者要有爱心和耐心，其次才是学习和掌握防止哭闹的基本方法。目前常用的防止少儿哭闹的基本方法有：

1. 不离娘怀

不离娘怀是指推拿时少儿不离母亲怀抱。母亲是少儿最亲近和信任的人，是少儿安全的最可靠的依托。

2. 模拟宫景

十月怀胎在子宫内完成，子宫内的情景是少儿熟悉的。如果在体外模拟出子宫内的情景，很多少儿就会止住哭闹。例如：侧卧法（让少儿侧卧位或俯卧位）、嘘声法（轻微的吹口哨）、摇晃法（轻轻摇晃与拍背）和吮吸法等。但这种方法主要针对婴儿。

3. 循序渐进

包括距离和操作部位。如少儿最容易接受的是四肢操作，最不容易接受的是头面、胸腹与腰背操作。临床就先操作四肢，然后过渡到头面、胸腹与腰背，逐渐消除其恐惧感。

4. 示范效应

操作每一个部位或术式前先在自己或其母亲的相同部位操作，还表现出快乐的神情（让少儿注意到），然后再在少儿的同一部位操作。

5. 喜闻乐见

少儿之喜闻为故事和歌声，少儿之乐见为玩具、卡通和动画。推拿时尽量使其环境中有适宜于少儿喜闻乐见的东西，他们就不会哭闹了。

6. 表扬鼓励

少儿喜欢表扬，如果说他勇敢、乖巧、漂亮，他就容易接受你和你的操作。如果奖给一朵小红花、一面小红旗和一个糖果则更能取得其配合。在捏脊、拿肚角、强力拿肩井和点三凹等手法施行时，如果说只有他不哭，其他少儿早就哭了，他常常就会表现出极其的耐受性。

7. 重视第一次

第一次少儿推拿一定不要增加痛苦，一定要让少儿接受。如果第一次使少儿有恐惧心理，以后他就难于接受了。

少儿推拿操作者不应惧怕少儿哭闹。应该认真倾听和分析少儿哭闹，弄懂他的需求，关怀他的情感，排解他的难（无）言之隐。应懂得哭的机理和哭对机体的利弊。利用其祛邪、运动、退热及升提气机的作用，来增强肺活量、血循环和新陈代谢等。但应合理把握哭的度和时间，如将可能致哭的方法放在操作最后，且严格控制操作次数等。

八、少儿推拿手法运用知要

（一）少儿推拿的对象

联合国《儿童权利公约》和中国《未成年人保护法》均规定0～18岁为少儿。但传统少儿推拿主要适用于学龄前少儿，即0～7岁，而以3岁以下的少儿最为常用，7岁以上少儿运用少儿推拿应增加时间和力度，并配合成人手法。

年龄越小，个体的可塑性越强，生长发育越快，对手法刺激越敏感。这是手法发挥作用的前提。

（二）少儿推拿的左右手

明清时期少儿推拿有“男左女右”之说，即男孩推左手，女孩推右手。但今天各地少儿推拿，不论男孩女孩，大多习惯推其左手。一些穴位如调五经（脏）、掐四横纹、揉板门、揉小天心等可同时操作左右手，胸腹、腰背和下肢亦可同时取左右侧穴位对称操作，如揉足三里、摩涌泉等。

（三）少儿推拿次递

按照一定的先后顺序进行操作是明清少儿推拿的特色。

少儿推拿手法的操作顺序一般是先头面，次上肢，再胸腹腰背，最后是下肢。也可先重点操作辨证选取的经络和穴位，突出主穴，重点推动，长久推动，后推配穴，或进行一般的套路操作。刺激较强的手法，除急救以外，一般放在最后操作，以免少儿哭闹不安，影响治疗的进行。

（四）操作时间与疗程

一般临床上每次操作时间以20～40分钟为宜。时间太短达不到阈上刺激，时间太长恐少儿烦躁。但具体时间根据少儿的病情、体质而定，因病、因时、因地、因人治宜是中医学的基本观点。急性病可每日操作1次，有时可操作2次，1～5天为一疗程；慢性病每日操作1次，或每周2～3次，以周或月为一疗程。

九、少儿推拿介质

（一）介质的定义

所谓介质即是在手法操作时所运用的一种特殊的物质。因为它存在于操作者和被操作者之间，是接触部位之间的物质，故称之为“介质”。

（二）介质的源流

我国最早的推拿介质见于《五十二病方·诸伤》：“止血出者，燔发，以安（按）其痏。”这是医学史上用按压止血的最早记载。其中发灰，后世本草书称之为血余炭，是一味历代常用的止血良药。《五十二病方·干骚方》：“取犁□卢一齐、□华一齐，并和以车故脂，如□□裹，山洒，干，节（即）炙裹乐（药），以靡（摩）其骚（瘙），□靡脂□□脂，骚（瘙）即已”（编者注：□为脱简）。车故脂，即是典型的介质，是一种润滑油。

在此基础上，后代医家对介质的原理与种类都进行了研究。如汉代张仲景在《金匮要略》中首次提到“膏摩”一词。指出：“若人能养慎，不令邪风干忤经络，适中经络，未流传腑脏，即医治之，四肢才觉重滞，即导引、吐纳、针灸、膏摩，勿令九窍闭塞。”后在武威出土的汉代医药简牍以及西晋王叔和《脉经》、晋代葛洪《肘后备急方》、唐代孙思邈《千金要方》和《千金翼方》、清代赵学敏《串雅内外编》、清代吴尚先《理瀹骈文》等医学著作中均有记载并发挥，使膏摩成为了推拿的特色之一。膏摩所用处方以活血化瘀、温经散寒、健筋壮骨、滋养皮肤类中药为主，多以动物油脂进行调制。

在此基础上，现代的推拿介质运用药物更加广泛，剂型更多，提炼过程更加具有科技含量，形成了临床上形形色色的介质。

（三）介质的作用

推拿时应用介质，作用有三：其一是增强渗透能力。常常运用易于产热，易于刺激皮肤，或者具有异样感觉的药物；其二是发挥药物的基本作用。常常运用镇痛，活血化瘀，温经散寒与辛香走窜的药物；其三是保护皮肤，防止损伤。常常以油脂为溶剂，或配合美肤养颜的药物。

（四）介质的属性

《内经》云：“寒者热之，热者寒之”（《素问·至真要大论》），这是基本的用药规律，推拿的介质也不例外。中药有寒、热、温、凉四种药性，在此，本书也将推拿的介质统括为寒、热、温、凉，其中温热与寒凉属于两类不同的性质。而温与热，寒与凉则分别具有共同性；温次于热，凉次于寒，即在共同性质中又有程度上的差异。一般能够减轻或消除热证的药物，属于寒性或凉性，如酒精、凉水对于发热等热证有清热作用；反之能够减轻或消除寒证的药物，一般属于温性或热性，如摩痛膏对于治寒湿所致伤筋骨、腹中冷痛等寒证有温中散寒作用。此外，还有一些属于平性，是指作用寒、热之性不甚显著、作用比较和缓的药物，如粉剂，一般用于出汗局部以防止造成皮肤破损。

（五）介质的种类

1. 膏类

用药物加适量的赋形剂（如凡士林等）调制而成的膏药，根据药物组成的功效，产生不同的治疗作用，古人称之为“摩膏”。

2. 油类

与膏相比，油的质地清稀，传统多用芝麻油、橄榄油、松节油、菜油等，其主要成分是三酸甘油酯等。油类润滑作用也很强，也能长期保存。推拿临床也常将中药提取物加入其中制成药油。常用的药油有红花油、活络油、松节油等。

3. 酊剂

将药物用酒精或白酒浸泡而成，并因药物的组成功效不同，产生不同的治疗作用，如“伤筋药水”。

4. 汁液

一些植物经简单的压榨取汁（姜汁、葱汁、蛋清等），用于少儿推拿的介质，是古代家庭治疗少儿疾病常用之法。

5. 水

即清水，主要是增强清凉、退热的作用。

6. 粉剂

一般于夏季应用，用于出汗的部位，以防止造成皮肤破损，如滑石粉、爽身粉。适用于各种病证。

7. 其他

通过现代技术炼制而成的专门用于按摩的精致按摩油，其成分可通过皮肤渗透进入血液循环，能有效地调理身体，达到舒缓、净化等作用，如精油、乳剂、霜剂等。

（六）介质选择的原则

推拿介质在儿科推拿中多用于推、擦、搓、揉等手法操作时。介质不仅可以润滑肌肤，以利手法施行，还可通过手法促进介质中药物渗透与效用的发挥，从而提高疗效，达到药物与手法的功效相得益彰。因此，推拿疗效之好坏，除取决于推拿手法外，还与选用的介质合适与否有密切关系。

1. 辨证选择

根据不同的证型选择不同的介质。辨寒热和虚实，寒证用有温热散寒作用的介质，如葱姜水、冬青膏等；热证，用具有清凉退热作用的介质，如凉水、医用乙醇等；虚证，用具有滋补作用的介质，如药酒、冬青膏等；实证，用具有清、泻作用的介质，如蛋清、红花油、传导油等。其他证型可用一些中性介质，如滑石粉、爽身粉等，取其润滑皮肤的作用。

2. 根据病情选择

软组织损伤选用活血化瘀、消肿止痛、透热性强的介质，如红花油、传导油、冬青膏等；少儿肌性斜颈选用润滑性能较强的滑石粉、爽身粉等；发热选用清热性能强的凉水、酒精等。

3. 根据年龄选择

老人常用油剂和酒剂；少儿常用滑石粉、爽身粉、凉水、酒精、葱姜水、蛋清等；青壮年常用行气活血、养津壮骨酒剂或药膏等。

4. 根据季节选择

如夏季多用薄荷水、菊花水、莲藕汁；冬季多用红花油、姜汁等。

（七）临床常用介质举例

1. 冰水

［组成］自来水、冰块。

［制作］以杯盛自来水，加入少许冰块。

［功效］性大寒，能退热。

［按语］临床最为常用的清热介质。凡少儿高热，身热，或热证均可用之。

此外，鸡蛋清、酒精等功效与之类似。亦广泛运用于热证。

2. 滑石粉

［组成］医用滑石粉。

［制作］滑石经过筛选，加工成极细粉末。药房有销售。

［功效］性平，略寒，能润肤，敛湿，敛疮。

［按语］临床最为常用的介质。但少儿头面部不宜。

爽身粉效果与之相同。

3. 葱、姜汁

［组成］新鲜的葱或姜。

［制作］将葱、姜洗净，捣烂，取其汁。

［功效］性热，味辛，长于发散。

［按语］主要运用于外感。需要应用时可随时配制，但注意不要进入到少儿眼内。

4. 摩痛膏

［组成］丁香（另捣罗为末）半两，麝香（细研）半两，野驼脂十两，腊月猪脂二十两，羌活半两，川芎半两，木鳖子（去壳）一两，防风（去芦头）半两，瓜蒌根一两，附子（去皮脐生用）一两，细辛半两，牛膝（去苗）半两。

［制作］上件药，细锉，以米醋二升，拌令匀。经三宿，纳铛中炒令稍干，下野驼脂及猪脂等，以慢火煎，候诸药焦黄色，即住火。用绵滤去滓，后下丁香、麝香搅令匀，纳瓷盒中盛。旋取摩之（《太平圣惠方·卷第六十七·治一切伤折膏药诸方》）。

［功效］性温，治寒湿所致伤筋骨，冷痛不可忍。

明代医家戴元礼说："若寒腰痛，见热则减，见寒则增"（《证治要诀·卷之五·诸痛门·腰痛》）。感寒较重者，腰痛、冷如冰，或上引肩背，其脉紧或紧弦。治宜温散寒邪，方用五积散、羌附汤等方，外用摩痛膏，并可配合灸法。

［按语］现多用芝麻油制作。麝香多用冰片代替。

5. 当归摩膏

［组成］当归（切，焙）一两半，细辛（去苗叶）一两半，桂枝（去粗皮）一两，生地黄一斤（切，研，绞取汁），天雄十枚（去皮脐，生用），白芷三分（留一块不锉，全用），川芎半两，丹砂（研）一两，干姜（炮）三分，乌头（去皮脐，生用）一两三分，松脂四两，猪脂五斤（别炼，去滓）。

［制作］先将八味锉如大豆粒，以地黄汁浸一宿，与猪脂、松脂同慢火煎，候至留者一块白芷黄色，以厚绵滤去滓，瓷盒盛，入丹砂末，不住搅，至凝即止。每用药用火炙，手摩病处千遍（《圣济总录》）。

［功效］性温，诸风寒湿，骨肉酸痛。

［按语］现在多将中药加工成极细粉末，将凡士林溶化后调制。

6. 竹沥膏

［组成］升麻八分，蒴藋根四分，秦艽四分，独活四分，白及四分，菊花四分，白术四分，防己四分，白芷四分，当归四分，防风四分，川芎四分，青木香四分，寒水石（碎）四分，苦参四分，漏芦根四分，蒺藜子二合，莽草二分，枳实（四破）二枚，栀子仁七枚，竹沥三升，吴蓝一两。

［制作］上切，以竹沥渍一宿，明旦于炭火上和猪脂五升煎令九上九下，以候白芷色黄膏成，绞去滓，纳于器中（《外台》卷十五引《延年秘录》）。

［功效］性凉，主风热，发际疮，头项脉掣动，强急，以及热毒疹痒等。

［按语］原方用犀角（屑）。临床可用黄连代之，以加强清热解毒之力。

7. 野葛膏

［组成］野葛（锉）二两，蛇衔二两，犀角屑一两，川乌头（去皮脐）一两，桔梗（去芦）二两，茵芋二两，防风（去芦头）二两，川椒（去目）二两，干姜二两，巴豆（去壳）三十枚，川升麻一两，细辛二两，当归二两，附子（去皮）二两，羌活二两，川大黄二两，雄黄（研如粉）二两。

［制作］上锉细，以酒五升，渍药一宿，以不中水猪膏五斤，以前药同纳于铛中，炭火上煎之，令药色变黄，又勿令焦黑，膏成，绞去滓，下雄黄，候冷，入瓷器中盛之。旋取摩病处，令极热，密室避风，一日三次（《圣惠方》卷三）。

［功效］以毒攻毒，善治肝脏风毒，流注脚膝，筋脉挛急，疼痛。

［按语］对皮肤有一定刺激性，注意防止过敏。

8. 乌头膏

［组成］乌头半两，雄黄半两，雌黄半两，川芎半两，升麻半两，杏仁二七枚，胡粉一分，巴豆仁（去皮）七枚，黄柏半两，乱发如鸡子大一枚，松脂如鸡子大一枚，防己三分，黄连半两。

［制作］上切，以猪膏三升急煎，令乱发消尽，去滓，停小冷，以珍珠二钱匕投中，搅令相得，摩患处（《千金翼方》卷二十四）。

［功效］性凉，治身体不遂，一切痈疽发背，疼痛不可忍，口干大渴，不欲食。

［按语］长于镇痛。

9. 丹参赤膏

［组成］丹参、雷丸、芒硝、戎盐、大黄各二两。

［制作］左五味㕮咀，以苦酒半升浸四种一宿，以成炼猪肪一斤，煎三上三下，去滓，乃纳芒硝，膏成。当摩心下，冬夏可用（《备急千金要方·卷五上·少小婴孺方上》）。

［功效］性凉，治少儿心腹热。

《千金方衍义》说："小儿心腹常热，皆母腹中瘀垢未清，血气不和所致。故用丹参、雷丸、硝、黄、戎盐散血逐热之药制为赤膏，常摩心下，使瘀散血和，其热自除。渍用苦酒，专取酸收以固腠理，煎用脂肪，专取脂泽以润肌肤也。"

［按语］长于活血化瘀。

（李静红、廖品东、王建红、师晓乐、孟翠红）

第一章 少儿推拿手法发展史略

第一节 少儿推拿手法历史源流

手法是以手为工具按照一定的要求进行操作的一种方法。

用手去抚摸与按揉是人的一种本能活动。本能活动的产生与人类的进化一致。

本能所取得的生存技巧和舒适感成为经验，经长期的经验积累，加之生产力水平的提高，物质的丰富，人类为追求这种舒适感并增强生存能力，于是有了手法的定向发展。

将手法运用于疾病的防治历史悠久。由于推拿的主要工具是手，因此只要人类的手从爬行中解放出来，推拿就成为可能。同时，古人从“钻燧取火”中是一定能悟出摩擦能够生热的原理的。所以，有学者通过考证推演得出“推拿是人类早期最主要的防治疾病的手段”的结论是比较可信的。

最早的少儿推拿手法可以追溯到两千多年前。1973 年，湖南长沙马王堆出土的西汉帛书《五十二病方》有了刮法、搔法和摩法用于治疗少儿疾病的记载。后来的文献，用于少儿的手法逐渐增多。但总体来看，少儿推拿手法是伴随整体手法的发展而发展的，很多少儿推拿手法与成人推拿手法相似，甚至就是成人手法直接应用于少儿。

《内经》时代，按法、摩法、束缚法及导引法最为普遍，并将手法医学命名为“按跻”。其中，应用于少儿推拿以摩法居多，后来在摩法的基础上滋生出许多手法，如揉法、推法、运法等，正如《厘正按摩要术》所说：“揉、推、运、搓、摇等手法，均从摩法出也。”晋代葛洪《肘后备急方》首次介绍了掐法、捏脊法和抄腹法；唐代《备急千金要方》以膏（配合）摩见长，提倡以膏摩囟上及手足心以祛风散寒；宋代《苏沈良方》中掐法已经是治疗脐风撮口的主要方法。

明清时期，推拿疗法在儿科中得到广泛应用，并发展成为少儿推拿专科，以《小儿按摩经》为标志，逐渐形成了具有特色的少儿推拿手法体系，该书记载了推、揉、掐、运等手法，同时期出版的 30 多种少儿推拿专著，不断增加与修订手法。其中《厘正按摩要术》首次将少儿推拿手法归纳为八法，即：按、摩、掐、揉、推、运、搓、摇。此后历代医家关于少儿推拿手法大多以此为蓝本。发展到今天，临床常用的少儿推拿手法也不离推、运、揉、摩、掐、搓、理（推揉）、捣、捏、挤、摇、抖等十余种。

纵观整个少儿推拿的发展历史，不难得出，少儿推拿的形成与发展始终同中医儿科学和推拿学的发展密切相关。

中医儿科学主要理论体系形成于宋代，以《小儿药证直诀》为标志性著作。推拿学的理论体系主要形成于《黄帝内经》时期，以《黄帝岐伯按摩》（佚失）为代表性著作。少儿推拿学是中医儿科学和推拿学互相结合的产物。

考查各个历史时期的文献，可以发现，少儿推拿手法经历了明代以前的史料积累，明清时期少儿推拿体系的形成和近、现代的发展三个阶段。

一、少儿推拿手法的孕育——明代以前

推拿俗称按摩，是以手操作为特点的一种防治疾病的方法，它起源于原始社会人们的生产劳动和生活实践。

早在公元前14世纪的殷商时期，我国第一个有文字记载的朝代就有关于按摩和儿科的记载。刻在龟甲及兽骨上的甲骨文，其“㴇”字（音“拊”）为“床”、为“人”、为“腹有疾”、为以“手”抚摩。“尹氏拊子”条目，则是让尹姓巫（医）师替少儿按摩。卜辞中还出现了代表少儿龋齿的“龋”的象形文字。甲骨文中却没有关于药物或针灸治病的记载，说明按摩是人类早期主要防治疾病的手段。

春秋战国时期，按摩作为一种防治疾病的方法在医疗中得到广泛运用。著名医家扁鹊被尊为“中医之祖”。他精于内、外、妇、儿、五官等科，并能“随俗而变”，即根据各地具体情况分别采用不同的治法。他还善于将针灸、按摩、热敷、砭刺等外治疗法融为一体，其临床疗效显著。据《史记·扁鹊仓公列传》记载：“扁鹊名闻天下……来入咸阳，闻秦人爱小儿，即为小儿医。”他是我国首位儿科医生。

1973年，湖南长沙马王堆三号墓出土了大批帛书和竹木简。据考证，墓主人下葬于公元前168年，是西汉第一任宰相，此人喜欢收藏古书，他所收藏的医学著作共计14种，分别定名为：《五十二病方》、《阴阳十一脉灸经》、《足臂十一脉灸经》、《脉法》、《胎产书》、《阴阳脉死候》、《合阴阳》、《杂禁方》、《天下至道谈》、《却谷食气》、《导引图》、《养生方》、《杂疗方》、《十问》。这些书基本上摘录于秦汉时期，但从其内容来看，多数早于《黄帝内经》。14种书中涉及按摩治疗最多的是《五十二病方》，为我国现存最早医学著作。此书详细记载了少儿惊风的治疗。“婴儿瘛者，目繲（斜）然，胁痛，息瘿瘿然，矢不化而青。取屋荣蔡，薪燔之而匕焉。为湮汲三浑，盛以杯……因以匕周于婴儿瘛所，而洒之杯水中，候之，有血如蝇羽者，而弃之于垣。更取水，复唾匕浆，以如前。毋征，数复之，征尽而止。”这是最早运用刮（痧）法的文献记载。其器具为匕，后世发展为钱币、瓷片、牛骨等。其法至今仍用于感冒、中暑、小儿惊厥等。《五十二病方》还首次提到膏摩法。

秦汉时期社会经济和科学文化取得了突破性的进展，为中医学理论体系的建立奠定了基础。这一时期出现的《黄帝内经》和《伤寒杂病论》，标志着中医理论的成熟，以及认识疾病方法的先进和实践的成功。它们为以针灸和按摩等手段防治疾病的外治法的成长开辟了道路。《黄帝内经》共有29篇涉及按摩，记载的手法有推、按、摩、弹、揉、抓等。《灵枢·九针十二原》有“圆针者，针如卵形，揩摩分间，不得伤肌肉，以泻分气，鍉针者，锋如黎粟之锐，主按脉勿陷，以致其气”的记载。在文中所提到的圆针和鍉针从形态和功能上考查，应该是按摩工具，其中圆针用于泻法，鍉针用于补法。《灵枢·刺节真邪论》说：“大热遍身，狂而妄见，妄闻，妄言，视足阳明及大络取之。虚者补之，血而实者泻之，因其偃卧，居其头前，以两手四指夹按颈动脉，久持之，卷而切推，下至缺盆

中而复止如前，热去乃止，此所谓推而散之者也。”这是现代推桥弓的雏形。《灵枢·经水》说：“审切循扪按，视其寒温盛衰而调之，是谓因适而为之真也。”强调了手法操作的度量不仅要满足于次数和时间，更重要的是要根据患者的证候特征和自身的耐受程度确定，这对于手法研究很有启发。《灵枢·厥病》还记载了按摩治疗少儿虫证的方法：“心腹痛，憹作痛，肿聚，往来上下行，痛有休止，腹热喜渴涎出者，是蛟蛕也，以手聚按而坚持之，无令得移。”《史记·扁鹊仓公列传》也记载有两汉时期淳于意写下的我国第一个儿科医案，即运用“下气汤”治婴儿“气鬲病”。

两晋南北朝时期，按摩手法逐渐丰富，手法适用范围逐步扩大，除了用来治疗疾病外，还将其运用于保健和养生。葛洪《肘后备急方》最早阐释了危害少儿最大的“天行发斑疮（天花）”的典型症状和流行特点，并记述了“爪刺人中良久”、“救卒中恶死”的方法。《肘后方·治卒心痛方》载：“拈取其脊骨皮，深取痛引之，从龟尾至顶乃止。未愈更为之。”该为捏脊疗法最早的文字记载。现在，捏脊疗法已经广泛用于疳积，运用于很多儿科病证，特别对于各种少儿因先天不足和后天失调所致的各种虚弱性疾病更是疗效显著。《肘后备急方·卷一·治卒心痛方》还有：“使病人伏卧，一人跨上，两手抄举其腹，令病人自纵重，轻举抄之。令去床三尺许，便放之。如此二七度止。”此即腹部抄举法，又称颠簸疗法，现代被西医儿科用于治疗少儿急性腹痛（如肠扭转）。

隋唐时期医学有了规模，医学人才需求量增大，出现了官办太医署。在太医署中，按摩科成为四大科目之一，已上升至与针药并重的地位。少小科（儿科）也是医学教育的重要内容和必修课。《旧唐书·职官志》记载：“太医令掌医疗之法，丞为之二，其属有四，曰医师，针师，按摩师，咒禁师，皆布博之以教之。”《新唐书·百官志》描述了太医署中按摩盛况：“按摩工五十九人，按摩生十五人，按摩博士一人，按摩师四人，并从九品下，掌教引导之法以除疾，损伤折跌者正之。”期间，按摩博士开始对按摩生进行有组织的按摩教学、培训和考核。《唐六典》对“导引之法以除疾”作了具体阐释：“消息导引之法，以除人八疾：一曰风，二曰寒，三曰暑，四曰湿，五曰饥，六曰饱，七曰劳，八曰逸。凡人支节脏腑积而生疾，宜导而宣之，使内疾不留，外邪不入。”

唐代孙思邈极其重视妇幼保健。他撰写的《千金要方》和《千金翼方》特别强调妇幼保健。如《千金要方》首列妇人，次列少小婴孺诸病方。《千金翼方》有养少儿和少儿杂病等内容，他的主要贡献在于对膏摩法进行总结：“小儿虽无病，早起常以膏摩囟上及手足心，甚避风寒。”此法运用膏摩以增强少儿体质，防治疾病。“少小中客之为病，吐下青黄赤白汁，腹中痛，及反倒偃侧，喘似痫状，但目不上插少睡耳，面变五色，其脉弦急，若失时不治，小久则难治矣。欲疗之方：用豉数合，水拌令湿，捣熟丸如鸡子大，以摩儿囟及手足心，各五六遍毕，以丸摩儿心及脐，上下行转摩之，食顷破视其中，当有细毛，即掷丸道中，痛即止。”此法直到现在民间仍有运用。此外，介绍的葱鞭法颇有创意：“儿生不作声者，此由难产少气故也，可取儿脐带向身却捋之，令气入腹，仍呵之至百度，啼声自发；亦可以葱白徐徐鞭之，即啼。”此法选辛香通窍之葱白，适合少儿娇嫩的肌肤；鞭之，却又徐徐，且以少儿啼哭为度，足见其构思之精巧。唐末，我国第一部儿科专著《颅囟经》问世，传为师巫所撰。该书提出了少儿“纯阳之体”的理论，阐述少儿脉法及囟门诊察法；论述了惊、痫、疳、痢、火丹等病的证治，勾勒出了中医儿科学的基本轮廓。

宋金元时期推拿理论得到全面总结。宋代将少小科改称小方脉科，使中医儿科完全独立。北宋钱乙对中医儿科贡献最大，他总结了少儿的生理病理特点，即“五脏六腑，成而未全，全而未壮。脏腑柔弱，气血未实，易虚易实，易寒易热”；强调了望诊的重要性，对“面上证”、“目内证”、痘疹类出疹性疾病的诊断记录尤详；阐述了儿科病证的六种常见脉象；创立了中医儿科的脏腑辨证体系；提出了心主惊、肝主风、脾主困、肺主喘、肾主虚的脏腑病证特点。在治疗上，他提出了五脏补虚泻实理论；认为儿科疾病宜柔润清养、运补兼施、攻不伤正；将妄攻误下列为儿科禁约。钱乙既善于借鉴和运用古方，如六味地黄丸等，又根据少儿的生理病理特点大胆研制新方；在创立的134首新方中，丸剂70首、散剂45首、膏剂和汤剂各6首、外用7首，从而形成了以中成药为特色的治疗方法，许多方剂如异功散、泻白散、导赤散、七味白术散等沿用至今。当时虽然已经有了最早的医学著作《颅囟经》，但直到钱乙撰写《小儿药证直诀》才完全建立起中医儿科学的理论体系。故后人视《小儿药证直诀》为儿科经典，尊称钱乙为“儿科之圣”、“幼科之鼻祖”。

这一时期，由皇室组织编写的巨著《圣济总录》特设“小儿门”16卷，其对于推拿手法的理论贡献较大。如该书详细解析按与摩的区别：“可按可摩，时兼而用，通谓之按摩。按之弗摩，摩之弗按，按止以手，摩或兼以药，曰按曰摩，适所用也。”《圣济总录》还将按摩的作用机理归纳为开达与抑遏两大类：“大抵按摩法，每以开达抑遏为义，开达则壅闭者以之发散，抑遏则慓悍者有所归宿，是故按一也。”由于开达属阳属升，抑遏属阴属降，按摩手法具有了阴阳属性，从而同疾病的阴阳、寒热、升降出入等中医理论相对接，使按摩步入了理性轨道。宋代的《苏沈良方》是由宋代苏轼、沈括撰写的一本著名方书。很多内容是他们亲眼所见到的民间医生的治疗经验。卷十有治疗褴褓中少儿脐风撮口的方法：“视小儿上下断及档口中心处，如有白色如红豆大，此病发之候也。急以指爪将正中掐之，自外达内令断，微血出不妨，又于白处两尽头依次掐，令内外断。只掐令其气脉断，不必破肉，指爪勿令太铦，恐伤儿甚。”其法根据断脐处的征兆判断是否为脐风，采用爪甲以掐法治之，对注意事项也叙述较清楚。这是我国少儿推拿史上较为完整的治疗新生儿破伤风的病案。《续医说·卷七》有摩脊法记载：“小儿初见发热，痘疮未出之时，预先用芝麻油蘸手碾热，按儿背，摩数遍，能令轻出者不出，重者虽出，稀少。”此法以按法与摩法在背部操作，治疗少儿发热性痘疹确有特色。现代创立的治疗少儿湿疹、荨麻疹的脊背推拿方法即受此条文启发。

金元时期，医学上百花齐放，百家争鸣。最有特色的是各大医学流派涌现。寒凉派代表刘河间主张少儿体属纯阳，易于热化，宜以清热为主。其在《宣明论方·儿科论》中说：“大概小儿病者纯阳，热多冷少也。”攻下派始祖张子和认为人之为病多为邪气，邪气不除，病难复矣。他提出：“养生当论食补，治病当论药攻。”倡汗、吐、下三法；并在《儒门事亲》中运用“揉脾”法治疗少儿身瘦肌热等证，其谓之“望日取气一口，吹在手心，自揉之。”补土派李东垣强调少儿脾胃的重要性，认为与生长发育的要求相比较，少儿的脾胃多不足，提出了著名的补土治法。滋阴派朱丹溪，创“阳常有余，阴常不足”理论，认为“乳下小儿常湿，热多”，“小儿食积、痰热、伤乳为病，大概肝与脾病多”，“小儿易怒，故肝病最多；肝只是有余，肾只是不足”，并采用滋阴法治疗。各大流派从不同的角度解读人体，运用不同的方法治疗疾病。学术上的争鸣繁荣了学术思想，提高了中医儿科的临床地位，促进了中医儿科学理论体系的建立和完善，为明清时期少儿推拿的形成奠定了基础。

二、少儿推拿的形成——明清时期

（一）明清时期少儿推拿的主要成就

明清时期，少儿推拿疗法有新的发展。少儿推拿专业人员遍及全国，推拿适用范围进一步扩大，手法日渐增多，少儿推拿专著大量涌现。其中有代表性的有《小儿推拿方脉活婴秘旨全书》、《小儿按摩经》《小儿推拿秘诀》、《小儿推拿广意》、《幼科铁镜》、《推拿捷法》、《幼幼集成》、《秘传推拿妙诀》、《幼科推拿秘书》、《小儿推拿直录》、《针灸逢源》、《推拿辑要》、《一指阳春》、《幼科推摩》、《推拿总诀歌》、《推拿易知》、《保赤推拿法》、《推拿述略》、《推拿三字经》、《厘正按摩要术》、《推拿指南》等。上述著作从各个方面论述并发展了少儿推拿，完善并强化了少儿推拿学科体系，极大地提高了推拿疗法在中医学中的地位。其主要学术成就：①总结出少儿推拿手法平稳着实、轻快柔和的基本要求。强调施术时灵活熟练、运用自如。②提出颇具特色的推拿补泻理论，如“旋推为补，直推为泻”；“缓摩为补，急摩为泻”；“左揉为补，右揉为泻”。③创立丰富多彩的复式操作法。④总结出少儿推拿的注意事项：如《保赤推拿法》说：“医者于用法时，具全副善念慈心，无半点浮词躁气。”“医者，己大指食指皆不可修留爪甲。”《幼科铁镜》说：“若用推拿须下午，推拿切莫在清晨。”

1. 最早的“推拿”名词

推拿一词最早见于明·安徽张四维（字国本）的《医门秘旨》。该书成书于1576年。书中有部分少儿推拿内容，并明确提出了“推拿掌法图”。由于此书早年失传，中医目录学对此并未著录，所幸日本图书馆收藏，使今人得以更正“推拿”一词出现的时间。

早期“推拿”名词还见于明·万全的《幼科发挥》（成书于1579年）。书中医案记载：“一小儿得真搐，予曰不治。彼家请一推拿法者掐之。其儿呼痛，目瞪口动，一家尽喜。再观儿斜视，彼曰看娘。儿口开张，彼曰寻娘乳吃。予叹曰：误矣。睹子转睛，谓之看娘；急口开张，谓之寻乳，皆死证也。其夜儿果死。”值得注意的是，无论是《医门秘旨》，还是《幼科发挥》，它们的成书年代都是在按摩科被政府取消以后不久。它们提出“推拿”而不是“按摩”一定不是巧合。按摩科被取消，按摩已经不合法，手法却仍要生存，权衡之下只得以民间流传的另一名称代替。其实，在万历年间的推拿著作中还出现过若干不同的有关按摩的名称，如推法、拿掐法、拿捏、拿、幼科拿法等。它们都不是指某种具体手法，而是作为按摩的代称使用。最后只有“推拿”一词流传并固定下来。

2. 最早的少儿推拿专篇

最早的少儿推拿专篇是1574年庄应琪补辑的《补要袖珍小儿方论》第5卷中的“秘传看惊掐筋口授手法论”。先有《袖珍小儿方》，成书于1405年，作者是明代医家徐用宣，但原书没有推拿相关内容，只记载了临床常见的儿科病证和相应的处方。据推测，1574年医学家庄应琪在重新刊印《袖珍小儿方》时考虑到少儿惊风起病急，治疗困难，死亡率高，方药治疗有局限，从而加入了当时民间常用的一套“治惊术”，并取名为“秘传看惊掐筋口授手法论”。该论最早提出了少儿推拿的特殊操作方法，首次论述了三关、六腑等少儿推拿特定穴位的定位、操作和主治，同时载手足推拿穴位图谱。该书手法多为推擦，却被冠以“掐筋”，可能主要与适应证为小儿急惊风有关。该篇不足 4000 字，内容简单，文字朴素，反映了少儿推拿的原始雏形。

3. 最早的少儿推拿专著

《小儿按摩经》又名《保婴神术》，收录于明代杨继洲 1601 年著成的《针灸大成》。作为独立的第 10 卷，作者题为“四明陈氏著集”。该书开篇即提出少儿疾病多在肝脾。谓：“小儿之疾，并无七情所干，不在肝经，即在脾经；不在脾经，即在肝经。其疾多在肝脾两脏。”治病上，强调辨证论治，指出：“先别五脏，各有所主，次探表里虚实之由。”治疗方法则创立了 40 多个少儿推拿特定穴位，如天河水、二扇门、三关、阳筋、小肠、三焦、五指节、六年寿、八卦等。对于少儿阴阳掌，则将手掌及手臂内侧穴位归为“阳掌”，而把手背及手臂外侧穴位归为“阴掌”，这与中医“内为阴，外为阳”理论相悖。该书对于少儿推拿手法也作了较为全面的介绍，所涉及的 15 种单式手法已经包括后世的少儿推拿八法（掐、揉、按、摩、推、运、搓、摇），并记载了 28 种具有明确主治功效的复式操作手法，如“飞经走气”、“赤凤摇头”、“黄蜂出洞”、“揉脐法”、“二龙戏珠”、“猿猴摘桃”、“打马过天河”等。在手法的指导思想方面，提出了少儿推拿是“以手代针之神术”、“亦分补泻”的观点。在小儿惊风的诊断和治疗方面更是详加叙述，还对于初生少儿的调护作了介绍。《小儿按摩经》的诞生是明以前少儿推拿理论和临床积累到一定程度的产物，是少儿推拿发展史上的里程碑，标志着少儿推拿理论体系的形成。从此，少儿推拿蓬勃发展。

4. 少儿推拿之集大成者

《小儿推拿秘诀》是少儿推拿领域影响最广、成就最大的医籍，历史上多次翻刻。该书由明代周岳甫（字于蕃）编著于 1605 年。书中部分内容与《小儿按摩经》相同，但创新很多。主要贡献如下：

（1）周于蕃根据“寸口为百脉总汇之处”和少儿难与医生配合，必须拿持固定等特点，强调重在少儿两手掌操作，并运用特定穴和推法治疗少儿疾病。

（2）进一步明确推拿的含义。如关于“拿”法，现代主要有拇指与食、中二指相对和拇指与其余四指相对的三指拿和五指拿，而周于蕃介绍之拿法实为按、揉、掐一类手法。从而有助于“推拿”取代“按摩”作为手法操作的专有名词。

（3）对推拿治法描述较详。明确指出了推拿具有汗、吐、下作用。如书中讲到汗法时指出：“凡取诸汗法不拘何症，但有病必用之。”对于吐法，书中说：“若初感者，一吐之后，病即霍然大减矣，随后再照病推之，无不立愈。”

（4）颇具特色的少儿推拿操作。书中记载的关于“手上推拿法”（即黄蜂入洞、赤凤摇头、飞经走气、天门入虎口、水里捞明月、打马过天河、凤凰单展翅、猿猴摘果、双龙摆尾九种复式操作法）、“身中十二拿法”（即拿太阳、肩井、耳后、合骨、鱼肚、百虫、膀胱、奶旁、曲尺、肚角、皮罢、三阳交十二穴）、“阳掌诀法”（即运内八卦等十五种掌面推拿法）、“阴掌诀法”（即掐揉二扇门等七种手掌背推拿法）、“手法捷要歌”和“心得保婴妙法”（即推按小腹和摇头二法）等皆有特色。

（5）提出少儿推拿时间治疗学。如“寅卯发，目上视，手足摇，口流涎，头项强，法当多推六腑，推肾经，宜用地黄丸、泻肾丸”。

（6）指出了少儿推拿的适应证及优势。指出："凡药，儿大用之，儿小只推，自愈。"

《小儿推拿秘诀》被业内视为秘诀，对少儿推拿理论的发展及少儿推拿的普及产生了重要影响。

（二）少儿推拿形成的意义

明清时期，少儿推拿著作层出不穷。所有这些著作不仅从理论上加深了对少儿推拿的认识，也在临床上丰富和发展了少儿推拿。随着历史的发展，少儿推拿作为推拿学和中医儿科学相结合的产物，已经在原来两门学科基础上产生了质的飞跃，最终定向发展成为一门独立的学科。

当然，少儿推拿能够在明代末期这一特定的历史时间产生注定是有着深刻的学术与历史背景的。

1. 可能性

（1）有手推拿成为可能：推拿按摩是一种最古老的防治疾病的手段，它不需要借助砭石、艾灸、药物等物质工具和条件，而是直接运用人类自己的双手对相关部位进行按压和抚摸。其实，当人类刚刚直起身，由猿变成人，就已经开始这样原始的医疗活动了。这些简单的、出自本能的动作与推拿疗法的起源有关。因此，双手从爬行中解放出来，就标志着推拿按摩成为可能。

（2）按摩学与中医儿科学理论体系的形成使少儿推拿的分化成为可能：少儿推拿是推拿学的分支和重要组成部分，又与中医儿科学息息相关，它是推拿学与中医儿科学相结合的产物。推拿学奠基于秦汉，繁荣昌盛于隋唐，扩展于宋金元。到了明代，推拿的理论框架已经基本构建完备，各种手法和技术已经成熟，大量的临床运用突破了骨（筋）伤范围。而中医儿科学到了北宋已经有质的飞跃，无论在理论上，还是在临床上都蓬勃发展，成为领先世界的、极富有特色的主流学科。两门学科体系的建立和发展成为少儿推拿从整体（成人）推拿中分化出来的必要条件。

（3）明以前少儿推拿史料的积累奠定了坚实的基础：如前所述，人们已经认识到了少儿的生理病理特点，认识到少儿身心能被在一定穴位上的点按与抚触所调节；已经归纳出手法的"开达"与"抑遏"之性并形成了"按之则热气至"、"按之则血气散"、"按之痛止"、"按而收之"、"推而散之"等关于按摩的理论；已经将按摩广泛用于少儿的保健和疾病的治疗，并取得相当的经验和效应，尤其是在少儿惊风、卒腹痛、虫证、肠扭转、食积、伤乳、脐风等疾病的治疗方面显示出巨大优势，其积累的大量案例成为少儿推拿体系建立的宝贵素材。

2. 必然性

（1）防治疾病的必然结果：人类追求长寿和健康就必须同疾病作斗争。中医儿科学的发展历史就是人类同儿科疾病作斗争的历史。传统中医儿科主要运用中药防治疾病。任何一门学科都有其优势与不足，中医儿科也不例外。由于方药数量有限、给药途径单一、制剂（煎药）繁琐与滞后（相对于急重证）使得其在防治儿科疾病方面存在局限性。而当时人们面对的却是以麻（麻疹）、痘（天花）、惊（破伤风）、疳（佝偻病）为代表的发病率高、传染变化迅速、死亡率高的世界性难题。明代瘟疫发生的频率和程度都远远超过以前任何一个朝代，特别是嘉靖、隆庆年间的几次大的瘟疫流行，如《明英宗实录》

卷278载嘉靖三十三年（1554年）瘟疫时说："时疫太甚，死亡塞道。"龚钟庵曾用诗词描绘到："疫疠饥荒相继作，乡民千万死无辜。浮尸暴骨处处有，束薪斗粟家家无。"当厥仆发生，当高热神昏，当急惊角弓反张、牙关紧闭，当呕吐腹泻、药水难入，当药物不能有效化掉疳积之时，人们必然要探索新的有效的治疗方法。而推拿以其及时、有效的特点使之得到重视，并获得定向发展成为当时最佳的选择。

（2）自身优势所决定：中药以其偏性，虽能纠体内之偏，但难于定性定量作用于人体，如大黄的泻下、桂枝的辛温、石膏的寒凉作用等。少儿体属稚阴稚阳，药物稍过就会引发呕吐、腹泻，甚至留下后遗症。而少儿推拿本身为外治法，它对人体是一种良性的、有序的、双向调节的刺激，但又同样具有温清和补泻之效，且无痛苦，其自身特点决定了人类在探寻的过程中最终会锁定它。诚如《小儿推拿秘诀》所言："余惟小儿无七情六欲之感，弟有风寒水湿伤食之证，且初生脏腑脆薄，不经药饵，稍长又畏药难投，惟此推拿，一着取效于面步掌股皮肉之间"，"倘能察其病证，循其穴道，施以手法，而汗吐下三者，尤能得诀，大者又稍兼以药饵，未有不随试而效者也"。由于少儿服药困难、畏惧针灸，按摩施术方便效宏，比针药更适合于少儿。又因其治疗手法以推法为主，少儿多不能主动配合，需拿持与固定，故不再称按摩，而改称推拿，即"拿持以推之"，以与按摩相区别。

（3）政府取缔按摩科，迫使其寻找出路：此为最直接的原因。

3. 政体与国运的影响

按摩一科，始于隋唐太医署和太医院，宋元阙如。由于唐代开创了中国封建社会的辉煌，所以朱元璋即位伊始（1368年）就全面启用唐制，也在国家最高医政管理兼医学教育机构太医院内恢复按摩科设置。明代初期的两百年不仅国运昌盛，也造就了中国手法医学的又一高峰。但是，到了明代末期，昏君主政，国运始衰，民不聊生，按摩走入低谷。隆庆五年（公元1571年），太医院从十三科削减为十一科，按摩和祝由科被撤消。这就是历史上有名的"隆庆之变"。"隆庆之变"后，手法治病不合法，按摩失去了生存与发展土壤，日渐萎缩，甚至倒退。面对如此严峻的形势，人们不得不苦心积虑地为按摩出路求索。从现有资料看，按摩科被取消后，被迫向三个方向分化：①以"手法"名义寄身于正骨科，这是唯一合法的推拿疗法。②流传于浴室和理发业，转化为民间保健按摩。③按摩的应用对象转向少儿，促使已有千载历史的"看惊术"最终定向发展成少儿推拿，并首先在儿科临床形成推拿学术体系。

从现有资料看，按摩科被政府取消，除了封建礼教束缚思维，严禁以手接触人肌肤外，手法意外也是重要原因。由于当时的医学科学和医学教育对人体解剖和生理的认识水平不高；手法操作缺乏精细性和准确性；对疾病的认识和诊断主观性强，缺乏客观标准；对按摩的适应证和禁忌证把握不准，加之按摩人员学识与素质水平较低等，于是手法意外频发。如张景岳《类经·十九卷·官能》有："导引者，但欲运行血气而不欲有所伤也，故惟缓节柔筋而心和调者乃胜是任，其义可知。今见按摩之流，不知利害，专用刚强手法，极力困人，开人关节，走人元气，莫此为甚。病者亦以谓法所当然。即有不堪，勉强忍受，多见强者致弱，弱者不起，非惟不能去病，而适以增害。用若辈者，不可不慎。"《古今医统·翼医通考上》云："是法亦绝、不传。其仅存于世者，往往不能用，用或乖戾，以致夭札而伤者多矣。"万全《幼科发挥》、《育婴秘诀》等也有按摩用于少儿出现意外的记录。明·胡文焕《类修要诀》劝解说："劝君更莫将摩按，按摩血脉终分散。只是搓揉自己行，自己行时甚方便。"所有这些严重影响了按摩的声誉，造成了较为广泛的负面影响，迫使政府不得不取缔按摩科。

三、近、现代少儿推拿的发展

（一）近代少儿推拿概况

1911年辛亥革命至1949年中华人民共和国成立，由于内忧外患，整个中医事业举步维艰，推拿疗法也备受冷落。但是，推拿因其在群众中的影响，仍然顽强地在民间发展，最大成就为形成了许多地区性民间推拿流派。而西医和西方手法的传入又促进了传统手法的革新。这一时期的推拿著作仍以少儿推拿为多，大都通俗易懂，图文并茂，对推拿的普及有一定作用，但学术上建树并不多。

（二）现代少儿推拿概况与展望

中华人民共和国成立至今，科学技术同整个国家都经历了不平凡的岁月，其中初期和改革开放以后是学科发展的黄金时期。

中华人民共和国成立初期，在党和政府的关怀下，特别是在毛泽东的直接指示下，中医受到了前所未有的重视。国家制定了发展中医的蓝图，开展了抢救中医的运动，成立了中医学院和各地以中医为主的医疗机构，倡导了西医学习中医，领导了全国性的抗灾防病工作，并积极为名医们解决实际问题使之能潜心钻研，所有这一切都促进了中医的发展。改革开放的几十年，随着观念的更新、生活方式的转变和各种新技术的涌现，中医更是跃上了新台阶。少儿推拿亦重新获得新生并蓬勃发展。

1. 少儿推拿文献整理

（1）保存：由于清末和民国的战乱，史料损失严重。中华人民共和国成立初期，党和政府组织了对古代医籍的整理工作。如校刊了《小儿按摩经》、《小儿推拿方脉活婴秘旨全书》、《小儿推拿直录》、《小儿推拿广意》、《幼科推拿秘书》、《厘正按摩要术》、《推拿三字经》等，使散在于民间的少儿推拿著作得以用图书的传统形式保存。改革开放以后，更引入了电子计算机和数字化图书技术，使明清时期主要的少儿推拿著作链接于网络之上，使这些宝贵资料得到了永久性保存。

（2）提炼学术思想：在保存的基础上，不少学者对现存少儿推拿著作的主要学术思想、手法、穴位数量和功能、理论贡献等进行了发掘。如江静波于20世纪60年代发表于《辽宁中医杂志》的"清代有关小儿推拿疗法文献"，查炜"明清小儿推拿专著举要"，李华东"古代推拿文献研究"，以及许多学者所进行的关于《保婴神术》、《小儿推拿方脉活婴秘旨全书》、《小儿推拿秘诀》等医籍的学术总结等。通过这些总结，理顺了少儿推拿的发展脉络，为今天的少儿推拿理论和临床提供了参考。

（3）专题研究：对某一部著作、专题研究是就某一个专题集合所有著作，通过比较发现其规律，这种研究更利于古为今用。少儿推拿方面有代表性的专题研究有：廖品东"古今小儿推拿防治感冒的穴位变迁及意义"，王琳"推拿治疗小儿腹泻的古代文献研究"，袁洪仁"小儿推拿临床取穴施术的次序"，"小儿推拿特定穴的形成和配伍施术"，范娅莉“小儿推拿十三大手法考”，廖军“小儿推拿复式操作同名异法考”，于娟“中医小儿推拿穴位初探”等。但目前这种专题研究的广度和深度还不够，有待进一步加强。

2. 创办推拿学校，开设少儿推拿课程

1958年上海正式创办推拿学校，面向全国招生，为推拿事业的发展培养了中坚力量。如对推拿和少儿推拿作出突出贡献的刘开运、金义成、王国才、金宏柱、严隽陶、栾长杰等都是当时的学员。学校开设少儿推拿课程，已经开始少儿推拿教学。同时，学员本身有的已经是当地名医，通过学习和交流，给各地少儿推拿技法的展示提供了平台，促进了各流派少儿推拿的融合与发展。这期间，山东省中医进修学校也开设了少儿推拿课程，自编了《儿科推拿疗法简编》（1959年出版），这是中华人民共和国成立后第一本公开出版的少儿推拿教材。如今很多中医院校都独立开设了少儿推拿学，或者在推拿的教学中予以专题讲授。而民间更创办了许多少儿推拿培训机构，1992年孙德仁在山西运城还开办了全国唯一一家以教授少儿推拿为专业的中等职业学校——山西运城中医小儿推拿学校，每年的招生规模更达到了数百人。“十二五”期间，教育部统一组织编撰了中医药院校系列教材。其中，《小儿推拿学》首次编撰出版，成为了中医药院校的正式教材。第一版教材由成都中医药大学廖品东教授担任主编。

3. 著书立说

据“中国针推外治版——现代中国推拿按摩著作目录”记载，1950~2007年间，我国出版了很多少儿推拿著作。比较有代表性的有：江静波的《小儿推拿疗法新解》，张汉臣的《实用小儿推拿》，湘西土家族苗族自治州卫校的《小儿推拿疗法》，张席珍的《小儿推拿疗法》，金义成的《小儿推拿》，余继林的《冯氏捏脊疗法》，栾长业的《小儿推拿图解》，张素芳的《中国小儿推拿》，廖品东的《小儿推拿》，孙德仁的《宝宝推拿》、《宝宝推拿保健法》等，上海中医药大学和青岛葛湄菲还分别出版了英汉对照的少儿推拿图书。进入21世纪，少儿推拿著作更如雨后春笋般涌现。除著作外，《按摩与导引》杂志特设少儿推拿专栏，为少儿推拿提供交流平台。总体来看，全国推拿杂志就此唯一一家，并随其更名为《按摩与康复医学》，其推拿专业化程度降低，这与学科的发展不相适应。创办推拿和少儿推拿专科杂志是目前学术上迫切需要解决的问题。

4. 继承与发展少儿推拿流派

继承与发展少儿推拿流派也是当今少儿推拿发展的趋势之一。其中，尤以青岛对少儿推拿三字经流派的整理与研究独树一帜。该流派的后继者们依托青岛市中医院，从临床、理论、保健和源流诸方面进行整理、挖掘和开拓，取得了很好的社会与经济效益。其他如湖南怀化中医高等学校对以刘开运为代表的湘西少儿推拿流派，北京中医医院对冯氏捏脊流派的整理与研究等都是值得借鉴的（具体内容参看少儿推拿流派章节）。

5. 少儿推拿临床

临床是学科存在与发展的根基，中华人民共和国成立后少儿推拿临床比以前有了进步。少儿推拿的适应范围更加广泛，临床总结报道很多。传统少儿推拿强省如山东、上海、湖南、江苏、山西等地普遍开展少儿推拿。如在山东，几乎所有大型医院都开设少儿推拿科室，湖南怀化、江苏南京、浙江杭州、辽宁大连地区的少儿推拿也开展得较好。除医院外，很多诊所也设立了少儿推拿临床业务。少儿推拿的另一发展趋势是创立少儿推拿品牌，近来许多企业投入其中，他们将少儿保健与治疗，早教与育儿紧密结合，打造出很多有一定影响力的少儿推拿品牌。但总体来说，少儿推拿的发展还不平衡，一些省份很薄弱，群众基础差，从业者寥寥；由于少儿推拿必须一对一，推时相对较长，从业者付出（讲故事、唱歌、逗小孩等）较多，而目前收费却较低，很多人不愿意从事该项职业。

6. 少儿推拿科研

目前少儿推拿的基础研究主要集中在补泻机理，临床研究主要集中在少儿消化、呼吸和肌性斜颈等方面。如王金贵等“腹部推拿调控肠易激综合征结肠－内脏中枢互动途径的相关机制研究（国家自然科学基金项目）”，廖品东等“不同方向摩腹对胃肠动力学影响的比较研究（国家中医药管理局项目）”，“不同方向捏脊对高血压影响的比较研究”，“小儿肌性斜颈动物模型的研制”，姚笑等“不同方向推脊对家兔体温的影响”，朱升朝等“手法按摩防治小儿反复呼吸道感染的临床与实验研究”、“手法按摩对体弱易感家兔免疫指标的影响（江苏省科研获奖项目）”，曾伟斌“反复呼吸道感染少儿细胞免疫功能探讨”，张锐等“捏脊疗法对脾虚家兔血浆胃泌素的影响”，杜永平等“小儿厌食症动物模型血浆八肽胆囊收缩素、β－内啡肽含量和红细胞 C－3b 受体花环率及其相关研究”，赵锋等“捏脊疗法对脾气虚证家兔血清 D－木糖及胃动素影响的研究”，以及谭稼荣等“抚触对促进极低出生体重儿胃肠道发育的影响”等。但由于受少儿依从性差，幼小动物模型复制困难，以及推拿操作几乎无法定性定量等因素影响，少儿推拿的实验研究长期以来进展缓慢，今后应特别加强。

第二节　主要少儿推拿文献介绍

自《小儿按摩经》问世后，少儿推拿著作大量涌现，除前文所阐述的之外，有代表性的还有以下几部。

一、《万育仙书》

明代很有影响的养生专著，有大量的导引图。为清代曹无极老先生在明代罗洪先《卫生真诀》的基础上辑校而成。该书上卷《按摩目》中出现了“黄蜂入洞”、“打马过天河”等十六种复式手法操作图谱。早期的其他少儿推拿著作只有穴位图谱，操作手法仅用文字表达。由于具体手法单凭文字很难准确描述和掌握，故该书手法操作图谱弥补了手法文字记述的缺陷，对少儿推拿手法的研究具有深远影响。

二、《医学研悦》

明末李盛春著，成书于 1626 年。介绍了少儿推拿临床三种分类法。其一以操作法（手法加穴位或部位）为纲，如“掐四横纹，和上下气血。乳食不化，手足搐掣用之”，阐明了手法加穴位的功效和所对应治疗的病证。其二以脏腑为纲，简述了治疗少儿各脏腑疾病的具体操作方法，如“肺经由病咳嗽多……肺经之证，以泻肺为主；推肾水，分阴阳，凤凰单展翅，二龙戏珠，推天河水入虎口”。其三以病证为纲，如在“男女诸般证候并治法”和“杂症治法”中先介绍少儿诸证的机理、表现，然后详细列出少儿推拿处方。

三、《小儿推拿广意》

约成书于清·康熙十五年。由熊应雄编写，其主要学术成是在总结明代少儿推拿疗法精华的基础上提出推拿与方药并用的观点。全书分为上、中、下三卷。上卷首列总论，阐述推拿在儿科治疗中的作用；次述儿科疾病的诊断方法，如“辨色、审候、闻声、辨音”等，并特别强调在诊断时应特别观察少儿的囟门、面部、虎口、指纹、神情、声息的变化，然后结合主治病证分别介绍推拿部位的选择和各种推拿手法的操作方法。中卷除了分述胎毒、惊风、诸热等儿科常见疾病的推拿疗法外，还介绍了少儿坏症、面色恶症、死候等症候的识别方法。下卷载列儿科常见病证的内服、外治方剂。该书最大特点在于介绍了少儿推拿手法顺序，即被后人称之为“推拿次递”，如头面部推坎宫、开天门、运太阳、掐揉耳背高骨等。

四、《幼科推拿秘书》

骆如龙（字潜庵）编撰，成书于公元1691年，刊于1725年。该书由五卷构成，卷一《歌赋论诀秘旨》主要描述了通过观面部形色来诊断五脏疾病，如“面黑当知肾脏寒，食仓红是热须看，风门黄色为惊人，两目微沉痰所干”。卷二《穴象手法》中提出“推拿一书，其法最灵，或有不灵，认穴之不真尔，即如头为诸阳之首，面为五脏之精华，十指联系于周身之血脉……故予于斯书，首著诀法总纲，次详全身经穴，而图像昭焉，手法明焉，百病除焉。”此卷载入穴位170多个，其中少儿推拿特定穴位140多个。卷三《推拿手法》介绍了掐、推、运、拿、揉、戳、摇、擦、提等42种单式手法，并明确将手法与穴位结合，如分阴阳、揉太阳、运内八卦等。此外还介绍了少儿特定穴与经络的关系，如“中指名为将指，属心，心气通于舌，络联于将指，通背左心俞穴，手中冲穴，足涌泉穴”。卷四、卷五为临床治疗，在治疗时讲究推拿穴位配伍，倡君臣主次。该书文理通顺、简要，插图清晰，构建了较为完整的少儿推拿体系。

五、《幼科铁镜》

本书是清朝康熙年间较为风行的少儿推拿专著，原书署贵池县夏禹铸先生手著，宏盛堂发行。全书共六卷，内容相当丰富全面，对儿科种种棘手疑难危症描述详尽，载《推拿代药赋》于第一卷之末。书中记载：“凡小儿病有百端，逃不出五脏六腑，气血症虽多怪，怪不去虚实寒热风皮。病纵难知，瞒不过颜色苗窍，症即难拚，莫忽视青白红黄。”例如小儿惊风症，惊之为症，症属有余。另外还绘有推三关、退六腑、运八卦、黄蜂入洞、元宵灯火、清天河水、水底捞月等手法的图谱，临床可按图施术。

六、《推拿捷法》

清代余飞麟撰于康熙三十八年（1699年），存袖珍抄本。该书为歌赋体，分30余节，全面论述少儿病因、病机、推拿法等。其独到之处在于《五脏五指相连脉道》一节，论五脏与五指及各器官的关系，对推拿原理进行了探讨。书中介绍的十大推拿法与前书有所不同，如“提壶灌顶”为他书不载，并详细介绍了“推拿收功法”。

七、《幼幼集成》

清代陈复正撰，刊于乾隆十五年（1750 年）。卷一主要描述脉法及保产、调护、变蒸等内容。卷二至卷四描述儿科主要疾病及杂证、疮疡的辨证施治，如卷三中有“神奇外治法”9 种，即疏表法、清里法、解烦法、开闭法、引痰法、暖痰法、纳气法、通脉法、定痛法，并详细介绍了各种外治法的操作方法。如疏表法：“小儿发烧热，不拘风寒饮食，时行痘疹，并宜用之。以葱一握，捣烂取汁，少加麻油在内和匀。指蘸葱油，摩运儿之五心头面项背诸处，每处摩擦十数下。运完，以厚衣裹之，蒙其头，略疏微汗，但不可令其大汗。此法最能疏通经络，使邪气外出，不致久羁营卫，而又不伤正气，诚良法矣。”卷五至卷六介绍经陈氏增删的《万氏痘麻》歌赋 170 余首，附方 130 余首。另外作者还对指纹的临床意义、儿科用药特别是寒冷药的应用等，阐述了个人见解。

八、《针灸逢源》

清代李学川（字三源，号邓尉山人）辑，嘉庆二十二年（1817 年）刊本，共六卷，为针灸专著。但在卷五中列“妇人病门”和“小儿病门”。记载了少儿推拿相关穴位 43 个，载有两种复式操作，即水底捞月、黄蜂入洞，主要手法有掐、推、拿、揉、运，尤其推荐“以指代针”，考其多为掐法，其掐法运用穴位多达 19 个，占主治穴位的 44%，如取“印堂治一切惊风不语，颊车治牙关紧”等，其中以拿精威及重揉肺俞来判断惊证、昏迷不醒少儿预后有一定意义。

九、《保赤推拿法》

夏云集（字祥宇，又字英白）著。首释拿、推、掐、搓、摇、捻、扯、揉、运、刮、分、和十二种少儿推拿常用手法；总结少儿推拿注意事项，如操作时应“具全副善念慈心，无半点浮词躁气”，“己大指食指不可修留爪甲”，“最宜轻稳，莫致儿皮肤疼痛”，“儿之大者、强者、病之重者，用数宜多；儿之小者、弱者、病之轻者，用数宜少”等；介绍少儿推拿介质；主张起式和收式（起式为头面开天门、推太阴太阳、掐天庭至承浆、揉耳摇头四法，收式为掐肩井）。书中所述少儿推拿常用操作手法 86 种，其中掐中指甲、掐大指甲、捻五指背皮、刮手背、揉手背对后世有一定影响。如《推拿抉微》、《增图考释推拿法》就是以此书为蓝本。

十、《推拿三字经》

作者徐崇礼，字谦光，号秩堂公，成书于光绪三年（1877 年）。开始部分为三字句歌诀体，通俗易懂。之后有《推拿三字经序》和《四言脉诀》，配有推拿插图和操作方法，内容比三字经多。徐公主张绝大多数病证仅用独穴推拿即可治愈。如拿列缺发汗，治疗伤寒感冒；推大肠，治疗脾虚腹泻、痢疾等。此外，他认为人体的经络气血、老幼没有本质的不同，少儿推拿同样适用于成人，只要根据年龄的大小相应地调整推拿次数就可以。该书载 26 个独穴，并以独穴类比方药，按温凉属性又分为凉穴 12 个，温穴 4 个等。

十一、《厘正按摩要术》

清代张振鋆辑，刊于1889年。本书是在明代周于蕃《小儿推拿秘诀》一书基础上，进一步校订补辑而成。由于作者广泛征引有关文献，不仅在内容上有较大的增补，编次也更为条理系统。卷一辨证，包括四诊及按胸腹等儿科诊断法，尤重少儿望诊；卷二立法，包括按摩、推、运、掐、揉、搓、摇等各种按摩手法及其他外治法在内的28种方法；卷三取穴，包括十四经脉经穴图说及儿科推拿的各种取穴及手法图说29个；卷四列证，叙述惊风、痞疾等24类疾病的症候及推拿法。本书内容丰富，详于辨证、立法、取穴，图文并茂，且以手法见长，有较高的临床参考价值，但书中将咒法、符录之类，列入外治法，是很不科学的。

十二、《推拿指南》

本书由河南南阳唐元瑞（字系详）根据自己的心得体会，并吸取以往少儿推拿专著精华，于1905年编撰而成，共七卷。前五卷辑各家之要，第六卷为药物性味、十八反、十九畏及汤方，第七卷主要是各种眼疾的推拿治疗方法，计有61种，为推拿治疗眼病提供了资料。

十三、《小儿推拿补正》

江苏东台县钱祖荫编著，手稿本于1916年6月面世，1959年4月油印刊出，江静波先生著文对其进行介绍。该书以传统经络腧穴为标准来考察推拿疗法所运用的穴位，并以此正误，故称其为“补正”。此书文笔流畅，为一般推拿专书所不及。尤其是“推拿三字释义”一节，对13种少儿推拿的基本手法加以解释，如“推：用指甲循经络穴道向下推之，使血气达到病所也。拿：用手指紧压病之所在，如捉物，然用运、揉、搓、摩以散之。揉：或用指，或用掌，以揉散其血也”。如此形象生动地介绍和阐述推拿操作手法和推拿机制实难能可贵。

十四、《推拿易知》

中华书局编，刊于1919年。系列丛书《医学易知》分册。主要内容摘自熊应雄《推拿广意》与夏鼎《幼科铁镜》。阐述少儿推拿的基础知识，为推拿入门读物。现存版本见于《医学易知》。

十五、《推拿抉微》

涂蔚生所撰。1928年上海千顷堂书局出版石印本，共四卷。作者以《保赤推拿法》为基础，参考《推拿广意》，以及唐容川、陈紫山、陈飞霞等关于推拿论述编纂而成。第一卷介绍认症法，第二卷论述推拿手法，第三、四卷为16种病证的药物处方。1949年由上海“佛教儿科推拿传习所”戚子耀油印刊行。

十六、《推拿捷径》

江苏无锡女中医马玉书著，1930年出版。此书是以明周于蕃之《小儿推拿秘诀》为蓝本，参以马氏补充的“人之全体名位、脏腑功用、经络穴道及推拿代药骈言、推拿解义、色诊、推法、惊风、杂症等各种法门，或用歌括，或附图考。分为十节，印成专本”。马氏认为少儿天性好动，身娇体弱，极易感受外邪；她认为：“儿病不药，比较服药似为有益”。少儿不服药可以“免损伤小儿脾胃，一也；免误药之害，二也；可恃推拿而不放纵，三也”。特作“推拿代药骈言”，云：“与其药有偏，或益此而损彼，何如按经施术，兼顾而并筹”。她在“推拿代药赋”17 种操作法代 41 味药的基础上增至 20 种常用手法。还解析了少儿推拿八法的具体操作、功效和注意事项。如“推法：推者，推动向前也。必期如直线之直，毋得斜曲，恐伤别经也。其法以四指握定，以大指侧蘸水着力推之，向前三次，向后一次。往上推为清，往下推为补。有直其指者，有曲其指直。是摩中之手法最重者。故推必蘸水，以防伤皮肤也”。

十七、《保赤推拿秘术》

彭慎编，1934 年上海百新书店印行。1935 年上海中国医学书局再版时易名为《窍穴图说推拿指南》。此书介绍了 154 种“实用手术”（即单式操作手法）和 33 种“大手术”（即复式手法）。还有“基本手术歌”将推、揉、搓、摇、刮、运、掐、拿、分、和 10 种少儿推拿手法编成歌诀。该书为少儿推拿手法之集大成者。

（谢永林、陈箕、王建红、王峰峰、孟翠红）

第二章　少儿推拿手法的作用原理

少儿推拿是通过医者在少儿体表的经络、穴位或特定部位上施用一定的手法，调节少儿生理、病理状况，从而实现防治儿科疾病，促进少儿生长和保育少儿身心的目的。

少儿具有脏腑娇嫩、形气未充、生机蓬勃、发育迅速的生理特点和发病容易、传变迅速、脏气清灵、易趋康复的病理特点。少儿的生理和病理特点决定着少儿推拿特有的手法，也决定了同样的整体推拿手法运用于少儿时的特殊要求和规定。

无论少儿推拿本身力道如何之轻，它最终还是脱离不了力学的范畴。具有明显的力学特征是少儿推拿手法的特点，这也是一切以手工操作为主的治疗措施的共同特征。但推拿这种操作又是人的操作，因此它又不是牛顿定律的力学原理所能完全解释与量化的。这也是少儿推拿手法不同于器械，且永远不能被器械替代的根本原因。

一种方法对某一群体能产生一定的效应取决于这种方法本身的特性和这一群体的特性。

少儿推拿能对少儿产生特殊的作用，当然也取决于少儿自身的特性和少儿推拿手法本身所具有的特征。

第一节　少儿自身的特性

少儿对给予的手法刺激能感知，能传导，能整合，能做出综合反应，这是少儿推拿的效应基础。少儿具有不同于成人的特点，这些特点影响和决定着少儿推拿手法。

一、解剖学特性对推拿手法的影响

少儿不是成人的缩影，少儿各脏腑不仅在体积上较之成人小，而且在形质与功能上更有其自身特点。我们根据少儿推拿接触皮肤，信息与力的传导可能主要与神经系统相关，少儿推拿目前主要的疾病谱和优势病种仍然是肺系和脾胃疾病的特点，在此重点介绍与之相关的解剖学知识。

（一）少儿皮肤特点

新生儿的皮肤面积只有成人的1/7，皮肤重量只有体重的13%，却远远高于成人的相对比例。新生儿皮肤厚度约1mm，且各处皮肤厚度基本相同；而成人大部分皮肤厚度为2mm，臀、足底、手掌等部位皮肤更厚达3～4mm。新生儿表皮角质层很薄，发育不全，且角化细胞之间彼此松弛，易于脱落；表皮的基底层发育旺盛，细胞增生很快，使少儿表皮和真皮联系不够紧密，表皮较易脱落。婴幼儿表皮中虽有黑素细胞及黑素体，但黑素体尚未发育成熟，且数量也明显较成人少，对紫外线的抵御能力较低。新生儿及婴儿的皮脂腺分泌活跃，常在其头、面及躯干上部等皮脂腺丰盛处形成油腻性痂皮。新生儿汗腺密度较成人大，但分泌功能未能健全。婴幼儿对变应原的反应性很高，其敏感的程度及产生反应的强度基本上与成人相当。所以，少儿皮肤在功能上具有与成人不同的特征。

1. 保护作用

少儿皮肤保护功能较成人差，常需要防止机械性损伤。皮肤防御性较差，对外界刺激抵抗力低，易于受伤和感染，但却特别容易产生各种过敏反应，如丘疹、丘疱疹、红斑、水疱等，并伴有不同程度的瘙痒。

2. 呼吸作用

少儿在二氧化碳和水分的排出方面较成人明显。稍动则易汗，但因本身汗腺发育不全，平常皮肤处于较干燥状态，并有不同程度的脱屑及瘙痒。

3. 感觉功能

皮肤感觉包括触觉、痛觉、温度觉和深感觉。触觉是引起某些反射的基础。少儿对冷、热、触、痛的感觉已很敏感，尤其是眼、唇周、口腔、舌尖、手掌、足底等部位，触之即有反应。但由于少儿中枢神经系统发育不完善，对上述感觉定位功能较弱，只有随年龄增长才逐步完善。

4. 体温调节

少儿皮肤单位面积内血流量相对较多，易于散热，但汗腺功能差，故体温调节能力较成人差。

5. 吸收功能

少儿表皮菲薄，角质层不完善，表皮上皮细胞体积小，细胞间隙比成人大，故对于局部用药经皮的吸收率远远高于成人。其为中药外贴取得疗效奠定了生理学基础。

少儿皮肤的上述特性为推拿手法的设计、介质的选择、推拿部位的确定研究提供了思路。

（二）少儿神经系统特点

神经系统是少儿生长发育过程中发育最早、发育速度最快的系统之一。胎儿的中枢神经系统由胚胎时期的神经管形成，周围神经系统则主要来自神经嵴（还有其他来源）。新生儿脑髓较重，约350g（相当于体重的1/9～1/8），但只相当于成人脑重的25%，少儿大脑在出生后第一年生长发育最快，至9个月时就为出生时的二倍，3岁时超过三倍，6岁时已达成人脑重的90%，至青春期与成人完全相同。新生儿大脑已有主要沟回，但较成人浅；皮质较薄，细胞分化不成熟，树突少；3岁时神经细胞分化基本成熟，8岁时已接近成人。研究表明，少儿出生后皮质细胞的数目不再增加，以后的变化主要是细胞功能的日渐成熟与复杂化。神经传导系统的发育是从胎儿第7个月开始的，神经纤维逐渐从白质深入到皮层，但到出生时数目还很少，生后则迅速增加。而神经纤维髓鞘的发育在婴幼儿时期形成不全，锥体束发育从胎儿5～6月开始至生后2岁完成；皮层的髓鞘化则最晚。故当外界刺激通过传导系统而传于大脑时，因无髓鞘隔离，兴奋可传至邻近纤维，使兴奋扩散表现为异化、泛化现象，故当遇到强刺激或处于疾病的早期阶段就易发生惊厥，也易于疲劳，且睡眠多。至婴幼儿时期，神经纤维外层髓鞘的形成也还不完善。

新生儿的皮层下中枢如丘脑、苍白球在功能上已较成熟，但大脑皮层及纹状体发育尚未成熟，故出生后的活动主要由皮层下中枢调节，以后脑实质逐渐增长成熟，转变为主要由大脑皮层调节。脑干在出生时已发育较好，呼吸、循环、吞咽等维持生命的中枢功能已发育成熟。脊髓在胎儿4个月时开始发育，出生时已具备功能，重约6g左右，3岁时完全髓鞘化；脊髓下端在新生儿期位于第二腰椎下缘，4岁时上移至第一腰椎。小脑在胎儿期发育较差，生后6个月达生长高峰，生后1年小脑外颗粒层的细胞仍在继续增殖，生后15个月，小脑大小接近成人。

少儿大脑富含蛋白质，而类脂质、磷脂和脑苷脂的含量较少。蛋白质占婴儿脑组织的46%，成人为27%；类脂质在婴儿为33%，成人为66.5%。少儿大脑处于生长发育旺盛时期，对营养成分和氧的需要量较大，在基础状态下，少儿脑的耗氧量为全身耗氧量的50%，而成人仅为20%。

少儿出生后即具有某些先天性反射活动，如生后即有食物反射（吸吮反射、吞咽反射）、防御性反射（对疼痛、寒凉、强光等），以后随着大脑及各器官的发育，在先天性反射的基础上，形成各式各样的后天性反射（即条件反射），随着条件反射的建立，少儿能较快地熟悉并适宜环境。少儿3~4个月内Kernig征阳性，2岁以内Babinski征阳性均为生理现象。

少儿神经系统的特点要求为少儿的生长发育营造良好的环境。推拿手法是一种良性刺激，它可通过对外周皮肤的作用，影响与促进神经系统的发育。同时，少儿神经系统的特点还对手法过程中的环境，如光线、声音、影像等提出了要求。

（三）少儿呼吸系统特点

呼吸系统是以喉部环状软骨下为界划分的。其上部为上呼吸道，其下部为下呼吸道。上呼吸道包括鼻、鼻窦、鼻泪管、鼻咽部、咽部、耳咽管、喉。下呼吸道指气管、支气管、毛细支气管、肺，此外尚包括肺门、纵隔、胸膜、胸廓等。

1. 上呼吸道

（1）鼻：婴幼儿缺少鼻毛，鼻黏膜柔弱，故易受感染。黏膜富有血管组织，感染时黏膜充血肿胀可使鼻腔更加狭窄，发生鼻塞，甚至闭塞引起呼吸困难。

（2）鼻窦：婴幼儿鼻窦不发达，随着年龄的增长而逐渐发育。蝶窦生后即存在，3~5岁后方有生理功能。上颌窦2岁时出现，至12岁后才充分发育。额窦的炎症在6岁以后方可见到。婴幼儿期虽易患呼吸道感染，但不易发生鼻窦炎。

（3）鼻泪管：在婴幼儿期比较短，开口于眼的内眦部，瓣膜发育不全，婴幼儿患上呼吸道感染时易侵及眼结合膜，引起眼结合膜炎。

（4）咽部与扁桃腺：咽部淋巴组织丰富，其中扁桃腺随着全身淋巴组织的发育而逐渐长大，少儿咽部淋巴结及扁桃腺在幼儿期发育较快，4~10岁时发育达最高峰，至14~15岁时又逐渐退化。故对扁桃腺的摘除一般在10岁以后。

（5）耳咽管：婴儿的耳咽管宽直且短，呈水平位，上呼吸道感染时易患中耳炎。

（6）喉：少儿喉部呈漏斗型，较成人喉部狭窄且长，富有血管及淋巴组织，炎症时易发生水肿，出现喉的梗阻。

2. 下呼吸道

（1）气管、支气管：气管与支气管分叉新生儿在第三至四胸椎，成人在第五胸椎下缘。右侧气管较直，易落入异物。少儿呼吸道因支气管壁缺乏弹力组织，软骨柔软，管径细小，易出现黏膜水肿或分泌物堵塞。

（2）肺脏：肺脏在胎儿时期已相当发育，随着年龄增长进一步发育。至成年时肺脏重量增加约20倍。新生儿的肺容量为65～67ml，8岁增加7倍，12岁增加9倍，至20岁时等于新生儿的20倍。出生时的肺泡约200万个，为成人的8%（成人约为3亿个），8岁时增至1400万个。1岁半婴幼儿肺泡面积达出生后体表面积的2倍，3岁时达3倍，至成年达到10倍。肺泡直径，新生儿肺泡直径为100μm，年长儿为100～200μm，成人为200～300μm。总之，少儿出生时肺的发育尚未成熟，肺泡数少，容积小，而成人肺泡数多，容积大。同时肺弹力组织发育差，充血多，含氧少，肺的顺应性远较成人为低，一旦呼吸道出现充血水肿，或有分泌物、吸入物阻塞时，极易引起肺炎、肺不张，甚至窒息。

（3）胸膜：新生儿期及婴儿期胸膜腔相对宽大，壁层胸膜固定不够坚密，易于伸展，胸膜薄且较易移动。

（4）纵隔：较成人相对宽大，柔软富于弹性。婴儿期叶间胸膜炎较为多见。

（5）胸廓：婴幼儿胸廓短小呈桶状，肋骨呈水平位与脊柱几乎成直角（如成人深呼吸状态），胸廓的前后径与横径几乎相等。肺脏相对较大，几乎填满整个胸腔。心脏呈横位，纵隔相对大，加之呼吸肌发育差，呼吸时胸廓的活动范围小，吸气时胸廓扩张受限制，换气不够充分。这些都使少儿呼吸在生理和病理方面经常处于不利地位。随着少儿年龄增大，开始站立、行走，膈肌逐渐下降，3岁以后达第五肋间。膈肌下降能增加吸入气体的容积，增加换气量。少儿肺容量本身处于相对不利的地位，又由于少儿胸廓解剖特点的限制，要满足机体代谢的需要，只有采取浅快的呼吸作为消耗能量最小的方式，故少儿呼吸频率较快，年龄越小，呼吸越快。不同年龄少儿的正常呼吸频率和呼吸方式有较大差异。

少儿呼吸系统的特点为少儿推拿手法防治肺系病证提供了思路。

（四）少儿消化系统特点

消化系统由消化管和消化腺两部分组成。消化管由口腔至肛门，有粗有细，有直有弯曲，包括口腔、咽、食管、胃、小肠（又分为十二指肠、空肠及回肠）和大肠等。临床上通常把从口腔到十二指肠一段，称为上消化道；空肠到肛门的一段，称为下消化道。消化腺是分泌消化液的腺体，包括口腔腺、肝、胰腺以及消化管壁上的许多小腺体，其主要功能是分泌消化液。

1. 少儿口腔

黏膜柔嫩，血管丰富，容易损伤出血，故忌用毛巾擦口腔黏膜，以免损伤口腔黏膜而导致感染。

2. 新生儿唾液腺

发育不完善，唾液分泌量小，随年龄增长唾液腺发育趋于完善。5～6个月以后的婴儿，由于出牙而增加唾液分泌，且少儿尚未形成吞咽唾液的习惯，故出现生理性流涎。新生儿期淀粉酶分解碳水化合物的作用较弱，以后才逐渐加强，故4～5个月以后才宜添加淀粉类食物。

3. 食管和胃

少儿食管长度8～10cm，相对较成人为长。婴幼儿的胃大多处于水平位，位置高于成人1～2个椎体，3岁以上接近成人水平，贲门括约肌发育欠佳，幽门括约肌发育良好。一旦喂养不当吞入大量空气，易引起溢奶和呕吐。少儿胃容量随年龄增长而增加，新生儿出生时胃容量为7ml，生后4天为40～50ml，10天为80ml，1岁时为200～250ml，由于少儿胃容量小，食物通过胃的时间比成快，每次食量不如成人大，故每日饮食次数需比成人多。婴儿胃排空时间与食物种类有关，母乳为2～3小时，牛乳为3～4小时，水仅为1～1.5小时。因此，少儿一般3小时左右需要喂一次奶。

4. 少儿肠管

肠管相对比成人长，且随年龄而异。如成人肠管为身长的4～5倍，而婴儿肠管总长度为身长的6倍。新生儿小肠的长度在250～400cm之间，大肠与小肠的比例约1∶6。少儿因肠系膜较长，固定性差，故容易发生肠扭转、肠套叠；且少儿乙状结肠和直肠相对较长，直肠黏膜下层较松弛，易出现直肠脱垂。少儿处于生长发育阶段，新陈代谢旺盛，较大的小肠消化面积有利于消化与吸收。但少儿肠壁薄，黏膜脆弱，肠液中大多数酶含量较低，对完成消化吸收功能不利。婴儿肠道蠕动较强，故排便次数较多。同时由于植物神经功能不完善，肠道蠕动功能和分泌消化液的功能极易受外界影响，引起消化不良或腹泻。

5. 肝脏

年龄越小，肝脏相对越大。正常新生儿肝脏重量为120～130g，为体重的4%，而成人为2%；肝脏的上界一般在右锁骨中线第四肋间，下界一般在右肋缘下1～2cm，剑突下约2cm，故婴幼儿在右肋缘下和剑突下多能触及；6岁后肋缘下不能触及。肝细胞发育尚未完善，肝功能也不成熟，解毒能力较差。婴儿期胆汁分泌较少，影响脂肪的消化和吸收。

消化系统本身的疾病可影响消化功能，少儿与成人相同。但消化系统以外的疾病，如感冒、肺炎和其他传染病等均容易影响少儿消化功能，导致食欲不佳、呕吐或腹泻。有时，这些表现在原发病痊愈一段时间后才能恢复。

熟记少儿消化系统的特征对手法防治少儿脾胃病证具有指导意义。

二、少儿生理病理特点对推拿手法的影响

（一）少儿生理特点决定推拿手法

少儿的生理特点被概括为“脏腑娇嫩，形气未充，生机蓬勃，发育迅速”十六个字。其对于少儿推拿手法有决定作用。

1. 脏腑娇嫩，形气未充

脏腑娇嫩，形气未充说明了少儿对外界环境的依存性，强调了哺育与调护的极端重要性。外界的各种因子，从自然气候、环境到哺育者对少儿的感情、付出和态度，如抚摩、拥抱、亲吻、表情，甚至连所唱儿歌、所讲故事的内容与形式等无不深刻影响少儿的身心。少儿推拿正是存在于少儿体外的外界环境因素。它作为一种不打针、不用药，既能调

身又能调神，且目的非常明确（防治某种疾病和对某器官进行保健）的传统治疗方法亦能影响少儿身心。

少儿体属“稚阴稚阳”，被誉为“草木之方萌”。如良好的自然条件有利于小树成材一样，少儿推拿因其良性刺激，作为优良条件也会有益于少儿身心的健康成长。而成人已经长大，已经定型，主要用于少儿的推拿方法已经难以对其进行雕塑，故一般的少儿推拿特定穴与操作方法就很少用于成人。

少儿皮肤及皮下组织，甚至经络的灵敏性与成人有别。少儿皮肤薄、未角化、皮脂少、血管丰富，神经网络与经络穴位不断构建和发育。所以轻轻地推、摩、运、揉等刺激即能促使其形变并被其感知和反应，如推七节骨、推三关、退六腑和推箕门等，用指腹操作，力度轻，频率快，起效速。而成人皮肤厚、老茧多，伴角化和鳞化，皮下脂肪层厚重，一般的指推法、指运法和指摩法难以透达成人之身。所以成人平推法，应掌根施术，去重回轻，借助体重，蓄力于掌，倾力推之。该法于少儿反不适宜。

2. 生机蓬勃，发育迅速

生机蓬勃，发育迅速表明少儿生长与发育处于上升期，生长与发育的过程本身就是适应环境，利用环境，壮大与发展自身个体的过程。成人这一过程已经平衡并将逐渐减弱，其对外界的适应和利用也模糊和迟钝。与生长和发育快相适应的必然是吸收快、代谢快、排泄快，以及对外界环境的适应快和利用快。《推拿三字经》关于推拿刺激量有“婴三百，少三千，成一万”之说。可以看出，少儿推拿的手法和穴位用于成人时必须久推多推，甚至上万次推方能有效。这在有限的治疗时间（20～30分钟）内显然行不通。

（二）少儿病理特点影响少儿推拿手法

少儿的病理特点可概括为十六个字，即“发病容易，传变迅速，脏气清灵，易趋康复”，它们也影响着少儿推拿手法。

1. 发病容易，传变迅速

由于少儿发病容易，传变迅速，这对于临床防治儿科疾病提出了高要求，即对于儿科疾病一定要快速果敢处置，要未病先防，要已病防变。少儿推拿手法因其可以立即操作，可以随时辨证增减穴位和手法，又常常能收到及时疗效，所以它是已病防变和在最大限度地满足辨证结果基础之上的最便捷、最灵活、最可靠和最及时的治疗方法；又因为其可推广并进入家庭，其保健之功在疾病的预防领域占有一席之地。

2. 脏气清灵，易趋康复

《景岳全书·小儿则》说：“其脏气清灵，随拨随应，但能确得其本而撮取之，则一药可愈，非若男妇损伤积痼顽者之比。”张景岳谈的是内治中药的“随拨”，其实推拿等外治疗法也是“随拨”的重要手段，它们完全能通过清灵的脏腑之气的感知与应答而起到与中药同样的治疗与调节作用。《小儿推拿秘诀》说：“倘能察其病证，循其穴道，施以手法……未有不随试而效者也。”如成人慢性咳喘为世界性难题，几乎不能根治，而少儿推拿通过推胸、脊、腰骶和丹田等部位却常能取效；又如少儿鼻炎、斜颈等为少儿推拿优势病种，但若少儿已经年长，疾病已经日久才予以调治，则疗效不明显。

三、胎孕对手法的影响

出生前，胎儿生长在母亲的子宫内，四周充满着羊水，羊水对胎儿有代谢和保护作用。其中，羊水的荡漾与摇晃是胎儿最初的感受，这对胎儿来说是亲切的，这种与生俱来的特殊的感受可能是少儿容易接受与之相似的手法刺激的原因。一般而言，轻拍、轻摇、拥抱、抚触等都会让少儿安宁并感到温馨。因而少儿是乐于接受良性的手法刺激的，他们对柔和的手法刺激是具有一定的兴趣与喜爱的。所以，孕胎过程对少儿手法有一定的影响。

四、少儿个体形质对手法的影响

少儿个体小，生活能力差，必须家人调护。因此，少儿对家人表现出极强的依赖性，这是人类在进化过程中逐渐获得并表现出来的一种本能。而喜欢抚触、拥抱、轻摇等是少儿依赖性的典型表现形式，这是少儿愿意接受推拿的重要基础。

五、少儿疾病对手法的影响

同样的推拿手法对少儿有效，而不用于成人，与少儿疾病不同于成人有关。

1. 少儿疾病病因单纯，无或少七情所干。
2. 少儿疾病病程较短，不似成人疾病根深蒂固。
3. 少儿疾病病种单纯，以肺系和脾胃病种较为常见，不似成人疾病错综复杂。

因此，轻柔特殊的手法刺激可能阻断其病机，使其痊愈。

第二节　推拿手法的共同特征

少儿推拿手法从属于整体推拿手法，是推拿学的重要分支，所以它具备一般手法的特征。

少儿推拿从整体手法中分离出来，专门适用于少儿，强调辨证论治。因此，它又有其不同于整体手法的特点。这些特有的性质构成了少儿推拿手法的基本作用原理。

无论成人还是少儿推拿手法，它们都是手工操作，因此都脱离不了机械的力学特征。推拿本身是医者对患者的操作，是两个生命体之间的直接接触，所以一定具有心理学特征。局部的手法刺激最终却能获得全身效应，一定是通过某种能够联系内外、表里和上下之间的系统实现的。这种系统在中医被称为经络，是联系皮部与内脏的桥梁，因此皮部经（络）穴（位）特征也是所有手法的共同特征。

一、机械力学（按抑）特征

少儿推拿手法以按抑类推拿手法为主，运动关节类手法较少。

按抑类推拿手法作用于体表，对机体将产生不同的影响。

1. 挤压性

如图 2－1 所示，无论手法轻重，都将对接触面产生挤压。所以，局部被“挤压”是按抑类手法的特征。

局部受到挤压时，皮肤、肌肉、肌腱、筋膜、脂肪等有形物质都会发生形变，受到压缩。

2. 牵张性

如图 2－2 所示，表明了在接触部位四周所发生的情况。一般而言，在直接的接触部位上产生的是挤压，但在四周却因其挤压而受到牵张。所以，“牵张”也是推拿手法的特征。牵张使刺激达到接触面以外的部位，改变并调节着局部及其四周的组织器官的张力。

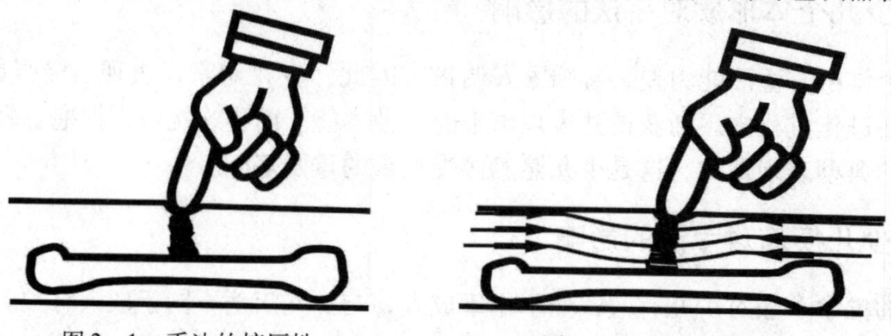

图 2－1　手法的挤压性　　图 2－2　手法的牵张性

3. 激荡性

推拿操作时，局部及其四周的有形物质受到挤压或牵张，而充斥于其中的气血津液等液气体物质则因为挤压和牵张而激荡。其中，在挤压部位，液气体物质完全被排空，四周则出现明显的气液流体力学的改变。这种特性被称为“激荡性”。由于对气液的激荡作用，故有学者将推拿手法称作“气血泵”。既然能改变气血状态，就能调节气血，这也是推拿重要的机理之一。

4. 层次性

皮肤有表皮，有真皮，有基底层；皮下组织有肌肉、筋膜、肌腱、脂肪等。它们各具形态，各守筋位。它们之间客观存在着缝隙，这种缝隙构成了不同的层次。一定的刺激到达某一组织时，除了在接触部位有感应，有挤压外，还将沿着一定的层面扩散。手法不同，用力不同，面积不同，其作用的层次亦不一样。作用于不同的层次要用不同的手法，这也是推拿手法的设计原理之一。如摩法皮动肉不动，层次最浅；揉法肉动（皮不动），运法皮肉均动，层次较深；推法如“推筋至骨”时则层次最深。

5. 力学三要素

力的三要素为作用点、大小、方向。强刺激应施力大、垂直方向和接触面积小，如掐法、指震法、捣法、点法等；弱刺激则施力小、倾斜或水平方向和接触面积大，如摸法、揉法、擦法等。强刺激更深透，多达到深层组织、脏腑、骨和关节；弱刺激多在皮肤、皮下或浅层组织。

6. 能量与信息

推拿手法作用于机体，本身就是一种机械能，以其产生的机械波传递、深透到患者体内，进而转化成能被人体吸收、利用的动能、势能、电能、热能、生物能等各种能量形式，以补充、激发人体有关的系统内能，从而起到治疗作用。医者出力、做工，在接触面上产生并释放生物能和机械能，并通过能量转化影响患者机体是推拿治疗的重要原理。

在关于推拿手法的作用原理方面，系统论较好地给予了解释：

系统论思想是美籍奥地利人贝塔朗菲于1932年构建出来的，1937年他又提出系统论原理，1945年发表《关于一般系统论》和1968年出版专著《一般系统理论基础、发展和应用》。标志着系统论的确立。

系统论的核心是整体观念。贝塔朗菲强调，任何系统都是一个有机整体，它不是各个部分的机械组合或简单相加。系统具有各要素在孤立状态下所没有的性质。系统中各要素并不孤立存在，每个要素占据系统中特殊空间，具有特殊序列，发挥特定作用。要素之间相互关联，构成了一个不可分割的整体。要素是整体中的要素，如果将要素从系统整体中割离出来，它将失去要素的作用。可见，整体性、关联性、等级结构性、动态平衡性和时序性是所有系统的基本特征。

中医既强调个体的独立性，更强调天人合一。所谓天人合一即人和生存环境之间共同构成一个系统。在这个系统中，人又相对独立，成为大系统中的子系统；人体内以五脏为中心又构成了不同的子子系统。人这个子系统时刻受到大系统（生存环境中）各种因子的作用，人体内部各因子之间也相互作用。健康就是各种因子之间的平衡，疾病就是系统间和系统内的动态平衡失调，治疗疾病就是在新的条件下重新实现系统间和系统内的新的平衡。

能量和信息是系统间和系统内各因子联系与维持平衡的主要途径和基本形式。

少儿处于生长发育阶段，少儿系统在不断壮大，少儿系统的能量在各种信息的影响下不断叠加与积累。如果能量不足，或能量太过都会影响系统平衡，产生疾病。

由于少儿推拿的机械力学性质、手法的抚触与信息特征，使其能有效调节能量，从而在防治少儿疾病方面具有特殊性能。

二、助动特征

1. 助动指推拿过程中受术者的接触部位始终发生着被动运动。
2. 助动是挤压与牵张的表现形式。
3. 助动是推拿机械力学特征的延续。
4. 助动是力、能、信息传递的重要方式。

手法不同，助动的方式也不同。揉法使局部挤压并回旋，拿法伸展收缩局部，点按法挤压局部，捣法瞬间作用、快击快起、皮肤快速起伏，推法在局部表面摩擦，捏脊法产生多维复杂运动，摇法使关节环转运动，脘腹部荡法、挪法、抄腹法、抱肚法等明显促进胃肠蠕动等。推拿的助动特性适宜于少儿需要运动的情形与疾病的防治。如少儿肥胖、积滞、厌食、大便秘结，少儿阳虚，少儿糖尿病、高血压，少儿外伤后康复，以及少儿多动症等。

三、心理特征

少儿推拿无药物之苦，无注射之痛，无针灸之恐。整个少儿推拿过程中，少儿不会有任何痛苦，甚至觉得是一种享受，是真正绿色的自然疗法。

少儿推拿的环境要求适合少儿，好的少儿推拿场所应该具有类似幼儿园般的环境；医者穿戴各种道具，如圣诞老人、灰太郎、黑猫警长的服装等，而不是固定单调的白大褂为工作服的做法值得提倡。同时，医者通过唱歌、讲故事、说笑话、猜谜语等形式对少儿进行自始至终的调神不可或缺。所有这些沟通对于对医疗环境及医生具有恐惧心理的少儿来说尤为重要。明显的心理调节特征是推拿取得临床疗效的重要基础。

四、皮部经穴作用特征

皮部即皮肤表面。中医学将皮肤归属于十二经络，称之为十二皮部。它是指十二经脉循行于体表的部位，也是经脉之气散布与充养之所。皮部位于人体最外层，是机体的卫外屏障，有保卫机体、抗御外邪的功能。它外连经脉，内通脏腑，反映脏腑气血盛衰。经络为线性，皮部较广阔，人体皮部依托经络向两侧伸展，并与另外经络的皮部相融合，覆盖于整个人体体表。皮部除了具有保护、分泌、排泄、吸收、卫外、体温调节、维持水盐代谢等基本功能外，还具有感受、传导、整合和调节各种刺激及信息的作用。

推拿以手为载体在人体体表操作，其作用部位为皮部。手操作不同于针灸的点状刺激，它在接触面上有点、有线、还有面，从平面看更符合皮部特征；推拿手法种类繁多，有的在皮肤表面摩擦，有的深入肌肉筋膜，有的推筋至骨，有的揉动，有的挤压，有的振动，有的叩击，还有的运动关节，从立体看各种刺激也主要通过皮部影响脏腑和全身。

第三节　少儿推拿的治疗原理

治疗疾病的过程就是针对病机的过程。能阻止、逆转、打断致病的病机就可能治疗疾病。疾病的病机多种多样，疾病不同，病机不同。但作为疾病，一定偏离了健康状态。健康是升降有序，水火（寒温）互济，正能胜邪，脏腑气血调和，以及阴平阳秘的结果和状态。如果上述任何一个环节被打破，出现升降紊乱、寒温不适、正不胜邪、脏腑气血失和、阴阳失调，疾病就会发生。

少儿推拿能够治疗儿科疾病，说明其能够对少儿气机的升降，寒温的互济，正邪的相争，脏腑与气血的状态，以及阴阳进行调节。这是研究少儿推拿能够治疗疾病的原理的根本出发点。

一、少儿推拿顺应升降

（一）升降的基本内涵

升降出入是气机运行的基本形式，是生命的特征。升为上行、出为向外，降为下行、入为向内。一般说来，阳主升，阴主降；阳从左升，阴从右降；脏在下，其气宜升，腑在下，其气宜降；清轻精华当升，浊重糟粕当降；脾升胃降，肝升肺降。

升和降，二者趋势相反，属性迥异。但有升才有降，有降才有升；升是为了降，降是为了升，升降总是相因的。如胃的降浊与脾的升清互为条件，缺一不可。脏腑的升与降还具有相对性。如肺居于上焦，其宣发作用是升与散，但其肃降、通调水道却是下降；肾居于下焦，内寓的元阴元阳源源不断地向上蒸腾属于升，而肾开窍于前后二阴，其促排便与排尿又属于降浊。

总之，升与降揭示了气机运动变化的基本规律。升降有度，则阴平阳秘，气血调和，表现为少儿神清气爽，动静如常，二便、饮食、睡眠正常，生长发育适宜。

升降失调是疾病的共性，是疾病的基本病机。当升不升，可见头昏、神疲、乏力、脱肛、耳鸣耳聋、目不明、食欲不振、泄泻、完谷不化、遗尿、感冒等。当降不降则会咳嗽、哮喘、呕吐、呃逆、胀满、便秘等。升之太过，当有头痛、头晕、鼻衄、吐血、暴聋、惊厥、昏仆等。降之太过则泄泻、脱肛、尿频、漏汗等。如果脾胃功能失调，枢机紊乱，也可出现升降失调的各种表现。

（二）顺应升降是少儿推拿手法重要的特色

推拿具有机械力学性质。方向性是力学的重要特征，推拿的每一术式都表现出一定的趋向性。单一手法如上推与下推、按法的向上与向下，摩法、揉法、运法的顺时针与逆时针有方向性，某部位的操作如脊柱、腹部也客观存在先后顺序和方向性。理论上，当推拿操作的趋向性与疾病固有的趋向性相反时则能对抗疾病已有的趋向而利于疾病的治疗。因此，辨识疾病具体紊乱的升降趋向，采用升降不同的推拿方法去干预为临床重要的原则。这也是推拿不同于中药和针灸的显著特点。所以，少儿推拿顺应升降是阐释推拿的治疗原理较为科学的方法。

在人体，升和降无论生理还是病理总会以一定的形式表现出来，即升降有据可凭。如少儿出现面红、唾液增多、身热、微汗出、呃逆、干呕、嗳气、太息、喷嚏、咳嗽、呼吸浅促等，常提示气机已升；反之，若少儿出现矢气、肠鸣、大便增多、尿频、口渴喜饮、呼吸深长、饥饿等则说明气机已降。在少儿推拿过程中，临床常以此作为手法得宜和深透与否的标志，并以此作为疗效的保障。

（三）少儿推拿顺应升降的方法

1. 致气调神，导引经气

最早提出这一观点的是《内经》。《素问·调经论》说："神不足者，视其虚络，按而致之……以通其经，神气乃平……移气于不足，神气乃得复。"明确提出了找出"虚络"，适时按摩，可导引其他部位的气血、经气、心神等至所按部位。当这种操作于头面、肩背、上焦，或足底、下肢、小腹与腰骶等部位时，就能达到升提与平降目的。如摩百会、囟门，揉太阳、攒竹，拿风池，拿颈夹脊，拿肩井，捏挤天突，振叩肺俞与胸廓能开胸、宣肺、醒脑、祛邪、升提阳气；而点涌泉、三阴交、太冲、太溪等为著名的引火归元之法，摩或运小腹则有助于气沉丹田，横擦腰骶与振八髎则有助于大小便的排出等。致气调神，导引经气多切中当升不升和当降不降的病机，多采用揉法、摩法、运法等，且操作时间宜长，力度宜轻，环境宜安静，还经常配合语言诱导。

2. 按而收之，阻截升降

《素问·阴阳应象大论》所谓："其慓悍者，按而收之。"是指来势急猛之证，特别是升之太过和降之太过时，应强行阻断，逆其势而治之。既然升之太过，宜于头顶、两颞侧、耳、目、肩上，或上半身等部位和穴位，直向下或向内操作，以降其亢奋；而降之太过，宜取脚心、下肢、小腹和腰骶等部位和穴位，方向直向上、向外，以升阳举陷。该类方法多用点、按和振法等，宜长时间并反复多次操作，且方向一定要与病理趋势相反，即直指下或上，如振按百会、振按太阳、振按目上眶为降法代表，振按涌泉、向上振按小腹和中脘却为升提气机而设。此法与第一法所取部位刚好相反，一为引导，通过自我的感觉导经气至推拿部位；一为阻截，以强有力的方向感阻断其趋向性。二者在临床上常配合运用。

3. 顺应升降，推而助之

两法均用于升降系统的两端，而在系统的路径上，则宜推而助之。如捏脊，推上七节骨，推上三关，上推中脘、膻中等均能助其升而抑其降。反之，下推腹部，推桥弓，推下七节骨，推天柱，开璇玑，下推中脘、腹部等则能助其降而抑其升。该类方法以推法、擦法为代表手法。

4. 拿使之外，按使之内

单纯分析手法方向，则拿法的方向为捏住一定的皮肤，向外向上提起，其方向为离开人体指向体外；而按法则用力指向体内。所以，拿法是升散法的代表手法，按法是内聚法的代表手法。早在《内经》就有“按之则热气至”的记载，而拿法的运用如拿五经、拿肩井和拿颈夹脊等无不体现了升散之性。

二、少儿推拿适其寒温

（一）寒热的概念与原理

寒热在自然界客观存在，是气候变化的必然结果。寒热被中医借用以反映疾病的性质。寒热是八纲辨证的重要内容。

致病因子有寒热之分，疾病性质有寒热之别。寒和热可以是邪气，也可以是机体的功能状态。寒证与热证反映了机体的寒热属性。寒证的特点为无热象，表现为面白或青，形寒肢冷，喜静恶动，排泄物澄沏清冷，口不渴，舌淡，脉迟；热证的特点为火热炽盛，表现为颜面或皮肤红赤，口渴，躁动不宁，排泄物黄赤，舌红，脉数。寒证多因阴盛或阳虚；热证多因阳盛或阴虚。

推拿手法配合穴位具有很好的温里散寒和清热泻火的功效。寒者温之，热者清之，适其寒温是少儿推拿手法治疗的又一作用原理。

（二）少儿推拿适其寒温的内涵

1. 手法适寒温

一般而言，拿捏类手法，如拿法、捏法等手法，因用力方向指向体外，有利于内热外达或外热发散；强力推进类手法，如擦法、推法、运法等能促进血液循环，有利于解肌透热；取痧类手法如揪、刮、拧、扯等使皮肤潮红、皮下出血、成痧，以上三大类少儿推拿手法均属于清法，适用于热证。点按类手法，用力方向直指体内，“按之则热气至”；揉动类手法，层层深透，产热聚热；振动类手法施予并传达能量，适时的推进，局部容易产热，也能温煦机体，以上少儿推拿手法均属于温法，适用于寒证。手法的温清效应具有相对性，临床的关键在于度量。如适度摩擦，产生热能，温煦机体为温；摩擦过久、过重，热去凉至为清；适度运动肢体，关节活动，肌肉收缩，阳气流通为温；但过度运动，汗出热散为清。总之，清法多从重从快，以局部皮肤潮红，甚至紫斑为宜；温法多深沉、平缓、柔和，以皮肤微热，渗透内层为宜。

2. 穴位适寒温

穴位有暖穴、凉穴之分。近代少儿推拿名家李德修说："暖穴能催动人身生热的功能，扶正气；凉穴能催动人体散热的功能。"夏禹铸谓："寒热温平，药之四性，推拿掐揉，性与药同，用推即是用药，不明何可乱推。"更有"推上三关，代却麻黄肉桂，退下六腑，替来滑石羚羊，水底捞月便是黄连犀角，天河引水还同芩柏连翘"。用药于寒热慎之又慎，推拿于寒热亦当审详。

3. 介质适寒温

古人特别强调根据不同病证选用不同介质，介质本身具有一定的温凉属性。如寒证，可用葱姜捣汁，蘸汁推拿，以散寒、通络、助阳；亦可用吴茱萸、丁香、丹参、附片等泡或煎汁推拿。热证可用凉水、蛋清、酒精等。临床上，常根据病情而选用介质，使疗效得到更好的发挥。

三、少儿推拿补虚泻实

（一）补泻概念与探讨

补泻针对的是虚与实的基本病机。虚实是疾病过程中由于正邪相争所导致的一种病理状态。

传统补泻概念是少儿推拿的重要内容，是少儿推拿理论与临床都不能回避的问题。但长期以来争议不休。为此，本书重点予以阐述。

补泻首先是一种治法，是针对虚证和实证分别采用增益（补）和减损（泻）的方法。

早在《内经》就有"精气夺则虚"、"邪气盛则实"的记载。可以悟出传统的"虚"指人体基本物质精、气、血、阴、阳等不足；"实"则指体内停留和积蓄着不该停留和积蓄的物质；不该停留和积蓄而停留和积蓄为邪盛，如六淫侵袭及痰、饮、宿食、毒素、瘀血、癌肿、浊气等。据此，《内经》制定了"有余者泻之，不足者补之"（《灵枢·根结》），"实则泻之，虚则补之，以平为期"（《素问·三部九候论》）的治疗方法。在这一方法指导下，中药运用人参、党参、黄芪补气，当归、龙眼、紫河车补血，附片、肉桂、干姜补阳，龟甲、鳖甲、天冬、麦冬养阴，枸杞、核桃、猪脊髓益髓填精等。这些中药首先是物质，是体外的物质，它们本身对人体有益，能显著改善和提高人体某方面功能；它们的质地、性味、色泽等又与体内所对应的缺失物质（血色红，故赤茯苓、红花补血；精为髓样，精血互化，故鹿胶、枸杞滋腻填精；津液属阴，津伤多渴，故玉竹、五味子酸甘化阴等）或相应脏腑对味的需求（肝欲散，用辛补之；肺欲收，用酸补之）具有某种（互补）相似性，就形成了以补益药物增其体内不足之物，缺啥补啥的特色。对于实证，因为存在不该停留和积蓄的物质，传统泻法就是减损这些（有害）物质；有害物质种类繁多，泻法种类也就很多。如利水渗湿用茯苓、泽泻、车前子增加小便量次，泻下用大黄、芒硝引发腹泻，消导用山楂、谷芽、莱菔子化胃肠宿食，发汗解表用麻黄、桂枝令汗出，活血化瘀，加快血循之桃仁、三七、益母草，枳实、厚朴、青皮通过增强胃肠蠕动并致呃气和矢气排放，使人饥饿而行气等。

正因为传统补泻针对的是体内物质。补法增益某种物质，适应证为某物质不足；泻法减损某种物质，其减损方式为将某种多余物质以汗、痰、尿、大便、矢气、白带等形式排出，或通过体温、心律、代谢、言语、呼吸、运动等形式消耗掉。可见，补和泻完全对立，水火不容。一旦辨证失误，将减损多余物质的泻法施于物质不足的虚证；或将增益物质的补法用于物质过盛的实证，不但对治疗无益，还会造成严重后果。所以中医学才会处处强调辨证论治，时时提醒"谨守病机，各施其属"，甚至还制定了（勿）"虚虚实实"之戒，"无盛盛，无虚虚，而遗人夭殃"，"阳绝补阴，阴绝补阳，是谓实实虚虚"。

补泻又是一种方法论。它是中医学关于如何认识人体和如何调节人体不同状态的一种理论。它用正气概括人体的状态，用邪气泛指人体内外环境中的致病因子；用正邪相争（进退）代表它们之间的关系；而其结果——正盛邪去（衰）代表好转，代表无病，正虚邪盛则是疾病的共性。在补泻理论中，中医所谓正气，已经突破了气、血、阴、阳、精、髓等基本物质概念，是人体健康状态和适应性与抗病能力的总体现。由于正和邪总是相对存在，互相作用，建立在其基础之上的补泻治法才有攻补兼施、攻补先后、攻补多寡和多重攻补之不同。

针灸和推拿是中医学的重要组成部分。当然也会引入补泻概念。但二者均是外治法，即它们不用药，不像补益中药那样直接增益体内某种物质，也不似泻药那样具有相应的药理基础。它们的作用主要是通过对针灸和手法操作的某种规定（针灸进针、行针、留针与出针，推拿之力度、频率、时间、方向等）和相应部位与穴位的选择而表现出来。即中药补泻为运用药物，而针灸和推拿补泻则体现于不同操作。由于补泻方药的药理作用肯定，显效明显又快捷，其补泻作用大多能证之临床。而针灸和推拿补泻由于只是对操作术式的规定，这种术式之间在疗效上的差别目前缺乏符合循证医学的比较，所以不同操作术式之间是否有差别，是否存在对立的作用机制至今未明。又由于针灸和推拿，特别是推拿本身为一种几乎无副作用的良性刺激，即使体虚之人误用推拿泻法，或体实之人误用推拿补法，一般情况下也绝不会出现如中药补泻误用人参、鹿茸和大黄、芒硝那样的严重后果。

就操作方法而言，无论针灸还是推拿都为一组对立互根的因子。如针刺方向的迎随（经络）及与呼吸的关系、行针的提插（提多与插多）与捻转（左或右）、出针的徐疾、按针孔与否等。推拿施力大小、频率快慢、时间长短和力的方向等。针灸如果顺经脉、慢进针、呼气进针、提少插多、左转动、吸气时出针、出针后速按针孔为补；而逆经脉、快进针、吸气时进针、提多插少、右转动、呼气时出针、出针后摇大针孔就为泻。与之相应，推拿规定力度弱、频率慢、长时间、顺经络和方向向上、向内、向心、顺时针为补，那么力度强、频率快、短时间、逆经络、方向向下、向外、离心、逆时针就为泻。二者必选其一。可见，针灸推拿的补泻以规定行为术式为特征，它和建立在效应基础之上的药物补泻是不能画等号的。

推拿补泻因子又可分为两类。一类与刺激量有关，如力度强、时间长、频率快显然比力度弱、时间短和频率慢对机体刺激强些。推拿量效关系研究已经提示机体对不同形式和不同量的刺激的耐受性不一样，对不同形式和不同量刺激的应答方式、速度和反应程度也不同。如一定时间内的轻推轻擦产热，温煦机体，为补；力度重长时间推擦则清热凉血为泻；产热和泄热相互对立，符合补泻理念。但遗憾的是，并非所有对立着的因子都能如推法和擦法一样产生相互对立的效应，如腹泻和便秘、小便清长与短少、易饥与厌食、神疲与烦躁等。由于补泻本身对立，运用中药补泻显示出的效应又截然相反，这就给难以显现对立效应的针灸和推拿补泻带来困惑。但是，这类因子之间存在不同的效应基础却不能忽视。

另一类因子就是方向。如迎随补泻和推桥弓。迎随补泻最早见于《内经》，本指进针时针尖方向。迎为针尖迎着经脉来的方向，随为针尖顺着经脉去的方向。《内经》是这样规定的："迎而夺之者，泻也；追而济之者，补也"（《灵枢·小针解》）；"泻者迎之，补者随之，知迎知随，气可令和"（《灵枢·终始》）。由于经络实质未明，经络本身为管道系统，针刺仅仅是相对静态的点或横置于管道中的一根纤细针身，针尖的方向只关乎进针角度。可以想象，单凭迎和随不同方向是难以改变管道系统内物质（气血）运行规律的。例如：内关和足三里反复进行迎随两种针刺比较，发现它们与直刺除了"得气"感稍弱外，并未见二者对人体效应有差别。这也是许多学者怀疑《内经》迎随补泻并非针尖迎随经络而是指候经脉经气盛衰而治之的子午流注针法的原因。推拿是从经脉的某一点沿经络推向另一点，在推进过程中既有向下压力，又有沿经络向前或向后的推进力，属于动态。顺经脉推进，理当加速原有经络气血运行，逆向推进则可能阻碍原有气血运行。可以将推拿迎与随看作在某条经络的某一路段置入了一个特殊的气血泵。顺推（相随）为正向泵，加强气血运行；逆推（相迎）为反向泵，减缓气血运行。气血运行加强了，经气就旺盛，就兴奋，就显示出补的特性；气血运行减弱了，经气就迟缓，就抑制，就显示出泻的特性。

《内经》有这样的病例记载："大热遍身，狂而妄见，妄闻，妄言，视足阳明及大络取之，虚者补之，血而实者泻之，因其偃卧，居其头前，以两手四指夹按颈动脉，久持之，卷而切推，下至缺盆中而复止如前，热去乃止，此所谓推而散之者也"（《灵枢·刺节真邪》）。其所举病例为高热、神昏，属于实证无疑；根据原文其切推部位为"足阳明（胃经）及大络"；从"热去乃止"和"此所谓推而散之者也"能肯定是泻法，具体切推的方向却为"下至缺盆"，即推进方向与足阳明胃经走行方向一致，按迎随补泻理论当为补，这与顺补逆泻相悖。然而，考查颈动脉血流方向，为沿桥弓穴从下向上流动。其血流方向恰恰与推桥弓方向相反；由此推测推桥弓的结果可能阻碍了颈动脉血液运行，使颈动脉内压力增加，压力增高后牵引血管内的压力感受器，反馈性地降低血压而起到平肝、降逆、清热等作用，属于泻法。即推桥弓没有顺（足阳明经从上走下）经，却是逆（颈动脉为从下走上）流。逆为泻，从这点看，迎随补泻是有一定道理的，但强调顺或逆其流而非空有之经。

推拿方向的另一种情况与气血运行没有明显关系，方向只是对操作术式的说明。就操作而言，有直线和环形两种。直线不上就下（向心与离心不过是该类术式的另一种解释），环形不顺时针就逆时针，别无选择。这种情形下的方向补泻很难显示出截然相反的补泻效应。

线性操作的迷惘主要集中于五经穴。在湘西，以刘开运为代表的湘西少儿推拿流派崇尚"旋推为补，直推为泻"；其旋推为在手指螺纹面上顺或逆时针回旋，而直推则从指尖推向指根，即上推。在青岛，以李德修为代表的推拿三字经流派只用直推，规定"上推为补，下推为泻"，下推为从指根向指尖方向推，上推则从指尖推向指根；其作为补法的上推恰巧与湘西少儿推拿流派泻法相同。历届教材却未能区分与说明，造成了线性推法方向上的混乱。湘西和青岛少儿推拿流派为中国少儿推拿的主流。在湘西，仅怀化市每天接受少儿推拿的人数达数百，而在山东青岛市中医医院每天推拿少儿也很多。两种流派的少儿推拿都有很好疗效，却未见相关副作用报道。本身就证实是五经穴产生了作用，方向并不重要。

还有天河水和箕门。天河水位于前臂正中，腕横纹至肘横纹的一条直线；箕门穴位于大腿内侧，髌骨上缘至腹股沟的一条直线。二穴长于清热泻火，为泻法代表。传统二穴只上推而不下推。《保婴神术》还有“肾水一纹是后溪”，并两次提到“推下为补上清之”。它们的推行方向也与上推为补相悖。

环形操作学术上更加混乱。最初提到方向的是《保婴神术》，其在脾土条例中说：“掐脾土，曲指左转为补”，但当时只是个案。其他环形操作，该书不提补泻只谈作用。如水底捞月“左运呵暖气，主发汗，亦属热”，劳宫穴“右运凉，左运汗”，涌泉穴“左转揉之止吐，右转揉之止泻”，仆参穴“左转揉之补吐，右转补泻”。可是清代骆潜庵《幼科推拿秘书》却将“左转补兮右转泻”总结为具有普遍意义的定律，这是造成混乱的原因之一。《保婴神术》的另一特点是少儿推拿男左（手）女右（手），这也是明清时期少儿推拿的惯例，即男孩某穴左手左转与女孩右手右转功效对等。这是造成混乱的原因之二。

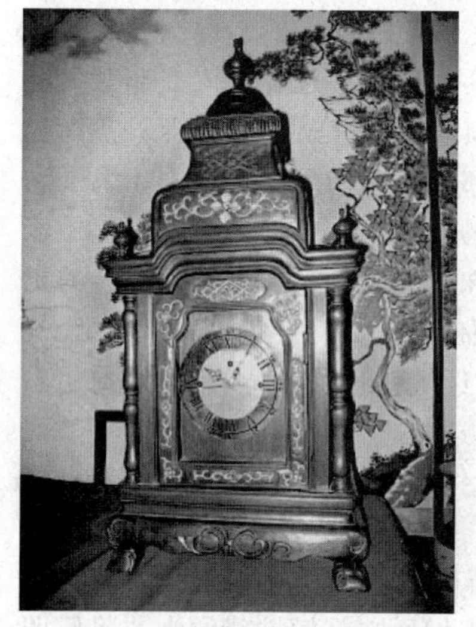

图2－3　我国第一款机械钟

顺时针和逆时针是钟表传入后的提法。图2－3为意大利传教士利玛窦1583年（明万历十一年）来中国后设计制造的我国第一款机械钟。

其实，“左转补兮右转泻”忽略了一个基本问题，就是左和右必须要有参照物。由于环形操作本身为圆形轨迹，如图2－4所示，上朝右则下朝左。且所有文献都未说明左右是根据医者操作（起始）还是患者身体部位所在方向。清代少儿推拿家熊应雄已经注意到这一问题，他在《小儿推拿广意》中提出：“运太阳往耳转为泻，往眼转为补”（即前补后泻）；其参照物选择耳和眼就很通俗易懂。而钟表的顺时针和逆时针在表示运动轨迹上显然比左、右转更直观更合理。于是顺时针和逆时针替代左右方向成为必然。但在左转与右转如何对接顺时针和逆时针上又纠缠不清。如严隽陶谓“顺摩为补，逆摩为泻”为“传统说法”（根据钟表传入时间和文献资料，“传统说法”这一提法有待商榷），王国才则主要根据摩腹和现代对肠道蠕动方向的认识提出“逆摩为补，顺摩为泻”。这是造成混乱的第三大原因。

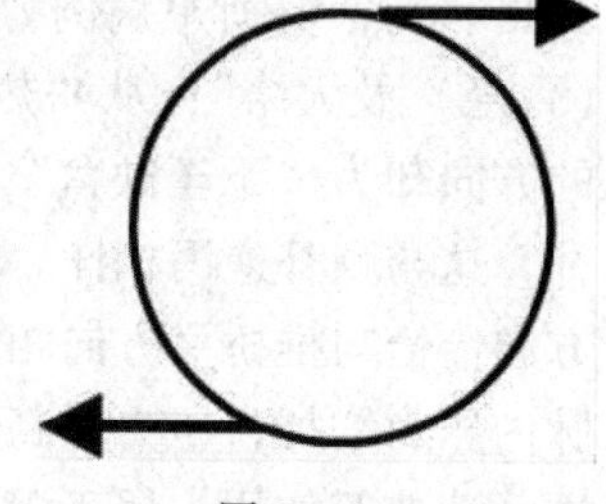

图2－4

由于人体以正中线为轴左右对称。除任督二脉外，其他穴位左右各一。如果只强调顺时针或逆时针运转，则双手操作时势必出现图2－5－a顺时针和图2－5－b逆时针的操作模型。这显然不符合人类在漫长进化过程中获得的双手对称操作定势，而且非常别扭。所以，建议在双手同时操作对称性穴位时，宜以外旋（图2－5－c）和内旋（图2－5－d）

加以描述。外旋发散，上升，可为补；内旋内收，下降，宜为泻。这比单纯用顺时针与逆时针规定动作好些。

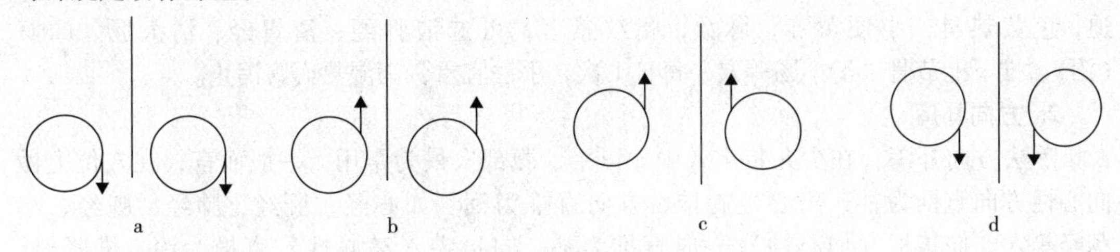

图 2－5　双方操作模型图

在顺时针与逆时针摩腹方面，成都中医药大学廖品东教授根据争议，设计了“不同方向摩腹对胃肠动力学影响的比较研究”，结果发现顺时针和逆时针摩腹对健康人胃蠕动波数量、波幅、波的时间，2 小时胃排空率和 2 小时胃完全排空例数，以及不同部位胃电图（胃窦、胃体、胃大弯、胃小弯）和肠电图（升结肠、降结肠、横结肠和乙状结肠）等指标的影响并无统计学差异。廖品东教授还比较了向上和向下捏脊，发现它们都能降低高血压患者的收缩压和脉压差（与治疗前比较 $P<0.05$），但二者之间治疗后即刻、10 分钟、30 分钟，其收缩压、舒张压、脉压差和心率均未见统计学差异（$P>0.05$）。李华东观察了上推和下推脾经，证实其均有补脾效应，却无统计学差别。所有这些都支持关于“与经脉和血流方向无关的推拿方向补泻仅仅是一种对操作术式的规定，难以显示出如药物般的补泻效应”这一假说。究其因，推拿方向，特别是难以改变血流和经脉动力学的操作方向，并不像时间、力度、频率和面积那样直接构成刺激量，它们只关乎操作（刺激）的次序；如向上捏脊为“尾骶－腰椎－胸椎－颈椎”，向下捏脊则刚好相反，所以它们对血流和经脉循行的影响应该很小。由于补泻治法和理论在中医学已经根深蒂固，单凭目前有限的实验和认识还难以完全揭示其实质。但我们相信，随着研究的深入，这一谜团终将被解开。

（二）补泻内涵

推拿手法之所以能起到补泻作用，主要取决于两大要素。一是手法的性质和量；二是被刺激部位或穴位的特异性。因此，凡是能影响两大要素的各类因素都会对推拿补泻产生一定影响。传统推拿补泻理论体系通常认为推拿补泻与手法的轻重、方向、频率、时间、次数等性质有关。

1. 轻重补泻

手法轻重，具体运用时应根据少儿年龄大小、寒热虚实、标本缓急灵活掌握。《幼科推拿秘书》曰：“标本缓急重与轻，虚实参乎病证，初生轻描点穴，二三用力方凭，五七十岁推渐深，医家次第审明。”著名推拿学家王雅儒在《推按精义》中口述：“治实证，手法宜重；治虚证，手法宜实而轻。”轻重指用力大小。同一手法，力轻为补，力重为泻。用力轻，少儿感觉舒适，脏腑感而应之，逐渐兴奋，活力增强，功能提升，为补；用力重，很快达到阈上刺激，局部麻木，经穴疲劳，感应性降低，脏腑抑制，功能逐渐降低，为泻。

在临床上，婴幼儿脾虚腹泻，用补脾经、补大肠、摩腹（补）、推上七节骨各200次，捏脊3~5遍，每日1次，手法轻揉，一般3天内即愈。若年长儿湿热腹泻，暴注下迫，色黄热臭，小便黄赤，脉数，指纹紫者，可选清脾经、清胃经、清大肠、摩腹（泻）、推下七节骨、清小肠等穴，每日1次，手法宜重，泻湿热而腹泻止。

2. 方向补泻

手法方向补泻，在少儿特定穴中尤以手、腹部穴最为常用。一般而言，在穴位上做向心性方向直推为补；离心性旋推、方向直推为泻。如心经、肝经、肺经、脾经、小肠经等穴，向指根（向心性）方向直推为补，向指尖（离心性）直推为泻，惟肾经、胃经相反。张汉臣《小儿推拿学概要》说："推法中分补（由指尖向指根推）、泻（由指根向指尖推）……因其方向不同，故作用亦异。"在少儿腹部穴位（如揉脐、摩腹）操作时，分为向左揉摩为补法，向右揉摩为泻法。

《小儿按摩经》说："掐脾土，曲指左转为补，直推为泻。"《小儿推拿广意》记载："运儿太阳，往耳转为泻，眼转为补是也"。《幼科推拿秘书》指出："自龟尾擦上七节骨为补……自上七节骨擦下龟尾为泄"，"右转补兮，左转泄"。《小儿推拿疗法简编》说："向上推为清，向下为补。""肾水一纹是后溪，推下为补，上为清。"推拿实践证明，推拿治疗少儿泄泻配合推上七节骨有明显的止泻作用，大便秘结配合推下七节骨则有明显的通便作用，即推上为补，推下为泻。在摩腹时手法操作的方向均为顺时针方向，有明显的泻下通便作用；若手法操作的方向和在治疗部位的移动方向均为逆时针，则可使胃肠消化功能明显加强，起到健脾和胃、固肠止泻的作用，即逆摩为补，顺摩为泻。在推拿治疗少儿脱肛时，气虚而致的脱肛在大肠穴由指尖推向虎口有明显的补气升提作用，而实热导致的脱肛从虎口推向指尖则有明显的清理肠腑积热之效，即向心为补，离心为泻，由外向里为补，由里向外为泻。

一般认为操作方向向上、向外、向左、向心多为补法；向下、向内、向右、离心多为泻法。《推拿三字经》曰："内推补……外泻详。"现在临床上推上三关为温补，退下六腑为清泻，又如大肠穴，离心推为泻（通便），向心推为补（止泻），来回推为调（平补平泻）。确定方向补泻有两点注意：一是选取参照物，二是同质比较，如上与下、内与外、离心与向心等（由于旋推本身有顺时针和逆时针之别，直推有上、下之异，故将旋推同直推进行比较的"旋推为补直推泻"引起了学术上的混乱）。

3. 快慢补泻

快慢补泻又称频率补泻。手法的快慢，指医者运用手法在少儿穴位上操作的速度，即频率。一定的速度是施术部位得气、产生热量、发生传递并维持其效果的基本条件，也是手法作用于机体，产生机体反应，以达到调整阴阳、补虚泻实作用的基本条件。周于蕃《小儿推拿秘诀》曰："急摩为泻，缓摩为补。"快疾者为泻，缓慢者为补，故直推较快，旋推较慢；指腹摩较快，掌摩较慢。

用慢而轻柔的手法为补，重在温阳益气，如推三关、揉外劳宫等，用于虚证。慢而柔和的手法，有兴奋生理、强壮身体的作用。快而有力的手法为泻，为发。现代医学研究表明，快而有力的手法作用于穴位局部，能加快血液、淋巴循环，起活血化瘀、散外邪的作用，可用于风寒表证。

4. 时间补泻

推拿时间长为补，时间短为泻。作用时间较短的重刺激，可抑制脏器的生理功能，可谓之泻；作用时间较长的轻刺激，活跃兴奋脏器生理功能，可谓之补。

《推拿三字经》曰："大三万，小三千，婴三百，加减良。"《保赤推拿法》曰："儿之大者，病之重得，用几千次，少则几百次。"《小儿按摩经》曰："大肠有病泄泻多，脾土大肠久搓摩"，"肚痛多因寒气攻，多推三关运横纹。"其中的"久"、"多"就是长时间，运用于虚寒证。反之，治疗实证腹痛、积滞之拿肚角和捏脊，治疗惊厥时掐十宣、委中、合谷等，刺激强，时间短，运用于实证和热证。

在临床上，手法操作时间，应根据少儿年龄大小、病情虚实灵活掌握：如年长少儿寒中脾胃出现实寒呕吐时，应首选降逆止呕、温散风寒的天柱骨穴，可单推此穴上千次，即有止呕作用；如婴幼儿脾胃虚寒呕吐者，可用推天柱骨配合补脾经、摩中脘各 100 ~ 200 次，捏脊 3 ~ 5 遍，即可痊愈。

5. 迎随补泻

迎随补泻又称顺逆补泻，指手法操作方向与经络的关系。一般认为，随（顺）经脉走向操作为补，迎（逆）经脉方向操作为泻。《灵枢·始终》曰："泻者迎之，补者随之……"元代滑寿的《难经本义》曰："迎随之法，补泻之道也。迎者，迎而夺之；随者，随而济之。"意指顺经操作为补法，逆经为泻法。《幼科推拿秘书》曰："推肚脐须蘸汤往小腹下推，则泻；由小腹往上推，则补。"盖足三阳从足走腹，往小腹下推则逆其经脉，故为泻法，反之为补法。推拿是从经脉的某一点沿经络推向另一点，在推进过程中既有向下压力，又有沿经络向前或向后的推进力。顺经推进，加速气血运行，经气旺盛、兴奋，显示出补的特性；逆向推进，阻碍气血运行，经气迟缓，暂时壅塞、抑制，显示出泻的特性。

在临床中，脊部穴位顺其经脉（督脉）由下而上捏之为补，如捏脊，主治少儿疳积、厌食、消化不良、脾胃虚弱等病证；逆其经脉由上而下推之为泻，如推大椎主治发热感冒等实证。七节骨（督脉）顺推能温阳止泻为补，逆推能泄热通便为泻。

6. 手法次数补泻

手法次数的补泻，指医者运用手法在穴位上操作次数的多少，是衡量手法补泻的有效的测量值。适当的次数能使疾病快速痊愈，若次数太少则起不到治疗作用；次数过多则无益疾病的恢复。一般而言，儿大、体弱、正虚者，手法次数宜少，为补法。如《推拿三字经》曰："大三万，小三千，婴三百，加减良。"《保赤推拿法》记载："儿之大者，病之重得，用几千次，少则几百次。"由此可知，手法次数的多寡，应根据少儿年龄大小以及病证虚实灵活掌握，如年长儿寒中脾胃出现实寒呕吐时，应首选降逆止呕、温散风寒的天柱骨穴，可单推此穴上千次，即有止呕吐作用；如婴幼儿脾胃虚寒呕吐者，可用推天柱骨配合补脾经、摩中脘各 100 ~ 200 次，捏脊 3 ~ 5 遍，即可痊愈。

7. 手法平补平泻

手法平补平泻，指医者以手法在少儿穴位上来回推，或左右各推揉半数。《实用小儿推拿》言："左右顺逆转揉之为平补平泻。"如少儿腹胀，食欲不振，虚实不甚明显时，常用摩法于腹部左右各摩 100 次，每日 1 次，6 次为一疗程，常获满意疗效。又如腹泻虚实不明显时，可侧推大肠、推脾经，来回各推 300 次，亦获良效。

以上原则在临床运用时，应依据少儿病证虚实综合运用，以达功专力宏、补虚泻实的目的。若补泻不明，就会犯“虚虚实实”之戒。正如《内经》所说：“补泻反则病益笃”（《灵枢·邪气脏腑病形》）；夏禹铸《幼科铁镜》曰：“推拿揉掐，性与药同，用推即是用药，不明何可乱推，病知表里虚实，推合重证能生，不谙推拿揉陷，乱用便添一死。”充分说明了少儿推拿手法补泻在临床上的重要性。

补泻原则内容相互联系，密不可分，如重手法多与时间短、频率快相结合，轻手法多与时间长、频率慢相结合。但力度的大小、时间的长短、频率的快慢，以及方向等本身是相对概念，目前学术上尚无具体量化标准。下表是少儿推拿手法补泻汇总表，供参考。

	补法	泻法
适应证	虚证	实证
时间	长	短
力度	轻	重
频率	慢	快
方向	向心性直推，向上、外、左	离心性旋推，向下、内、右
迎随	顺推	逆推
次数	少	多
穴位	关元、神阙、肾俞、命门	十宣、天河水、曲池、合谷
主治	先天不足，发育欠佳，五迟五软 后天不足，营养不良，影响发育 气怯声低，反复感冒，遗尿便溏	脏腑热盛，如心火、肝火、胃热 邪气积停体内，如瘀血、痰饮 实证，如宿食、六淫、浊气

四、少儿推拿调和阴阳

（一）阴阳的概念与基本规律

阴阳本指白天的太阳和晚上的月亮，是通过抽象出太阳与月亮的属性特征来解释与概括宇宙间事物既对立又统一的两个方面。阴阳两个方面，属性迥异，水火不容，但它们却共处于同一个统一体中，相互之间不断运动变化。这种运动和相互作用与变化成为万事万物运动变化的根源。《内经》所谓：“阴阳者，天地之道也（对立统一的存在，是一切事物的根本法则），万物之纲纪（一切事物都不能违背这个法则而存在），变化之父母（事物的变化是由事物本身阴阳两个方面，不断运动和相互作用形成的），生杀之本始（事物的生成和毁灭都是来自于这个根本法则），神明之府也（这就是自然一切奥妙的所在）。”说明了阴阳对于自然和人体的重要性。

阴阳的基本属性及关系包括阴阳的对立、互根，阴阳的消长与平衡和阴阳的转化。

阴阳既用于解释人体的结构、功能和生命活动，也用于解释和概括疾病的原因、性质与转归，还用于指导治疗。在传统的少儿推拿中，它更用于规范手法、指导选择手法和治疗部位，以及解释少儿特定穴位的作用。

调和阴阳是少儿推拿手法防治儿科疾病的重要内容。少儿推拿通过运用不同穴位和不同手法，将调整阴阳具体化。

（二）推拿调和阴阳的内涵

1. 手法分阴阳

传统中医将手法分为阳刚之法和阴柔之法。其中重刺激与助动性强的手法，如拿法、捏法、叩击法、摇法、擦法等属于（阳）刚强类手法；而轻刺激与静态感强的手法，如揉、运、按、摩等属于（阴）柔和类手法。还有些手法，并无属性之偏，如振、推等属于中性手法。

2. 手法操作分阴阳

一般认为具有升散、升温与补益作用的操作属于阳，具有沉降、退热与泻下作用的操作属于阴。具体内容可参考推拿顺应升降、推拿适其寒温和推拿补虚泻实。

在少儿推拿中，还存在“转阳过阴”与“转阴过阳”的特殊操作。如猿猴摘果，《厘正按摩要术》谓：“用左手食、中二指捏小儿阳穴，大指捏阴穴。属寒证者，用左大指从阴穴往上经三关揉至曲池，转下经六腑揉至阳穴，名转阳过阴；属热证者，则反之，名转阴过阳；俱揉几遍，揉毕，再用右大指捏小儿心、肝、脾穴各一下，并各摇几十次，寒证往里摇，热证往外摇。能消食，治痰气，除虚退热。”该法主要指在阴阳部位间操作时的顺序与先后。

3. 穴位属性分阴阳

少儿百脉皆汇于两掌，两掌有手掌面和手背面之不同。现多以手掌面为阴掌，手背面为阳掌（古人谓手背属阴，手掌属阳，见《小儿按摩经》）。与之相应，少儿推拿穴位也分阴阳。阳穴位于阳份，如手背、前臂桡侧、上半身、背部、下肢外侧；阴穴位于阴份，如手掌、前臂尺侧、下半身、腹部、下肢内侧等，阳穴其性似火，具有温煦作用，阴穴其性似水，具有滋润作用；一般而言，阳病治阴，阴病治阳，如高热、神昏、急惊、热哮、便秘等阳证，可取小天心、天河水、六腑、阴池、内八卦、任脉、腹等阴部穴位；而久泻、久喘、畏寒、肢冷、遗尿等阴证，可取外劳宫、一窝风、阳池、三关、督脉等阳部穴位。

4. 操作次数有阴阳

传统少儿推拿手法操作多用次数为度量单位。凡补阳多用奇数，补阴多用偶数。次数中，奇数为阳，偶数为阴。而一年有 12 月、24 节气，人有左右各 12 条正经，共 24 条。少儿推拿据此在头面四大手法中，开天门、推坎宫、运太阳、揉耳背高骨均取 24 次，以使天人阴阳更好合一。

五、少儿推拿调整气血与脏腑功能

（一）脏腑气血的概念

脏腑是人体的根本。中医以五脏为中心，由心、肝、脾、肺、肾分别联系小肠、胆、胃、大肠和膀胱，再联系五体、五液、五志、五音、五色构成了五个相对独立的中心。同时，还与自然界之方位（东、南、西、北、中）、气候、季节、粮食、水果、菜蔬等相联系，就形成了五大系统。

气血是构成人体的基本物质，是正常生命活动的基础。五脏六腑为人体基本构架，气血是人体的基本物质，它们共同成就生命。气血的生成与发挥作用，与脏腑的正常生理活动有密切关系，而脏腑生理功能的维持，又依赖于气血的滋养和推动，因此二者相互补充。生理上，五脏满而不实、各有职司、相互协调；六腑实而不满，以通为用，以降为顺；气血生成充足，平稳运行，分布适宜，出入有常。反之，疾病就是脏腑气血失调的反映。少儿推拿通过调节脏腑气血而防治儿科疾病。

（二）推拿调节脏腑气血的内涵

1. 直接作用于脏腑

在少儿推拿中，有以脏腑命名的穴位，包括位于五指螺纹面的五经，以及胃、大肠、小肠、膀胱等穴，还有六腑穴，它们都便于操作。相关脏腑病变，取相应脏腑穴位，直接推动，就能对相应脏腑进行调理而治疗该脏腑病变，如补脾经、清胃经，清大肠、清小肠，清肺平肝等。

2. 根据脏腑生理特点和五行理论确立补泻

这在少儿推拿手法操作中表现特别突出。各大少儿推拿流派均强调根据少儿脏腑的生理病理特点运用手法和穴位。如脾与肾的关系为“先天生后天，后天养先天”，中焦病证为“实（热）在阳明（胃），虚（寒）在太阴（脾）”，脏腑特征有“肾病多虚”、“肾无实证”、“心肝多有余”、“脾常不足”、“肺为娇脏”等等。所有这些都在少儿推拿脏腑穴位的操作中得到体现。如水（肾）盛而土枯，则运水入土；土盛而水枯，则运土入水；运内八卦有中指根下隔离不运，以免引动心火；心肝多用清法，如确因实证，需要用补，也补后加清；下焦水犯显然属于实证，但也不清肾经，而以小肠或后溪代之；脾虚直补脾经，益中焦之气；肺虚仍然补脾，补土以生金；肾虚还是补脾，后天养先天等。

3. 以窍养脏

五脏开窍于五官，五官依赖五脏气血濡养。五脏调和，五官功能正常。反之，刺激五官能反作用于五脏。脏腑深居体内，五官则显现头部。刺激脏腑难，作用五官易。故通过五官反作用于脏腑是传统推拿的思路和特色，如肾开窍于耳，“鸣天鼓”肾感而应之，益肾壮骨有效；肺开窍于鼻，鼻部操作开宣肺气；肝开窍于目，眼部操作调肝用巧；肾还开窍于前后二阴，二阴周围龟尾、会阴、中极等穴善治肾虚所致之二便失调等。

五官既为窍道，以通为务，这是推拿调治五官的立足点。

4. 直接刺激脏腑的体表投影

脏腑都有一定位置，都会在体表一定的区域投影出来。在相应的脏腑体表投影区进行手法操作，距离脏腑更近，其刺激更应被脏腑感知，更有助于调节脏腑功能。如揉乳旁、乳根和振揉膻中穴位，就是在心和肺的体表投影区操作，善治心肺之疾；点揉、振按中脘及整个胃脘部为在胃之体表投影区操作，治脾胃病证有效；揉腹、摩腹作用于大小肠，适宜于肠道功能紊乱；肃肺在前胸后背操作，具有清肃肺脏，化痰止咳之效；胁肋为肝之所居和肝之经脉所过，搓摩之能疏肝解郁，消痞散积；腰为肾之外府，于腰部，特别是双肾区振揉能补肾化气行水；带脉横行，约束诸经，于其上之天枢点揉及搓擦整个带脉，令带脉紧缩而不肥胖；囟门或百会之下为脑髓，轻柔刺激大脑，有利于少儿健脑益智等。现代少儿推拿的很多治疗思路都是从手法刺激脏腑投影区获得的。

5. 助动特性在脏腑气血调节中的作用

中医认为五脏与五体存在着直接的联属关系。其中，肝主筋、脾主四肢肌肉、心主血脉、肾主骨、肺主皮毛。生理上，筋、肉、脉、骨和皮毛五体赖五脏气血充养而荣润，充满活力；反之，五体的运动与状态会反作用于五脏。因此，动五体、调脏腑也是少儿推拿的特色。如看惊掐筋，“看”就是审视肢体，看其有无抽搐及角弓反张之“惊”，“掐”就是治疗，即通过调筋而平肝镇惊。传统束惋疗法为局部按压血（动）脉，一过性阻断与开放交替，对心及血管系统产生影响；肺合皮毛，通过手法与冷热交替刺激皮肤与肌腠，使皮肤潮红，有利于开宣肺气，实卫固表等。

6. 对气血的特殊作用

《厘正按摩要术·运法》的“外八卦在掌背，运之能通一身之气血，开脏腑之秘结，穴络平和而荡荡也”；《幼科铁镜》的“肩井穴是大关津，掐此开通气血行”；《小儿按摩经》的“二扇门发脏腑之汗”。这些记载提示相关穴位对脏腑气血具有特殊作用。

第四节　少儿推拿手法原理的现代研究

人体不可能离开外部环境而生存。人体与外部环境之间不断地进行着物质交换与能量交换，同时通过排泄器官将各种废料排出体外。外界环境对人体具有直接的影响，人体只有根据外界环境的变化不断进行自我调节，才能生存和发展。

人体本身就是一个有机整体，人体各组织器官在调节系统的协调下有序地运行，共同成就人体的生命活动。

人体的调节系统包括神经调节、体液（内分泌）调节和自我调节三种机制。三种机制各有特点。当各种刺激影响或作用于三种调节机制的任何环节都可能引发复杂的生理学效应。而且，任何状态的取得都可能是神经、体液和自我调节共同作用的结果。现代医学认为，少儿推拿手法可以刺激人体的神经血管、皮肤肌肉，并且影响血液、淋巴液的循行和变化，如可使局部血管扩张，增加血液和淋巴等循环；可调节肌肉机能，增强肌肉弹性、张力和耐久性，缓解病理性紧张并促进排除有毒代谢产物；可以影响神经机能，使其兴奋或镇静，振奋精神或解除疲劳等，从而达到治疗目的。从现代医学理论来看，按、摩、捏、揉、推、拿等手法在治疗过程中，其所选的部位往往都是一些主要的神经干和大血管经过之处，这些神经血管就是推拿手法直接的承受者。

一、少儿推拿手法的神经调节作用

人体全身各部无不受到神经的支配，神经分布到全身各部，人体的神经调节，包括感知、传输、处理、传达、做出反应等几个环节。

少儿推拿的各种手法，是对机体表面某些敏感点或敏感带施加一种物理刺激。根据神经反射理论，这种外来的刺激必然会引起机体出现有规律性的适应性反应。少儿推拿对人体表面所施加的压力，影响皮肤、肌肉等软组织，这里分布着许多由神经末梢构成的触觉感受器、压力感受器、痛觉感受器，还有毛细血管和毛细淋巴管。由于施加压力进行少儿推拿，使皮层中的结缔组织和深层的肌肉组织、血管和淋巴管受到挤压。当压力达到一定的临界强度（阈值）以后，触觉及压力感受器开始通过躯体传入神经向神经末梢发送神经冲动。如果受压的面积较大，触及的有若干个感受器，这些感受器的神经冲动同时传到神经中枢，叠加形成较强的神经冲动；特别是少儿推拿穴位按压可引起疼痛，痛觉感受器也向中枢传送强烈的神经冲动；这些传入冲动在中枢汇集，使中枢神经产生兴奋，中枢的兴奋过程又通过传出神经将冲动传至效应器使之做出相应的反应，成为神经反射活动的全过程。

研究证实，少儿推拿对神经系统机能的调节作用，是通过使用适当的手法的机械力刺激神经感受器影响神经机能，即少儿推拿作用于局部，刺激神经末梢，使其处于异常兴奋状态的神经转化为抑制，使长期处于抑制状态的神经再重新兴奋，加速传导反射作用引起机体的各种反应，使神经兴奋和抑制过程达到相对平衡而起到治疗作用。

二、少儿推拿手法的体液调节作用

由内分泌系统分泌的各种激素，通过血液运送到人体各个部位起着某种催化剂的作用，能加速或减缓机体的某种生理过程，从而对机体的生理功能起到调节作用。在体液调节的传送方式及发挥作用的方式与神经调节不同，在感知内外环境变化的方面，有的内分泌腺能感知内环境的信息，并根据这个变化调节对激素的分泌。但大多数内分泌器官没有感知信息的能力，不能对内外环境的变化自动做出反应，而有赖于神经系统提供信息并发出指令。

人体各部的生理功能、活动功能和抗病能力，需要依靠血液、淋巴等体液的循环代谢功能，这些体液不断地循环代谢，是维持人体正常内环境的稳定性和生命活动的基础。少儿推拿可加速血液循环，使毛细血管扩张，调节和促进血液、淋巴等体液的代谢过程，使组织细胞运动活跃，增加体液的渗透能力，从而加速了体液的新陈代谢的过程，增加免疫能力、可抗病能力，最终达到治疗某些疾病和损伤的目的。

三、少儿推拿手法的免疫调节作用

少儿推拿可增强少儿的自然抗病能力和提高机体免疫能力，有利于新陈代谢，使白细胞的数量增加，并能增加白细胞的吞噬能力。对少儿来说，少儿推拿可使其局部症状消退，又可加速患部功能的恢复。对于一般慢性疾病或身体过度虚弱的患者，以及不便吃药的少儿，推拿可增强其体质，起到预防保健的作用。少儿肺部有干湿性啰音时，按揉小横纹、掌心横纹有效。有人曾在同龄组少儿中并列对照组进行保健推拿，经少儿推拿的小组，发病率下降，身高、体重、食欲等皆高于对照组。少儿推拿具有抗炎、退热、提高免疫力的作用，可增强人体的抗病能力。

四、少儿推拿手法对人体其他系统功能的影响

少儿推拿可调整少儿呼吸系统的功能，通过对经络、穴位、神经等的刺激及传导作用，可使呼吸肌发达，增加肺活量，使肺保持良好状态。少儿推拿使少儿横膈运动加强，

有效肺通气量增强，残气量和吸收死腔减少，残气肺功能提高，最终肺活动能力得到改善。

少儿推拿能促使血液中的细胞总数增加，使吞噬能力提高，血管容积也有明显改变，少儿推拿还可使白细胞总数增加，白细胞分类中淋巴细胞比例升高，而中性白细胞的比例相对减少，白细胞的吞噬能力及血清中的补体效价也有所增加，红细胞的总数在推拿后少量增加。

（王婷、刘小林、王建红、孟翠红）

第三章 少儿推拿手法的基本要求及贡献

第一节 整体推拿手法与少儿推拿手法的关系

整体手法包括作用于皮部经络的按抑类手法和作用于骨与关节的运动关节类手法。前者的基本要求是“持久、有力、均匀、柔和”八个字，最终要求达到“深透”；“轻而不浮，重而不滞”是对按抑类手法的高度概括；后者则以“稳、准、巧、快”为基本要求，“四两拨千斤”是运动关节类手法的境界。少儿推拿手法是从整体手法中分化并发展起来的，少儿推拿手法以按抑类手法见长，它必然要遵从整体手法，特别是按抑类手法的相关规律。

整体按抑类手法的“持久”包括“持”和“久”。持是连续不断的意思，久是时间保证。“持”要求某一手法在未达到阈上刺激时不能随意中断停止。“久”主要包括两方面：首先每一术式的操作时间要有保证，其二是治病的总时间要有保证。当然，某一术式的操作时间和整个治疗时间的长短要根据辨证和手法本身的特征来决定，如捏脊疗法、刮法、捏挤法时间较短。一定的治疗时间，能使手法的力逐渐积聚，并达到一定的量，从而保证其由量变到质变的转化，最终引发阈上刺激。如果每一种手法不能持续作用一定时间，而是变换太频繁，则机体将不断调整对变换的刺激的反应。刺激不恒定，刺激量就难以堆积，难以引发机体的定向效应，也就不能表现出该种手法的特殊疗效。临床应用手法时必须结合现代手法研究，科学组合手法，用最少的体力和最简洁的手法组合，取得最佳疗效。但是少儿推拿对“持久”的要求不如成人，一种方法稍微操作时间过久，少儿就会躁动不安、哭闹等，影响治疗效果。

整体手法的“有力”强调力量是推拿的基础，是手法效应的保证。特别是面对着体型巨大、皮肤相对厚实与粗糙、承受力强的成年人的时候，要求手法操作的力量。所以，成人手法强调练功，强调借助自身重力，强调医者的身体自护。当然，“有力”也绝不是蛮力，而应该根据患者不同的年龄、体质、病情、季节等情况灵活掌握。正如《内经》所说：“审切循扪按，视其寒温盛衰而调之，是谓达适而为之真也”（《灵枢·经别》）。可见手法的选择和力量的大小应该满足治疗时所需要的量。“达适”才是标准。而在少儿推拿中，力量并非重要因子。

整体手法的“均匀”是对手法的力度、频率和幅度等的基本要求。首先，要求在治疗中手法的力度要均匀，不可忽轻忽重；其次，在施行推拿治疗时，同一手法的频率，要保持均匀一致，不可忽快忽慢；最后，每一术式的周期，即完成时间或幅度要均匀，不可忽大忽小。推拿做到均匀之后，整体操作术式在手法测定仪上就会表现出比较规律的曲线。均匀也是为了达到阈上刺激。

整体推拿手法的“柔和”是一种状态，包括医者在长期推拿实践中“熟能生巧”，“以巧生变”，变换自如，游刃有余，每一术式的操作都自然流畅，给人以美感；同时也包括患者对某一术式的感受有明显的得气感，倍觉舒适轻快，即学术界所谓“舒适的痛感”。深透则指手法由外而内，层层透达。一般认为，做到了手法的持久、有力、均匀和柔和，手法刚柔相济，就能到达病所，实现“深透”的目的。

第二节　少儿推拿手法的基本要求

少儿推拿手法源于整体推拿手法。它充分地吸取了整体推拿手法的精华，又从少儿的生理病理规律出发，形成了具有自身特色的，符合少儿体质、状态，易于被少儿接受的操作手法。在对于手法的基本要求方面，也有了新的发展。如将不太切合少儿推拿操作实际的“持久”与“有力”去掉了，将“均匀”改变成符合手工操作特征的“平稳”，保留了“柔和”，增添了“轻快”和“着实”，从而形成了少儿推拿手法的基本要求，即“轻快、柔和、平稳、着实”八个字。另外，少儿推拿手法始终与穴位相结合，也成为少儿推拿手法的重要特征。所有这些都非常好地概括了少儿推拿手法的技法特性。

一、轻快

“轻”指手法的力度轻，“快”指手法的频率快。少儿身体娇小柔弱，不耐重力，所以在少儿推拿手法的力度上只能轻，必须轻，不能重。在此前提下，因为少儿推拿就是通过外界的手法刺激，通过这种刺激被感知，被传导，被感应和被整合与反应而调整少儿机体的阴阳、气血、脏腑、升降，以及扶助正气，祛除外邪等。所以，要想达到由量的积累到质的飞跃，就必须加快手法的频率。“轻快”是手法对于少儿特殊体质操作的必然结果和基本要求。

轻手法固然刺激弱，但频率快，连续不断地作用于经穴，量的积累最终产生质变，实现阈上刺激，同样能达到治疗目的，而且更加安全和适合少儿体质。临床表明，少儿推拿手法普遍较成人手法力度轻，频率快。如成人推法要求蓄力于掌、指、肘等部位，甚至要求借助身体体重，频率大多为 120 ~ 160 次/分；少儿推法则强调手法轻而不浮，频率一般为 160 ~ 200 次/分。

二、柔和

“柔和”指手法动作的温柔，力量的缓和，变换的自如。使手法“轻而不浮，重而不滞”，使“刚中有柔，柔中有刚”，实现“刚柔相济”。柔和与力度较轻有关，但柔和却不等于轻手法。柔和是一种境界，更是一种状态。这种境界和状态寓于各种手法之中，只有在相当熟练地掌握了某种手法和长期运用某种手法之后才会在不自觉间从手的操作过程中流露出来。所以在临床上，要获得手法的柔和，必须反复演练手法，必须加强手法的理论学习、理解和感悟，必须加强功法的训练，除此之外，别无捷径可走。

而在手法运用中，可以考虑通过以下两点来使手法柔和：其一是振动类手法和摆动类手法以柔和见长，如果在一般手法中参以振动和摆动术式，则会改变一般手法的原有性质，增添柔和的特性。如拿法配合振法，点按加振颤。湘西少儿推拿流派手法表现出明显的摆动特征可能与刘开运老前辈参加上海推拿学习班，感悟与借鉴一指禅的摆动有关。其二是增大接触面。在力度相对不变的情况下，接触面积越大，力越分散，少儿就会感受舒适一些，手法也就显得柔和了。

三、平稳

“平稳”是均匀的另一种称谓，是指手法的力度、频率和幅度等均波动在一定范围。具体指操作某种手法时，其运动轨迹相对恒定，没有太大波动，切忌力度忽轻忽重，频率忽快忽慢，幅度时大时小。平稳还指手法和手法之间转换不能太突然，如临床常常将摩法、推法、运法和揉法等类似手法依次按程序操作，而将波动较大的捏脊、拿肚角、拿肩井等大幅度手法放在操作之后。由于机体对不同刺激的反应性不相同，机体的反应性常常随着刺激形式和刺激数量的变化而相应变化。所以，平稳是保证同一形式和数量的刺激能尽快达到并恒定在某一阈上水平的前提。为了更好地获取疗效，充分地调动机体自身的调节机制与抗病能力，传统少儿推拿常常将性质不同的手法掺和在一起形成某一定式，如揉3点（按）1，揉3掐1和揉3振1等，这种不同方式和不同力度的手法组合在一起，柔中有刚，刚中有柔，刚柔相济，形成较为复杂的定式，相比单一手法作用于机体所传达的信息量大，更有利于对少儿机体的调节和对疾病的治疗。

就文字而言，“平稳”的“稳”还含有心计，有“形神合一”的意思，用它来概括手法的基本要求比“均匀”二字科学。

四、着实

“着”有吸附的含义，“实”即实在的意思。着实是“轻而不浮”的落脚点。只有着实了，疗效才有保证。着实需要对少儿的体位和对少儿的推拿部位加以固定，才容易满足手法如磁铁一般吸附于作用点。着实了，才能体察少儿按摩部位的病理特征，才能使指下工夫透达深层。手法要做到着实，必须要求内功，要求“形神合一”，要求“指不离肤”。判断手法是否着实，多以推拿后局部皮肤的温度，皮肤的柔软程度，皮肤的色泽和指下胃肠蠕动等作为参考。

五、手法与穴位相结合

整体推拿手法与穴位为两大相对独立的系统。手法有专门的手法学，重点研究手法的形态、运动的轨迹和方式，特别重视手法的训练和操作。穴位有专门的腧穴学，重点研究穴位的定位与功效。由于成人体表面积大，一般的手法接触面积有限，穴位的定位又很明确，所以手法与穴位分离。而少儿推拿时，少儿体表面积较小，医者之手可以覆盖相对较多的面积，少儿推拿特定穴本身又有点、线、面之分。如少儿推拿将整个腹部定名为“腹”穴，将整个脊柱命名为“脊”穴，手掌的掌面和手背有内外八卦等，从而使一般的操作，好似都离不开穴位。同时，少儿推拿特有的复式操作手法在多个部位，按照一定的程序操作，如搓摩胁肋作用于腋下的广大区域，肃肺法作用于前胸后背，抱肚法从胸腔起依次挤压胸腔、腹腔和盆腔，开璇玑包括了分推胸八道、下推中脘、摩腹或挪腹、下推关元等，其他如运土入水、运水入土、开天门、推坎宫、运太阳、掐揉耳背高骨以及摩腹揉脐、推上三关、退下六腑等，本身就将手法的命名直接同穴位联系在一起，形成了独特的少儿推拿手法命名法则。

少儿推拿手法与穴位的有机结合，为形成特定的少儿推拿处方奠定了基础。只要开出处方，就知道如何操作，就方便交流。如风热感冒，处方为清肺经、清天河水、推天柱骨、运太阳、揉风池、拿肩井等，非常简便、形象生动地描述了推拿程序，而这在成人推拿是难以想象的。

第三节　少儿推拿手法对推拿学术的贡献

少儿推拿形成了独特的学科体系。少儿推拿手法丰富了整体手法学的内容，推动了手法学的发展。与整体推拿手法学相比，少儿推拿手法更具有自身特色，其对推拿学术产生了深远影响。

一、创新手法

通过比较成人与少儿推拿手法，可以发现，捣、运、旋推、捏挤、捏脊、颠簸（抄腹）、抱肚、搓摩胁肋、肃肺等为少儿推拿特色手法。为适应少儿肌肤柔弱的特点，手法操作上少儿应该与成人有别。面对旺盛的少儿推拿市场，客观上要求创造与发明新手法。少儿推拿手法正是先辈们根据少儿肌肤的特点和推拿的机械力学性质而设计出来，并经历长期实践检验的适合于少儿的专门手法。

二、发展手法内涵

由于对手法（物理）名称的不同理解和不同的运用方式与习惯，少儿推拿手法也不可避免存在同名异术现象，使原始手法的内涵产生变化。如成人捏法为拇指与其他四指，或与食、中指对称用力拿持，构成“五指拿”或“三指拿”；而少儿推拿捏法特指“捏脊疗法”，捏脊疗法本身还存在南北两种术式，存在横向和纵向提捏背筋之分，捏脊疗法还因其长于消食导滞而被称为“扯老饮食”，民间同样被冠以相同名称的“扯老饮食”的方法就更多。少儿推拿的推法与成人推拿的推法无论在所选择的部位、手势、动作、频率、力度、外观和感觉上也存在差异。手法内涵的发展丰富了学术内容，但也给手法客观化与规范化研究带来了困惑。

三、发明复式操作手法

少儿推拿从一开始就发明了许多复式操作手法。由于复式操作涉及多穴位、多手法固定搭配，具有单一手法及穴位不具备的效应。它不仅运用于少儿疾病的防治与少儿保健，还渗入到了成人推拿手法之中，促进了推拿学术发展。

四、独具特色的少儿推拿补泻理论

成人推拿以伤科疾病为主，多强调局部操作，强调活血化瘀、舒筋解痉、滑利关节、理筋整复等。而少儿推拿多用于儿内科疾病，多根据内伤疾病的基本病机来选择手法和操作参数以逆转或阻截其基本病机。于是，针对“正邪相争”就必然需要创立“补”与“泻”的理论来指导手法的运用。少儿推拿正是通过建立补泻理论，将可能影响手法作用的所有要素都进行了归纳，认为推拿补泻与手法的种类、力度、时间、方向、频率，以及少儿自身的状态和疾病性质等有关。临床推拿，只有合理确定手法的种类和各手法的技术参数，才能取得应有的疗效。

（王翔武、郭琪、李静红、吕红玲）

第四章　少儿推拿手法的禁忌证及注意事项

少儿推拿手法，是以手为工具进行各种不同操作的方法。少儿推拿手法看似简单易学，但要做到熟练灵活，运用自如，得心应手，却非短时间内能够掌握。临床上如果手法不娴熟，手法选择和运用不好，体位不佳，用力不当，心气浮躁等等，都不可能取得理想的疗效。为此，研究和关注少儿推拿的注意事项具有一定的意义。

第一节　少儿推拿手法的禁忌证

关于推拿的禁忌证，《内经》曰："伏梁……不可治，治之每切按之致死"（《素问·腹中论》）；"寒气客于侠脊之脉则深，按之不能及，故按之无益……实者外坚充满，不可按之，按之则痛"（《素问·举痛论》）。张景岳解释《灵枢·官能》时说："导引者，但欲运行血气而不欲有所伤也，故惟缓节柔筋而心和调者乃胜是任，其义可知。"

少儿推拿的应用范围很广，《华佗神医秘传》说："凡人支节脏腑郁结而不宣，易成八疾：一曰风，二曰寒，三曰暑，四曰温，五曰饥，六曰饱，七曰劳，八曰逸。凡此诸疾，凡未成时，当导而宣之，使内体巩固，外邪无自而入。迨既感受，宜相其腠理，用手术按摩疏散之，其奏效视汤药丸散神速。"《内经》指出："肝痹……胁痛虫食……脾风……烦心出黄……可按"（《素问·玉机真脏论》）。

大量的临床实践已经证实少儿推拿手法对于少儿发热、厌食、感冒、鼻炎、头痛、流涕、咳嗽、哮喘、呕吐、抽搐、腹痛、便秘、腹泻、夜啼、尿频、近视等常见病有良好的治疗作用，甚至胜过针药。

但是少儿推拿的临床运用也存在不适宜手法或手法运用有一定局限性等情况。清代医家张振鋆就指出："《内经》载按法者多，其中有不可按者，按则增病。有不可不按者，按则疗病，故首先辨证。总之，古人用按摩法，无人不治，不拘婴孩也"（《厘正按摩要术·卷二·立法·按法》）。可见，推拿不是任何人都适用，也不是任何病证都适用的。

目前，多数学者认为以下情况宜慎用少儿推拿手法：

1. 少儿恶性肿瘤。
2. 少儿结核。
3. 少儿天花、胎毒及一切疮疡疾病。
4. 少儿骨折、脱位及扭伤等疾病的急性期。
5. 少儿严重（不能合作、不能安静）精神性疾病，如多动与抽动综合征，脾气暴躁、打人毁物之时。

6. 少儿各种急性传染性（如肝炎等）、感染性疾病，不宜运用手法，以免贻误病情。

7. 皮肤破损（如烧伤、烫伤）、皮肤病（湿疹、疱疹）等，患处暂不进行手法治疗，以免引起局部感染。

8. 少儿血液病或出血倾向者，如血友病、恶性贫血等，推拿手法有可能导致局部出血，应慎用少儿推拿。

9. 少儿剧烈运动后、饥饿、过度劳累时不宜立即手法治疗。少儿体质极度虚弱时也应注意手法刺激的度与量。

当然，由于少儿推拿本身是一种良性刺激，少儿推拿手法又以轻快柔和为特点，所以，少儿推拿手法的禁忌证具有相对性。

正确的少儿推拿手法一般不会造成少儿病情加重或恶化。即使如上面的禁忌证，其禁忌要旨也是要求不在少儿病变局部用重手法。而在辨证的基础上，选取穴位，有针对性地进行刺激仍然是可行的。

少儿推拿手法的禁忌证主要是怕运用少儿推拿耽误病情，延迟某些疾病的救治。所以，少儿推拿医生应该经过正规培训，不仅要熟练掌握少儿推拿手法，还要掌握中医儿科知识，掌握西医的解剖、生理、病理等知识，治疗前应详细审证求因，辨别疾病，确定其状态，做到防备万一。

第二节　少儿推拿手法的注意事项

少儿不同于成人，少儿推拿手法不同于整体（成人）推拿手法。因此，少儿推拿手法有其特殊的注意事项。

同时，少儿推拿仍然是医疗活动，医患矛盾始终是现实社会存在的现象。所以，学习少儿推拿手法的注意事项，也是为了尽可能避免各种纠纷，将事故扼制于萌芽阶段的客观需求。

一、诊断

少儿推拿治疗前，必须明确诊断。

二、沟通

少儿推拿前，应同家长进行沟通。最好将少儿推拿的特征、可能出现的情况和对少儿的影响告之家长，求得其配合。

三、环境

少儿推拿环境优雅温馨，选址应该避风、避强光、噪音小。装修应该为少儿喜闻乐见，应该把安全放到首位，注重消除一些容易伤及少儿的隐患。如以滑石粉或爽身粉为介质时不要掉入少儿眼睛内，油脂为介质时不要弄入少儿口中，椅子凳子脚要软包，线路要隐藏等。室内应当保持空气清新、环境清静、物品整洁。室内温度也有要求，温度过高，少儿治疗部位和医者的手部易出汗，影响手法的操作；温度过低，则易使少儿受到寒冷的刺激。

四、体位

少儿推拿的体位以方便手法操作，并使孩子舒适为原则。方便操作一是要暴露操作部位，二是要固定。一般3岁以下的少儿可由家人抱着推拿，3岁以上的少儿可单独采取坐位、仰卧位、俯卧位或侧卧位等，但少儿的姿势，一般以坐位和卧位舒适自然。固定则要根据具体的手法要求，重视拿持手的位置和手形，注意拿持手与推手之间的关系，使推拿时少儿的被操作部位相对不动，却又不会让少儿感到禁锢。现代少儿推拿，无论男女，均选左手操作。学生可以观察与研究两手操作，研究男左手女右手操作，可以根据少儿的生理与病理设计更多的体位和发明更多的穴位。

五、少儿状态

少儿过饥或过饱，均不利于推拿疗效的发挥；少儿哭闹之时，要先安抚好少儿的情绪，再进行推拿；少儿睡眠时经穴闭合，疗效也会不佳，这些都是不利于少儿推拿的状态。少儿推拿的整个过程都是调神的过程，对于调神一定要引起高度重视。

六、医生状态

作为少儿推拿医生比一般的医生应该更具爱心，更具耐心，更注重自己的仪态、言行对少儿可能带来的影响。要学会唱歌，讲故事，学习幼儿心理学。要注重保持手部温暖清洁，指甲要常修剪，刚剪过的指甲一定要用指甲锉锉平，以免刺破少儿皮肤，影响治疗。

七、突出重点

每次少儿推拿最好只针对一种疾病，一种状态，一个主要症状。如果保健和治疗项目太多，推拿穴位太杂，时间太长，欲速则不达，反而会影响最终结果。突出重点，重点穴位先推久推，才能力专效宏。

每次少儿推拿穴位的选取数量临床无规定。但一般以4～10个穴位为宜，其中主穴1～3个，其他均为配穴。临床操作要在时间和手法上体现主穴的操作。

八、树立信心，长期坚持

少儿推拿虽然几乎无毒副作用，但作为一种物理治疗手段，它也有自身的缺陷。所以，相信少儿推拿但不迷信，特别是在疗效上不能浮夸，不能因少儿推拿而排除其他治疗方法。相信少儿推拿的良性刺激作用，相信特定穴位的特殊作用，相信少儿推拿的治疗与保健的融合。坚持长期运用少儿推拿，一定会对少儿的身心发育和疾病的防治起到作用。

九、次递顺序

少儿推拿手法的操作顺序一般先头面，次上肢，次胸腹腰背，最后下肢；也可先重点部位，后一般部位；或先主穴，后配穴。“拿、掐、捏、捣”等强刺激手法，除急救以外，一般放在最后操作，以免少儿哭闹不安，影响治疗进行。少儿推拿的操作以推法、揉法次数较多，而摩法时间较长，掐法则重、快、少，掐后常使用揉法。

十、时间疗程

少儿推拿手法操作时间的长短，应根据病情、体质而定，因病因人而异。一般情况下，少儿推拿一次总时间为20分钟左右，太短达不到阈上刺激，太长则少儿难于始终如一，并可能烦躁。但是由于病情和少儿年龄的不同，在推拿次数和时间上也有一定的差别。年龄大、病情重，推拿次数多，时间相对长；反之，少儿年龄越小，体质弱小，则推的次数少，时间短。

少儿推拿一般每日1次，重证可每日推2～3次。需长时间治疗的慢性病7～10天为一疗程，疗程结束后，可休息数日，然后进行下一疗程。保健性推拿，针对不同系统，可以每日1次或隔日1次，或每天变换不同的系统进行操作。

（尹帮辉、何显凯、张泽民、荆伟、冯代国）

第五章　少儿推拿常用单式操作手法

一、摩法

【术式】

在皮肤表面做较轻的环形运动称为摩法，分为指摩和掌摩。指摩可以单指摩，也可多指摩（图5-1）。

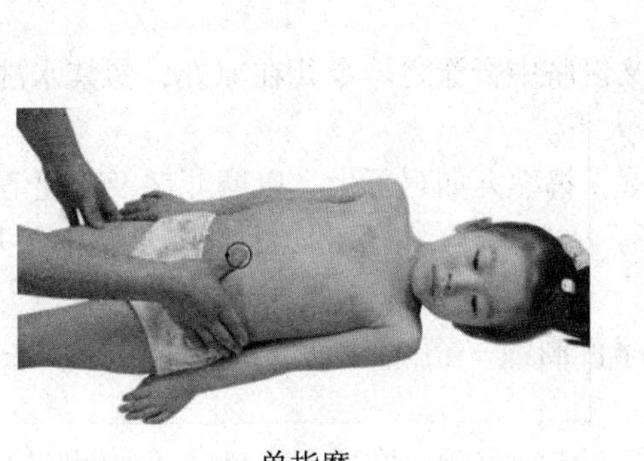

单指摩

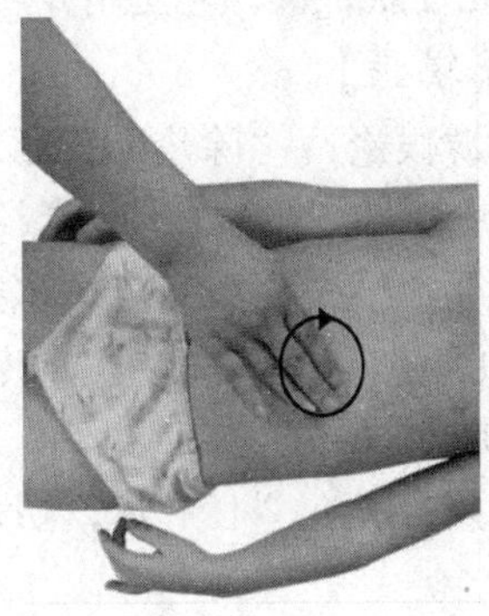

多指摩

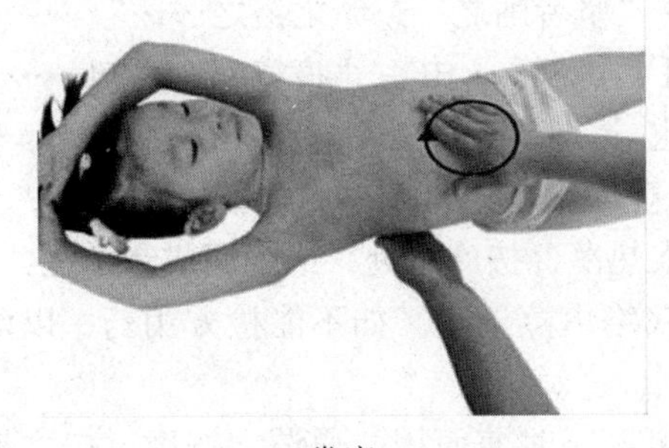

掌摩

图5-1　摩法

【技术要领】

1. 要求紧贴皮肤。
2. 手法轨迹为典型的圆形运动。
3. 操作的力度与速度要均匀。运用食、中、无名三指摩时，手指应并拢。
4. 力度较轻，古人谓“皮动肉不动”，即不带动皮下深层组织运动。

【临床运用】

1. 摩法力度很轻，少儿感觉舒适。能导引气机，功补兼施。如摩囟门，摩中脘，摩关元、气海，摩神阙等为温法、补法的代表；而摩中脘，摩腹等又具有消食化积，和中行气的作用，用于多种脾胃病证，如脘腹胀满、肠鸣腹痛、泄泻、便秘等。

2. 古人谓缓摩为补，急摩为泻。一般而言，摩动的速度、压力宜均匀，速度不宜过快或过慢，压力不宜过轻或过重。

3. 摩法的方向也与疗效有关。传统有“顺摩为补，逆摩为泻”，即虚证宜顺时针方向摩动，实证则要逆时针方向摩动，临床上应根据病情合理选择补泻方法。

4. 指摩法常用于点状穴位，如摩百会，摩中脘；掌摩法多用于腹部。指摩法宜稍轻快，掌摩法宜稍重缓。

【注意事项】

1. 手法要轻柔灵活，不可拖擦，皮动肉不动。

2. 少儿皮肤娇嫩，应使用介质。

【文献辑录】

《诸病源候论》：“除热赤膏摩之，又以脐中膏涂之。令儿在凉处，勿禁水洗，常以新水洗。”“惊痫当按图灸之，摩膏，不可大下。”

《千金要方》：“用豉数合，水拌令湿，捣熟丸如鸡子大，以摩儿囟及手足心，各五六遍毕，以丸摩儿心及脐，上下行转摩之。”“一方二枚著儿母手，掩儿脐中，儿吐下愈，亦以摩儿项及脊强处。”

《千金翼方》：“上十味，切，以淳苦酒渍一宿……煎三上三下，药成去滓，可服可摩。”

《世医得效方》：“生筋散……右研细，先抱起颅，摩项上令热，滓唾调贴之，效。”

《素问·病能论》：“……其中手如针也，摩之切之……”

《素问·至真要大论》：“坚者削之……摩之浴之……”

《景岳全书·卷四十四·痘疹诠·中》：“痘疮起发之初……如或作痒，须抚摩，勿使搔破，以致难灌，最当慎也。”

《韩氏医通·卷下·悬壶医案章第六》：“八岁以下的小儿，予戒投药。有疾，但以所宜药为细末，调香油，令人热蘸，按摩患处，或水调成膏贴之，或煎汤，用绢帛染拭，任意活法，但使药气由毛孔穴络熏蒸透达。如不能检方用药，以油润手按摩牵引，手舞足蹈，未尝不愈其疾也。”

《圣济总录》：“可按可摩，时兼而用，通谓之按摩。按之弗摩，摩之弗按，按止以手，摩或兼以药，曰按曰摩，适所用也。《血气形志论》曰：形数惊恐，经络不通，病生于不仁，治之以按摩，此按摩之通谓也。《阴阳应象论》曰：其慓悍者，按而收之。《通评虚实论》曰：痈不知所，按之不应，乍来乍已，此按不兼于摩也。华佗曰：伤寒始得一日在皮肤，当摩膏火灸即愈，此摩不兼于按必资之药也。”

《圣济总录》：“摩之别法，必与药俱，益欲浃于肌肤，而其势快利。若疗伤寒以白膏摩体，手当千遍，药力乃行，则摩之用药又不可不知也。”

《太平御览·卷七百四十一·疾病部四·眩》：“……佗令弟子数人，以铍刀决脉五色血尽，视赤血出，乃以膏摩之，覆被汗出，饮以葶苈犬血散，立愈。”

《医宗金鉴》："周于蕃曰：按而留之，摩以去之。又曰：急摩为泻，缓摩为补。摩法较推则从轻，较运则从重。或用大指，或用掌心……其后掐法属按，揉法推运搓摇等法均从摩法出入。""摩法，前人以药物摩者多……"

《石室秘录》："摩法，不宜急、不宜缓、不宜轻、不宜重，以中和之义施之。"

《至游子·卷下·真诰篇》："太素丹经景曰：一面之上，尝得左右手摩拭之，使热高下随形，皆使极布焉，可使皱斑不生而光泽"（按：此乃导引中之自我按摩法）。

《小儿推拿直录》："小儿发热：不拘风寒、饮食、时行、痘疹，并宜用之。以葱涎入香油内，手指蘸油摩擦小儿五心、头面、项背诸处，最能解毒凉肌。"

《推拿指南》："摩法……其手法又三：一用右大指侧直摩之；二用右手掌心摩之；三用两掌心交互摩之。"

二、推法

在少儿推拿中，根据操作路径的不同，将推法分为三大类。

（一）直推法

【术式】

在皮肤表面做单方向直线运动为直推法。

直推为从某一点起，沿直线推向另一点，即朝向一个方向。临床有拇指指腹推和食、中二指，或食、中、无名三指推（图5-2）。

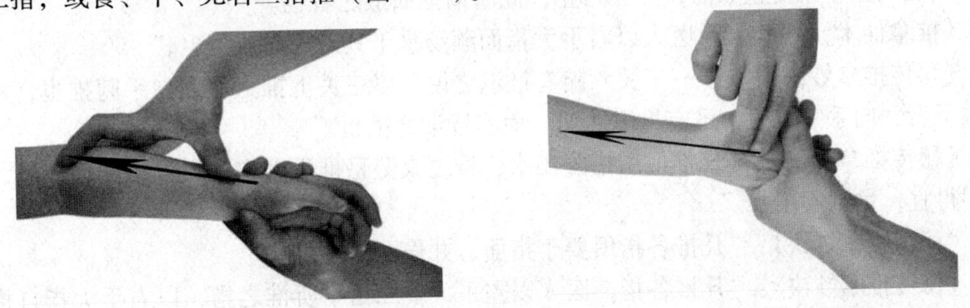

拇指直推　　　　食、中二指直推

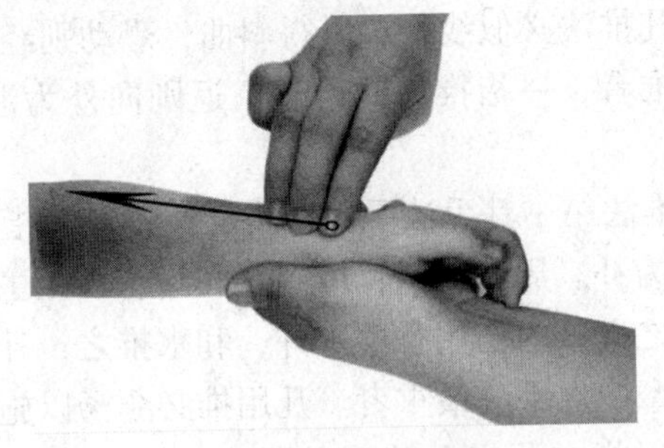

食、中、无名三指直推

图5-2　直推法

【技术要领】

1. 直线单向推进，不得斜行或往返。

2. 拇指或食、中二指紧贴少儿皮肤。运用食、中二指或食、中、无名三指推时，必须并拢手指。

3. 频率稍快，120 次/分钟以上。

4. 掌握正确的方向，应顺经络、顺纤维、顺（肌肤）趋势操作。

【临床运用】

1. 主要用于线性穴位。如用于头面部的开天门、推坎宫；用于上肢部的推三关、清天河水、退六腑、补脾经、清胃经；用于下肢部的推箕门。

2. 方向不同，补泻有别。临床有“向心推（或上推）为补、离心推（或下推）为泻”之说。如推上三关为温补代表，退下六腑为清泻代表。大肠穴向心推为补，主止泻；离心推为清，主通便。七节骨上推为补为温，下推为清为泻。

3. 对于少儿筋伤，顺应纤维直推是重要的理筋整复手法。此时多用手掌推，且推行缓慢，力度深重。

【注意事项】

少儿皮肤细嫩，要求手法轻柔，避免因定点且强力推动所致损伤，故操作时应注意观察少儿表情和皮肤，并运用介质。

【文献辑录】

《灵枢·刺节真邪》：“大热遍身，狂而妄见，妄闻，妄言，视足阳明及大络取之，虚者补之，血而实者泻之。因其偃卧，居其头前，以两手四指夹按颈动脉，久持之，卷而切推，下至缺盆中而复止如前，热去乃止，此所谓推而散之者也。”

《推拿仙术》：“推者、医人以右手大指面蘸汤水于其穴处向前推也。”

《秘传推拿妙诀》：“……三关六腑有推退之说，以三关上推上者，向手膊推也，六腑下推下者，向手掌推也，虽有推退之名，而实皆谓之推也。”

《秘传推拿妙诀》：“凡推俱用指蘸汤水，推之太湿恐推不着实，太干恐推伤皮肤，要干湿得宜，拿则不用水。”

《秘传推拿妙诀》：“凡推各指俱要于指面、并俟两边推之。”

《秘传推拿妙诀》：“凡推各指，医人以左手大食二指拿所推之指，以右手大指自指巅推至指根而止。”

《小儿推拿广意》：“凡推法必似线行，毋得斜曲，恐动别经而招患也。”

《幼科推拿秘书》：“推者，一指推去而不返，返则向外为泄，或用大指，或用三指，穴道不同。”

《厘正按摩要术》：“推法……其手法手内四指握定，以大指侧着力直推之……夏禹铸曰：往上推为清，往下推为补。周于蕃曰：推有直其指者，则主泻，取消食之义。推有曲其指者，则主补，取进食之义，内伤用香麝少许，和水推之，外感用葱姜煎水推之，抑或葱姜香麝并用水推之，是摩中之手法最重者。凡用推必蘸汤以施之。”

《推拿指南》：“此法以指在儿穴上挤而上下也，但向前三次须回一次……其手法有三：一用右手大指外侧着力推之；二屈儿指，用右手指外侧着力推之；三伸直儿指，用右手大指外侧着力推之。”

（二）旋推法

【术式】

以拇指指腹在穴位上做顺时针方向回旋推动（图5－3）。运动轨迹与摩法、运法相同，但旋推法除了在皮肤表面有摩擦产生位移外，同时又带动深层肌肉做回旋运动。此为少儿推拿特有手法。

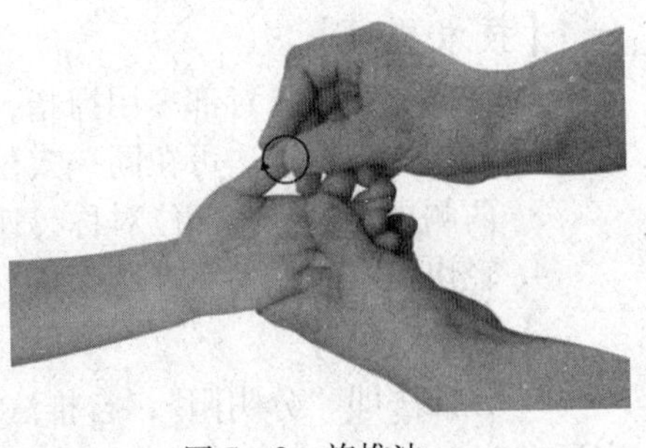

图5－3　旋推法

【技术要领】

1. 要求前臂摆动，手腕放松，蓄力于指。该法与指摩法相似，但指摩法力度轻，不带动皮下组织，即“皮动肉不动”，而旋推力度重，“皮动肉也动”。

2. 频率较快，可达120～160次/分。

3. 临床多以顺时针回旋推动为主，操作范围半径小（小圆圈）。

【临床运用】

1. 该法只用于手指螺纹面，作用于五经穴，如补脾经、补肺经、补肾经。

2. 此法为明清时期和现代湘西少儿推拿流派的主要方法。

3. 旋推为补，是补脏腑气血的重要代表手法。

【注意事项】

旋推为圆形运动轨迹。理论上有顺时针与逆时针之别。但临床运用旋推，多以顺时针为主，并规定为补法。

【文献辑录】

《小儿按摩经》：“脾土：曲指左转为补，直推为泻。”

《幼科铁镜》：“大指面属脾……曲者旋也，于指正面旋推为补，直推至指甲为泻。”

（三）分推法与合推法

【术式】

同时从中央向两边推动，如“←·→”或“↙·↘”状为分推法，又称分法。从两边同时向中央推动的方法为合推法，又称合法。分推法与合推法是直推法的特殊情形（图5－4、图5－5）。

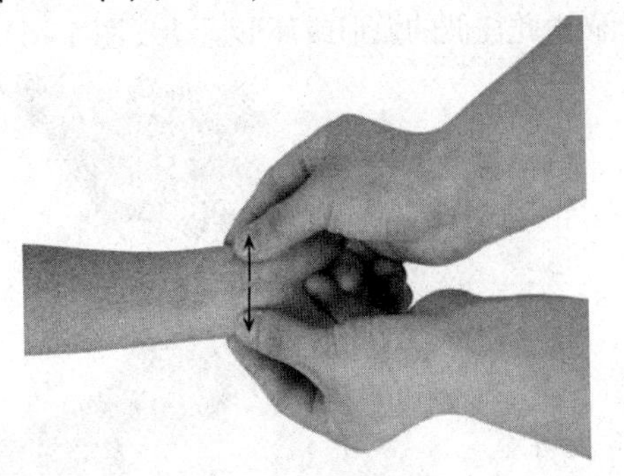

图5－4　分推法

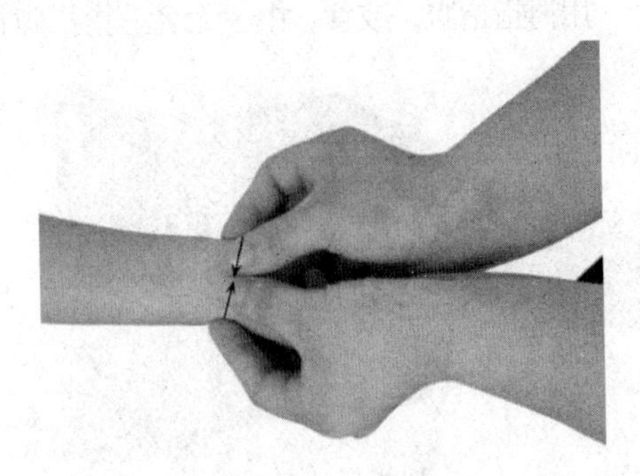

图5－5　合推法

【技术要领】

1. 头面、手腕、背部多用拇指，腹部可用拇指、多指或大鱼际。

2. 分推法与合推法可在同一穴位上反复运用，也可在某一部位上从上至下反复操作。

3. 两侧用力对等，部位对称，速度均一。

4. 轻快而不滞，频率多达 120～200 次/分。

【临床运用】

1. 分推法即“分阴阳”，合推法即“合阴阳”，有调节阴阳、气血之功，故临床热证实证多分之，虚证、寒证多合之。

2. 分推法多用于起式，能分别阴阳，分理气血，激活经络与穴位。如分推头阴阳（即推坎宫）常常作为起式与开天门、运太阳、掐揉耳背高骨同用，以开启经络、激活诸穴；分推手阴阳用于阴阳不调、气血郁聚之寒热往来、烦躁不安、腹胀、口苦、咽干等，能利枢机，解结聚，扶正祛邪；分推腹阴阳能消积导滞，化痰行气，消胀止痛。

3. 合推法屏闭经穴，多用于收功，如合推手阴阳。

【注意事项】

1. 分推法操作时宜沉肩垂肘，手腕灵活，不可呆滞。

2. 合推法受手运动定式影响难以轻快，临床运用较少。

【文献辑录】

《小儿按摩经》：“分阴阳：屈儿拳于手背上，四指节从中往两下分之，分利气血。”“和阴阳，从两下合之，理气血用之。”

《小儿推拿方脉活婴秘旨全书》：“……就横纹上以两大指中分，往两旁抹，为分阴阳……”

《小儿推拿广意》：“推坎宫，医用两大指自小儿眉心分过两旁是也。”

《秘传推拿妙诀》：“……而惟阴阳有分之说，以医人用左右两大指于阴阳穴处向两边分，故谓之分也，由儿经穴划向两边也。”

《推拿三字经》：“分阴阳者，以我两大拇指，从小天心下横纹处，两分处推之。”“和阴阳，以我两大拇指从阴阳处合之。”

《保赤推拿法》：“和者，医以两手之指，由儿两处经穴，合于中间一处也。”

三、运法

【术式】

用拇指指腹，或食、中、无名三指指腹在穴位上做由此往彼的弧形或环形运动（图 5－6）。

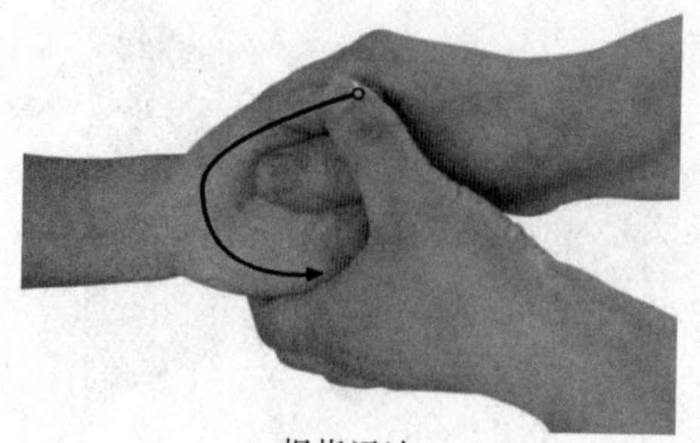

拇指运法

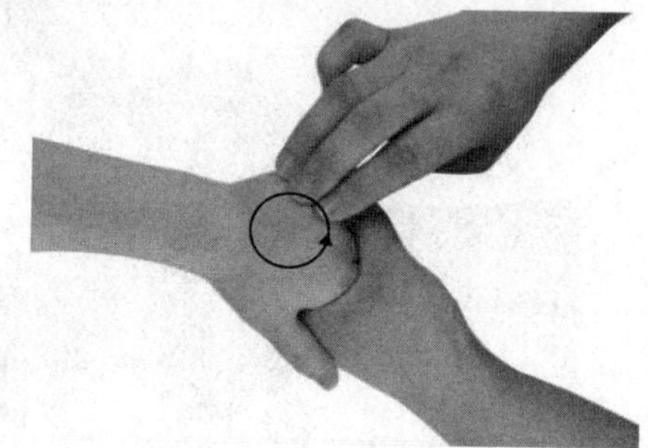

食、中、无名三指运法

图 5－6　运法

【技术要领】

1. 弧形运作时，不要突然转折。操作要自然，圆形运作时，轨迹要圆。

2. 弧形运作可始终沿一个方向，也可来回运作。圆形操作同摩法。

3. 频率约80~120次/分钟。

4. 动作流畅，不要中断，更不要停止。

【临床运用】

1. 用于弧形和圆形部位的操作，如运手掌的内八卦，运小腹等。

2. 运则行之，可行气、行血、行津液、化饮食。由于体内静止是相对的，运动是绝对的；行则动之，故运法能使气血流动，筋络宣通，气机冲和，对各种瘀、滞、积、肿疗效均佳。如瘀血阻络，头痛、胸痛、牙痛可运百会、运太阳、运膻中；气机阻滞，胃痛、腹痛，可运内八卦、运外八卦；饮食积滞，厌食、呕吐、腹泻、便秘，可运中脘、运丹田；因水液内停，肿胀咳喘，宜运土入水与运水入土。

3. 运者运输，有转运、输送之意。能平衡起点与终点的关系，如运土入水和运水入土同时操作，以先天生后天，后天养先天，从而达到先后天共调，先后天双补之功。

4. 利用其运动和摩擦产热而适用阳虚证与寒证，如运丹田。

【注意事项】

1. 宜轻不宜重，宜缓不宜急。

2. 运法、摩法和旋推法都为圆形轨迹。旋推只用于手指螺纹面，且力度较重；摩法很轻，皮动肉不动；运法的“运”字为运输，力度比摩法重，是皮动肉也动的方法。

【文献辑录】

《秘传推拿妙诀》：“运者，亦医人以右手大指推也，但如八卦自乾上推起至兑上止，周环旋转故谓之运。又如运土入水，自脾土推至肾水止，运水入土自肾水推至脾土止，旧有土入水、水入土之说，故谓之运，而实皆谓之推也。”

《小儿按摩经》：“运八卦……左转止吐，右转止泻。”

《小儿推拿广意》：“运太阳，往耳转为泻，往眼转为补。”

《小儿推拿广意》：“诸热门……夫胎热……运斟肘……”

《保赤推拿法》：“运者，医以指于儿经穴，由此往彼也。”

《厘正按摩要术》：“周于蕃曰：运则行之，谓四面旋绕而运动之也。宜轻不宜重，宜缓不宜急，俾血脉流动，筋络宣通，则气机有冲和之致，而病自告痊矣。”

《推拿捷径》：“运者，行动之谓也。”

《万育仙书》：“运内劳宫……左运汗，右运凉。”

四、揉法

【术式】

吸定基础上的回旋运动称揉法。临床有拇指揉、中指揉、多指（分开与并拢）揉、掌根揉、鱼际揉等（图5-7）。

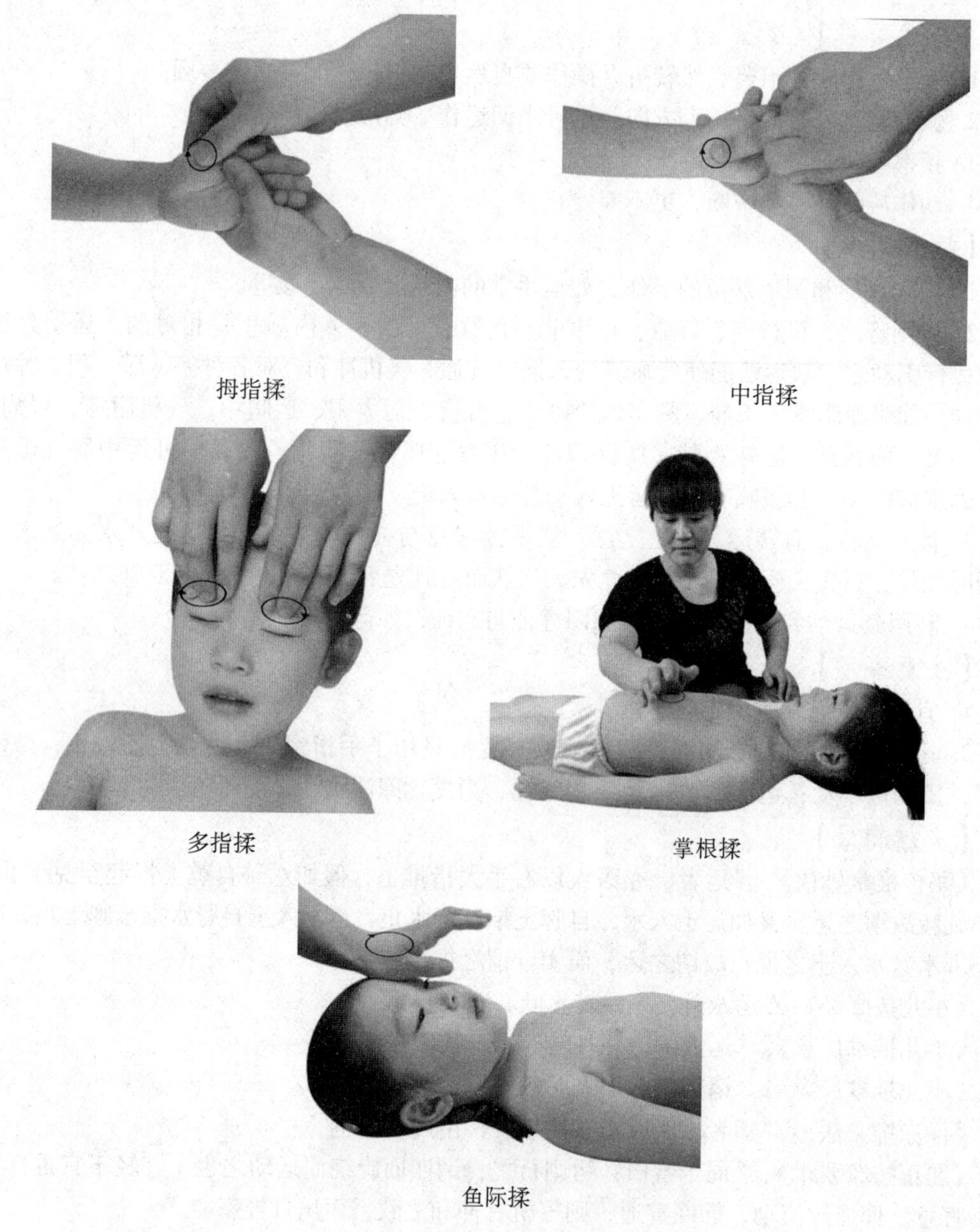
拇指揉　　中指揉

多指揉　　掌根揉

鱼际揉

图 5－7　揉法

【技术要领】

1. 指下吸定，不得移动。古人谓“肉动皮不动”。其力度稍重，带动皮下深层组织，但在皮肤上不能有摩擦。

2. 沉肩、垂肘、腕部放松。通过前臂的摆动和腕关节的回旋运动为主动运动，带动掌指或鱼际，在吸定的基础上如连轴式运动。

3. 操作时，压力要均匀着实，动作柔和而有节奏。操作的频率、方向和深浅要据证而定。

【临床运用】

1. 手法柔和舒适，最能放松身心。

2. 因其频率、方向和深浅随证而变，最大限度适合病情，针对性强，古人谓：“揉以和之”，言其调和阴阳与气血。

3. 指揉法多用于穴位，常与点、按、振等法固定结合，形成3或5揉1点（按、振）的定式，刚柔相济。如拇指或中指揉太阳穴，配合点法或振法能镇静安神。掌揉法多用于腹部，配合振法消散力强，是治疗少儿腹痛、腹胀、食积、便秘等的重要方法。鱼际揉在面部运用较多。

【注意事项】

1. 应随时调整频率、力度、时间和方向，使之最好地切合病情。

2. 揉法本意吸定，不能有皮肤摩擦。但在运用中，多“紧揉慢移”，即在线性和面状穴区操作时，在保持单次相对吸定的基础上，沿一定线路缓缓移动。紧揉慢移扩大了治疗范围。如七节骨从龟尾向第四腰椎紧揉慢移为补，反之为泻等。

【文献辑录】

《儒门事亲》：“如小儿病在左臂上，用法之人亦左手揉之，在右臂以右手揉之。”

《景岳全书·卷四十五·痘疹诠》：“治发热，便见腰痛者，以热麻油按痛处揉之可也。”

《景岳全书·卷四十七·外科钤》：“亦有所乳之子，膈有滞痰，口气焮热，含乳而睡，热气所吹，遂成肿痛。于初起时须吮乳使通，或忍痛揉散之，失治必成痈”（按：此指乳痈揉之，非少儿病也）。

《幼科推拿秘书》：“……揉天枢，用大将二指，双揉齐揉，中脘全掌揉，曲池、阳池将指揉，脐与龟尾，皆搓掌心。用三指揉之，或用二指，视小儿大小。”

《医宗金鉴·正骨心法要旨》：“……当先揉其筋，令其和软，再按其骨，徐徐合缝。”

《保赤推拿法》：“揉者，医以指按儿经穴，不离其处而旋转之也。”

《厘正按摩要术》：“周于蕃曰：揉以和之，揉法以手儿宛转回环，宜轻宜缓，绕于其上也。是从摩法生出者，可以和气血，可以活经络，而脏腑无闭塞之虞矣。”

《幼科推拿秘书》：“揉涌泉……左揉止吐，右揉止泻。”

五、掐法

【术式】

掐以甲入。甲是指甲，入为刺入，即以指甲垂直切入皮肤，又称“切法”、“爪法”、“指针法”（图5－8）。

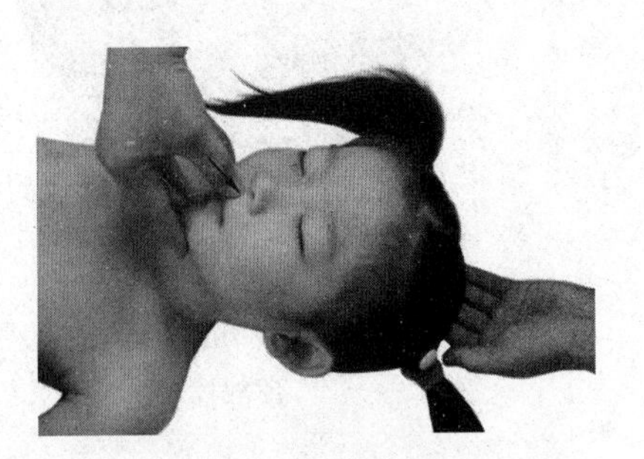

图5－8　掐法

【技术要领】

1. 快进快出。

2. 垂直施力，得气而止。

【临床运用】

1. 急救醒神。掐法属于强刺激手法，有痛感，常引起少儿啼哭，多用于闭证、脱证，阴阳离决，或气血逆乱，其他手法难以救治之时。唯有掐法，少儿因痛而恸，妄行逆乱之气突然闭止，正气或可康复，阴阳或可续接。掐之则提神醒脑或通关开窍，如掐百会、掐阳陵泉、掐人中、掐攒竹、掐合谷、掐涌泉等。

2. 息风止痉，运用于高热惊风。少儿高热、无汗而烦，继之可发展为惊风，表现为眼目上翻、手脚抽搐，甚者神昏，此时常用掐法，如掐二扇门、掐老龙、掐精威、掐五指节。

3. 借其强刺激用于外感，有发汗祛邪之功，如掐耳背高骨、掐列缺、掐小天心等。

4. 掐法还可用于升降失调之证，如胃脘腹痛可掐内关；呃逆可掐天突、掐中脘；夜啼可掐神阙。

【注意事项】

1. 中病即止，严格控制次数。古时多以掐后儿不做声为“不治”，在运用掐法急救的同时，应考虑其他抢救措施。

2. 不要掐破皮肤。

3. 用于外感和定惊，多于治疗结束时操作，且掐后多辅以揉法。不宜作为常规手法使用。

【文献辑录】

《肘后备急方》：“救卒……令爪其病人人中，取醒。”

《景岳全书·卷十一·杂证谟·厥逆》：“……故致卒仆暴死，宜先掐人中。”

《幼科推拿秘书》：“掐者，用大指甲将病处掐之，其掐数亦如推数。”

《保赤推拿法》：“掐者，医指头在儿经穴轻入而向后出也。”

《厘正按摩要术》：“说文，爪刺也。玉篇：爪按曰掐。周于蕃曰：掐由甲入也。夏禹铸曰：以指代针也……法以大指甲按主治之穴，或轻或重，相机行之。”“掐由甲入，用以代针，掐之则生痛，而气血一止，随以揉继之，气血行而经络舒也。”

六、摇法

【术式】

以一手托住或握住需要摇动关节的近端，另一手握住其远端使肢体做被动的环转运动的方法（图5-9）。

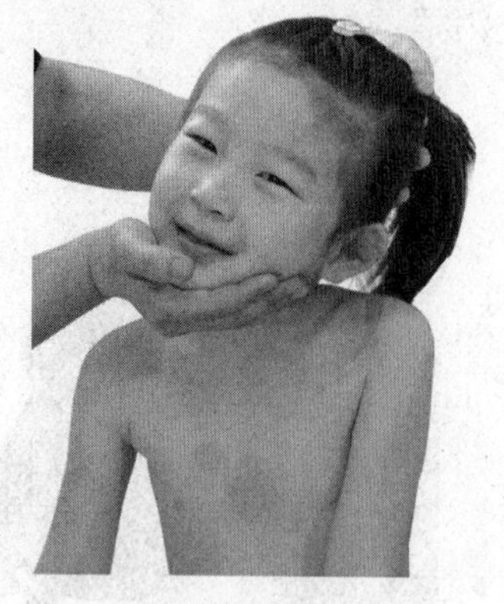

颈部摇法

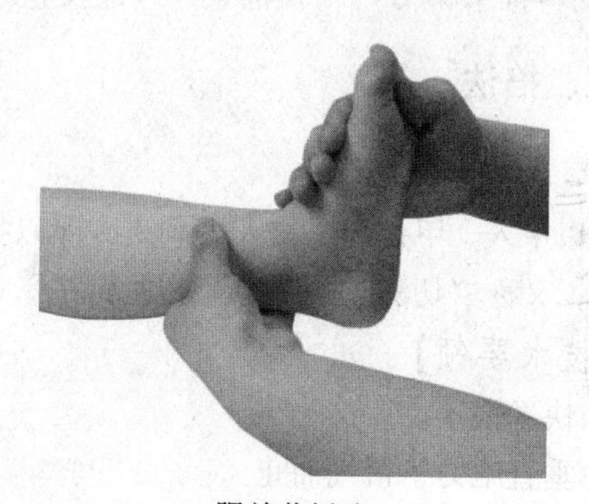

踝关节摇法

图5-9 摇法

【技术要领】

1. 操作时，少儿应放松，肢体自然下垂，操作动作要缓和平稳。

2. 环转的轨迹为一圆锥体。顶点在关节处，底为关节远端肢体所运动的圆形路径。故固定和圆形摇动为其基本要点。

3. 摇动的幅度由小至大，频率由慢渐快。

【临床运用】

1. 用于肩、肘、腕、髋、膝、踝等关节，能增强其运动范围，具有疏通经络，活血化瘀，解除粘连，恢复关节功能的作用。适用于伤筋及疾病所致关节功能活动障碍，如臂丛神经损伤、少儿肌性斜颈以及脑瘫、五迟、五软、五硬等。

2. 动摇肢体，活气血、通经络、消积滞，如摇㪷肘和摇食指（赤凤摇头）。

3. 摇动能导引阳气，用于阳虚懒动以及少儿肥胖等。

【注意事项】

1. 不可暴力摇动，摇动频率不宜过快。

2. 摇动的方向和幅度须在生理活动范围内。

3. 如摇动时手下有抵抗感，或少儿啼哭，应停止操作。

【文献辑录】

《小儿按摩经》："赤凤摇头：以两手捉儿头而摇之，其处在耳前少上，治惊也。"

《小儿推拿广意》："猿猴摘果法：此法性温，能治痰气，除寒退热……寒证往里摇，热证往外摇。"

《厘正按摩要术》："寒证往里摇，热证往外摇。是法也，摇动宜轻，可以活经络，可以和气血，亦摩法中之变化而出者。"

七、捏法

【术式】

特指捏脊疗法，与成人推拿"三指捏"或"五指捏"有别。

临床有两种术式：其一为以两手拇指置于脊柱两侧，从下向上推进，边推边以食、中二指捏拿起脊旁皮肤（图5-10）。另一法为双手食、中、无名及小指屈曲并重叠，以食指第2指节垂直于脊柱正中，从下向上推进，边推边以两拇指交替夹持起脊柱正中皮肤。第二种捏脊法为"冯氏捏脊流派"代表手法（图5-11）。

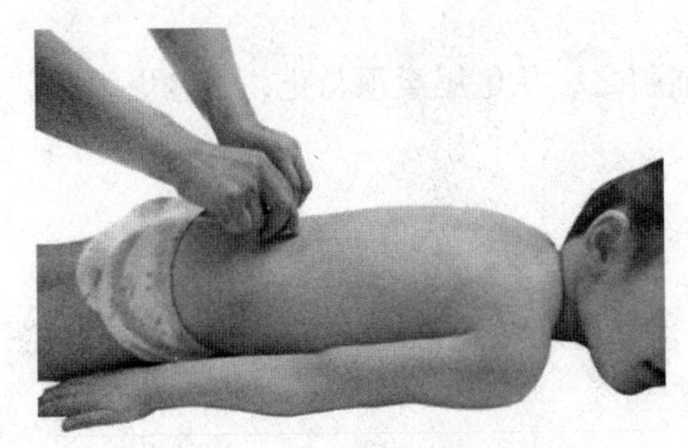

图5-10　普通捏脊法

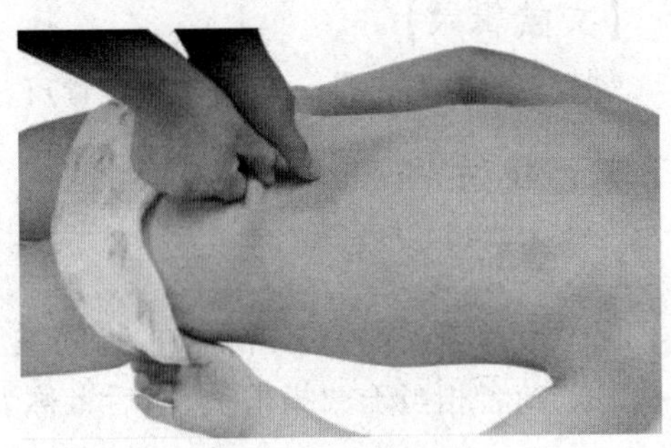

图5-11　冯氏捏脊法

【技术要领】

1. 操作部位均为从龟尾向上推进，直至大椎。

2. 捏起皮肤多少及提拿力度要适当。捏得太紧，不容易向前捻动推进，捏得太松则不易提起皮肤。推进与捏拿速度要快而流利。

3. 捻动向前，直线前进，不可歪斜。

4. 一般捏脊法多 3 遍以上，冯氏捏脊法为 20 遍。最后 1 遍操作时，每捏 3 提 1，力度深重，多有皮肤与筋膜剥离声响。

【临床运用】

1. 两种捏脊疗法的操作方法和作用部位有别。由于人类手的惯常定式使第一种术式主要刺激脊旁，第二种术式（冯氏捏脊）主要作用于脊柱正中。脊旁多刺激夹脊穴和背俞穴，正中则更偏重刺激督脉。

2. 不同的作用部位决定了两种捏脊法的临床运用各有重点。普通捏脊法有很好的调理脏腑功能的作用；冯氏捏脊法捏在正中，正中为督脉所居，督脉为阳经之海，总督一身之阳气，故能促进少儿生长发育，能温阳、通阳、助阳，常用于体质虚弱，尤其以阳虚和气虚为宜。

两种捏脊法广泛用于多种儿科病证，如肺虚之反复感冒、虚喘和哮证缓解期；脾虚之厌食、消瘦、呕吐、泄泻、脱肛；肾虚之遗尿、小便频数、耳鸣耳聋等，能明显增强体质，用于少儿保健。

3. 本法为强刺激手法，长于化积、化痰、行水，用于饮食停积、痰饮、阴寒证的治疗。尤长于治疗疳积，临床又有“捏积”之称。

4. 该法为补中有泻，攻补兼施，故上述病证不论虚实，不论久病新病均可运用，是强身健体的少儿推拿常用方法。作为流派的“冯氏捏脊疗法”几乎所有少儿都用。

【注意事项】

1. 操作时不可拧转。

2. 传统为从下向上捏，近人有从上向下捏的报道，并未见副作用。可根据需要合理选择。

3. 最后的捏 3 提 1 刺激强度大，少儿多哭闹，应操作于最后。

4. 不宜强求弹响。

【文献辑录】

《肘后备急方》：“……拈取其脊骨皮，深取痛引之，从龟尾至顶乃止，未愈更为之。”

八、捣法

【术式】

用中指指端或食、中指屈曲的指间关节髁，有节奏地快速敲打穴位，称为捣法（图 5-12）。前者相当于“指击法”，后者称为“笃法”。

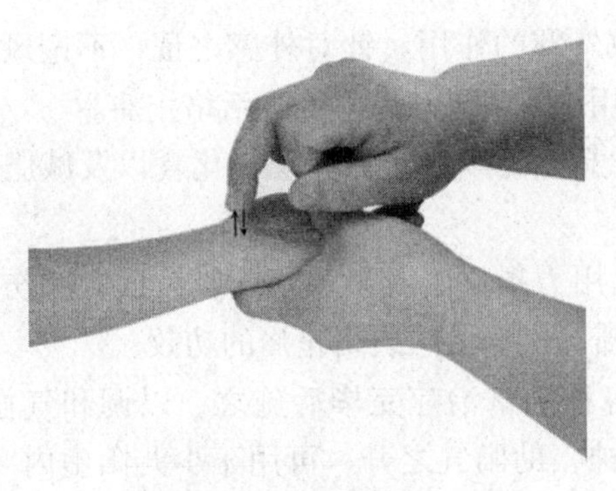
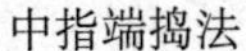
中指端捣法

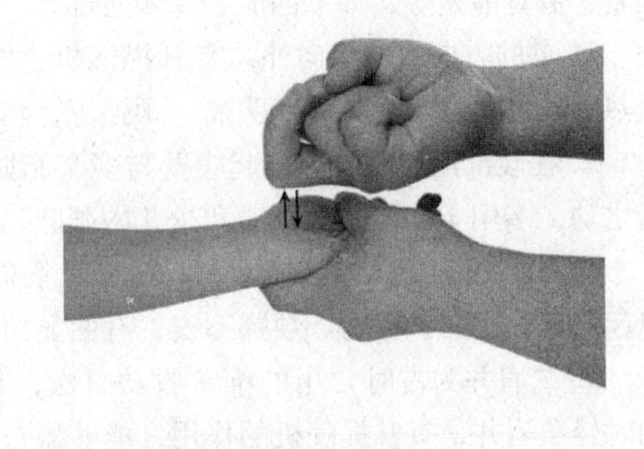
指间关节髁捣法

图 5－12　捣法

【技术要领】

1. 肩肘放松，指间关节屈曲，以腕关节屈伸为主动运动，带动指间关节敲击穴位。

2. 要求穴位准确，接触时间短，瞬间作用，快落快起，用力富有弹性。

【临床运用】

1. 用于点状穴区，特别是四肢关节处，能活络通关，镇惊定志，如捣小天心为古时治疗惊风要穴，现多用于夜啼、抽搐、多动、夜卧不安。

2. 用于头部、额部等肌肉较少之处，嘣嘣声响，与弹法同功，有醒脑开窍的作用。临床可用于少儿遗尿、抽动症、多动症及鼻炎、鼻窦炎、耳鸣耳聋等。

【注意事项】

1. 指间关节自然放松，以腕关节屈伸为主。

2. 落与起的距离不能太长。

【文献辑录】

《推拿三字经》："揉二马，捣小天心，翻上者，捣下良（捣者打也），翻下者，捣上强，左捣右，右捣左。"

九、拿法

【术式】

捏而提起谓之拿。以拇指与食、中二指（三指拿）或与其余四指（五指拿）相对捏住一定部位，再向上提起，称为拿法（图 5－13）。

【技术要领】

1. 沉肩、垂肘，拿起方向应朝向后上方。

2. 同时或交替拿起，快拿快放。

3. 节奏感强。

【临床运用】

1. 重要的放松及消除疲劳的手法。具有疏通经络、活血化瘀之功，用于肢体疼痛、强直，肩背酸楚等，如拿四肢、拿颈肩部。

2. 拿的方向应向上向外，有升提气机、发散外邪的作用。针对外感之证，不论风寒风热，凡恶寒发热、无汗、头痛、颈强等，均可用拿风池以祛风解表，活络止痛。

3. 在腹部用拿法，即拿起腹壁与多余脂肪，又称为拿腹法，有理气化食以及减肥消脂之功，多用于少儿饮食积滞和少儿的肥胖。

4. 拿肚角为特殊拿法，即拿起脐旁大筋向上用力提拿。对于寒湿困脾，饮食所伤所引起的少儿腹痛、夜啼、烦躁不安，有明显的导滞行气、散结通络止痛的功效。

5. 拿肩井为古时常用的推拿收功方法，在各种推拿治疗完毕后施之，以调和气血，同时轻拿肩井，有升提气机的作用，能够振奋精神，助阳气之升。可用于少儿阳虚内寒、气机下陷、精神不振、少气懒言。

6. 除捏而提起外，有时用食指或中指在筋腱上叩拨，即弹筋拨络，亦称为拿法，如拿极泉、拿委中。

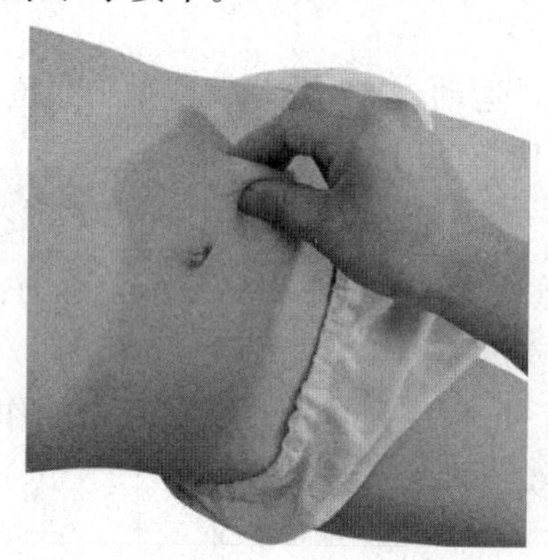

三指拿肚角

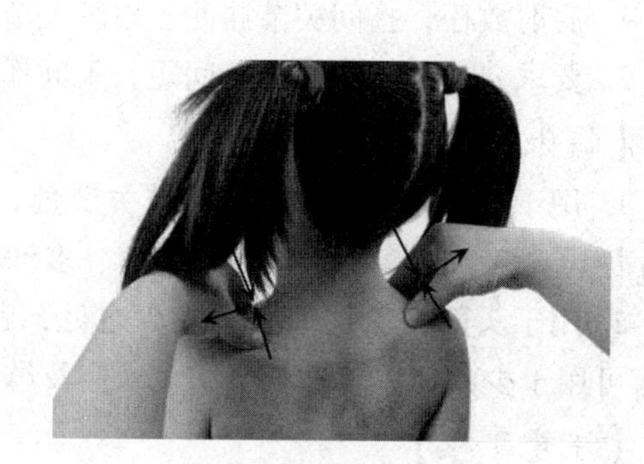

五指拿肩井

图5－13　拿法

【注意事项】

1. 临床有"拿五经"一法。考其操作则非完全拿法。其操作位于头部，以中指置于督脉，拇指和小指分别置于耳上之少阳经，食指与无名指置于督脉与少阳经脉之间的太阳经，五指同时由前向后行推、拿、按、揉直到发际。有疏通经络，祛风散邪的功能，广泛用于感冒和五官病证。

2. 提拿时手指不要屈曲，不能用指甲抠掐，以免引起疼痛等不适感。

3. 补泻的关键在力度，力度的关键在接触面积，如用指端、指腹、指面，甚至整个指或掌作为接触面积，其效力显然不同，故临床应灵活选用。

4. 拿肚角刺激量大，往往用于收式。

【文献辑录】

《厘正按摩要术》："周于蕃曰：按而留之者，以按之不动也……以言手法……或两指对合按之……"

《秘传推拿妙诀》："拿者，医人以两手或大指或各指于病者应拿穴处，或掐或捏或揉，皆谓之拿也。"

《推拿指南》:“按法，此法亦名拿法……一用右手大中二指，相对着力合按之。”

十、按法

【术式】

用指或掌在稍大面积的穴位或部位上做垂直下压称为按法。临床有拇指按、中指按和全掌按、掌根按（图5－14）。

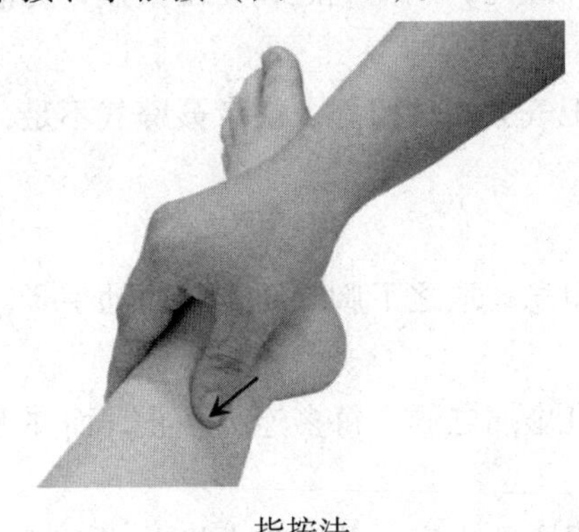

指按法

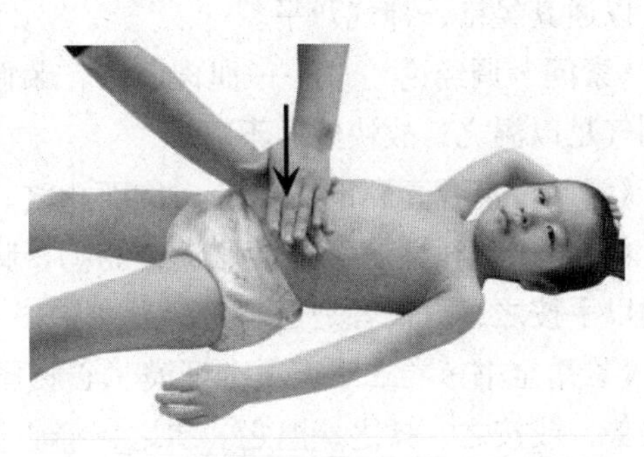

掌按法

图5－14　按法

【技术要领】

1. 着力面积比点大，多用指腹和掌根。

2. 按压的用力方向多为垂直向下或与受力面相垂直，不宜斜向。

3. 用力宜由轻到重，稳而持续，使刺激充分渗透到机体组织的深部。指、掌着力，先轻渐重；由浅入深，得气为度。每按压至少儿局部酸、麻、胀、痛时，可适当停留数秒，放松，再按。

【临床运用】

1. 指按法接触面积小，刺激较强，适用于全身各部穴位及痛点，有较强的止痛作用。掌按法接触面积大，压力亦大，适用于腰背、脊柱和腹部。

2. 按之则热气至。按法是温补法的代表手法，如按肾俞、按小腹可聚元气、散寒邪，适用于少儿遗尿以及一切虚寒证。

3. 按而散之。向下用力，于积滞部位向下用力有消散之功，如脘腹部按法可用于便秘、腹胀、厌食等。

4. 临床上常与揉法、振法结合，组成“按揉”、“振按”复合手法。

【注意事项】

1. 按法与点法的区别在于接触面积，其次在于力度。由于少儿皮肤娇嫩，而点法刺激强度大，故少儿推拿多用指按法，但面积和力度大小只是相对而言，当需要强力施术，如背俞穴等，仍然可以运用点法。

2. 中病即止，尤其是腹部按法，不能太过。

3. 少儿不能准确叙述点、按时的感觉，临床不是通过询问少儿感觉，而是通过观察少儿表情判断是否得气。

【文献辑录】

《素问·阴阳应象大论》："……其剽悍者，按而收之……气虚宜掣引之。"

《素问·举痛论》："……寒气客于肠胃之间，膜原之下，血不得散，小络急引，故痛。按之则血气散，故按之痛止……寒气客于背俞之脉，则脉泣，脉泣则血虚，血虚则痛，其俞注于心，故相引而痛，按之则热气至，热气至则痛止矣。"

《素问·调经论》："神不足者，视其虚络，按而致之，刺而利之，无出其血，无泄其气，以通其经络，神气乃平。"

《素问·调经论》："……肌肉坚紧，荣血泣，卫气去，故曰虚，虚者聂辟气不足，按之则气足以温之，故快然而不痛。"

《素问·离合真邪论》："……按而止之。"

《灵枢·癫狂》："厥逆腹胀满，肠鸣，胸满不得息，取之下胸二胁，咳而动手者，与背腧以手按之，立快者是也。"

《景岳全书·卷二十五·杂证谟·心腹痛》："凡虚痛之候，每多连绵不止，而亦无急暴之势，或按之、揉之、温之、熨之，痛心稍缓。"

《肘后备急方·故卒中五·尸方第六》："闭气忍之数十度，并以手大指，按心下宛宛中，取愈。"

《医宗金鉴》："按者，谓以手往下抑之也。"

《针灸传真》："指针无疏于金针，金针补泻，不外上下迎随。指针补泻，亦不外上下迎随。金针之进退补泻法，则为指针之进退补泻法。不过金针刺入也深，指针按下也浅……针芒有向上向下之分，指头亦有向上向下之别。针头有左右搓转之殊，指头亦有左右推掐之异。行针有提插捣臼之法，用指亦有起落紧缓之势。知用针之诀者，即知用指之诀焉。"

《厘正按摩要术》："周于蕃曰：按而留之者，以按之不动也。按字，从手从安，以手探穴而安于其上也……以言手法，则以右手大指面直按之，或用大指背屈而按之，或两指对过合按之，其于胸腹则又以掌心按之，宜轻宜重，以当相机而行。"

《至游子·卷下·真诰》："消魔经曰：……耳数按抑，则聪彻矣……鼻数按其左右，则气平矣"（按：此亦导引之法）。

《推拿捷径》："……为开通闭塞，导引阴阳之法也。"

《推拿指南》："按法，此法亦名拿法，用手在穴上抑之，使下也。其手术有四：一用右手大中二指相对着力合按之；二用右手大指面直按之；三用大指背屈按之；四用右手掌心按之。"

《平乐郭氏正骨法》："按之操，古名指针，多施于四肢关节之限痛，觅痛处而按之。继旋、滑、进、按之；其痛可减，是谓正痛之按。其痛重者，施近穴按之，谓曰移痛。"

十一、取痧法

【术式】

通过手法刺激使皮肤红赤的方法称取痧法（图 5－15）。其法为医者运用特殊手法快速作用于人体皮肤，使其潮红，并出现细小如沙粒状的深红色或紫红色斑点（痧之名源于此）。

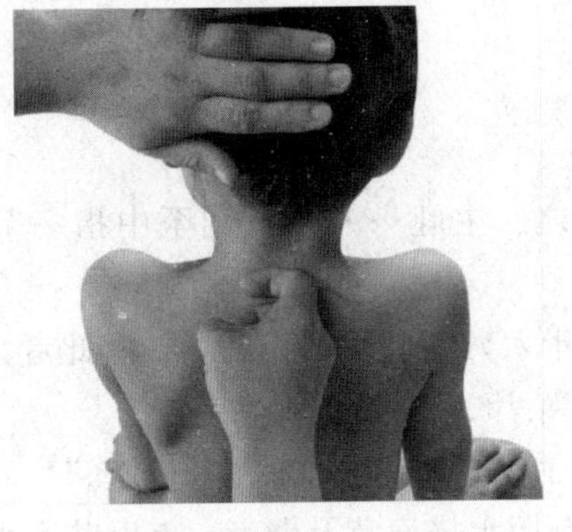
揪痧

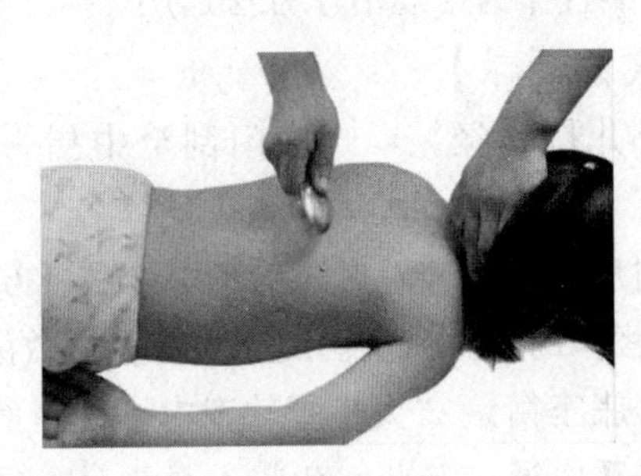
刮痧

图 5－15　取痧法

【技术要领】

1. 取痧的方法很多。推拿取痧的方法主要有揪痧、扯痧、拧痧、刮痧（器械）等。

2. 其中揪痧、扯痧、拧痧操作类似，可用拇指与食指指端捏住皮肤，或用屈曲的食指、中指的中节夹住皮肤，适当用力揪扯或拧，放松；再揪扯或拧，再放松，反复进行。

3. 刮痧是指民间用瓷器、匙、钱币、玉环等的光滑边缘，现多用牛骨或硬塑料做成的专门刮器，紧贴皮肤，来回或单向刮动的方法。

4. 取痧穴位有印堂、人迎、天突、大椎、七节骨等以及前额、前胸、腹股沟、肘窝、腘窝等部位。

5. 手法从重从快。

6. 见痧则止。

【临床运用】

1. 适用于痧证。痧为传统中医病名，指一种由于气候等影响，患者身热不扬、汗出不畅、邪不得解之时，出现胸闷、心慌、头昏、脘痞腹胀、转筋吐泻、周身酸楚疼痛，甚或昏厥等症状的总称。传统医籍有转筋痧、绞肠痧、痧气病、痧胀病等。

2. 取痧类似于皮下出血，具有清解暑热，发散外邪，透营转气的功效。可用于中暑，症见无汗而烦、头昏头晕。此时内因暑热迫蒸，耗气伤津耗液，外因湿蕴闭郁，腠理不通，急以扯法，能清暑透邪，畅达表里，用之即起效。

3. 表实无汗之感冒。外感高热无汗，此时体温可达39℃以上，无汗可出，邪不可解。运用取痧，使皮肤红紫，乃取“红汗”，正应《伤寒论》所谓“衄则愈”。其法在民间广泛应用。

4. 惊风、闭证。可定惊开闭，有一定疗效。

【注意事项】

1. 多用冷水、酒精或植物油为介质。

2. 所用刮器，边缘必须光滑、整洁，刮时要紧贴皮肤，刮的路径应为直线，且与筋脉方向平行。

3. 见痧则止，以局部皮肤红紫为度，不能太过。

4. 少儿皮肤细嫩，应控制力度。

5. 不宜作为常规治疗方法运用。

【文献辑录】

《小儿按摩经》：“横门刮至中指一节掐之，主吐……手背刮至中指一节处，主泻……”

《肘后备急方·卷七·治卒中沙虱毒方第六十六》：“比见岭南人，初有此者，即以茅叶，茗茗，刮去。及小伤皮则为佳，仍数涂苦苣菜汁，佳。”

《痧胀玉衡》：“大小腹软肉内痧，用食盐以手擦之，宜用油盐刮其皮肤。”

《张氏医通·卷九·杂门·臭毒》：“举世有用水搭肩背及臂者，有以苎麻水湿刮之者，有以瓷碗油润刮之者……”

《景岳全书·卷二十五·括沙新按》有一则医案详细记载了刮痧法治疗暴雨后中阴寒痧毒之气：“向子荆人，年及四旬……危在顷刻间矣。余忽忆先年曾得秘传括沙法，乃择一光滑细口瓷碗，别用热汤一盅，入香油一二匙，却将碗口蘸油汤内，令其暖而且滑，乃两手覆执其碗，于病者背心轻轻向下刮之，以渐加重，碗干而寒，则再浸再刮，良久，觉胸中胀滞渐有下行之意，稍见宽舒，始能出声。顷之，忽腹中大响，遂大泻如倾，其痛遂减，幸而得活。”

十二、捏挤法

【术式】

以双手拇、食二指共四指，对称置于穴位四周，同时用力向穴位中央推挤，称捏挤法（图5－16）。

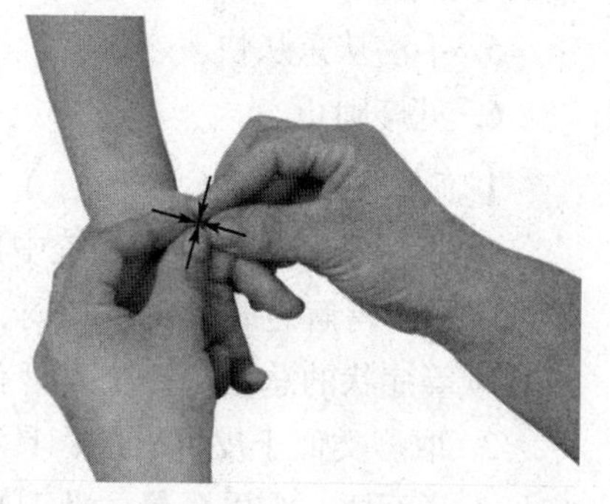

图5－16 捏挤法

【技术要领】

1. 两手四指要对称。穴位在正中央，四指在穴位周围的正方形的四个角上。

2. 捏挤时，为沿正方形的对角线同时向中央运动。

3. 捏住的皮肤要着实，两手用力要同时向里挤，不能一手轻，一手重。

4. 手指在皮肤表面并无摩擦，但却推挤皮下组织。

5. 节律性强。

【临床运用】

1. 强刺激手法，其刺激量比常规推拿方法强，比取痧法（刮痧、拧痧、扯痧）弱，具有与取痧同样的功效。用于少儿发热、中暑、神昏、感冒等。如捏挤大椎能解表退热，用于外感发热；捏挤板门长于清胃退热，用于食积发热，对于少儿饮食积滞所引起的发热，既能退热，又能消积，标本同治，疗效较佳。

2. 消导之力较强，可消食化痰，如捏挤神阙、捏挤天枢，可用于少儿厌食、腹胀、呕吐、泄泻等。对痰涎壅盛、咳喘气急、喉间痰鸣、鼻翼扇动等亦有疗效。

3. 清利咽喉，用于少儿乳蛾、喉闭、声嘶等也有疗效，如捏挤天突穴。

【注意事项】

1. 一般穴位操作 10～20 次即可。对于高热、中暑则捏挤至局部见痧为度。

2. 该法具有与取痧相同功效，却比取痧柔和，少儿和家长易于接受。

3. 一般用于推拿结束之时。

十三、擦法

【术式】

用指、掌或鱼际紧贴皮肤，稍用力下压并做上下或左右直线往返摩擦，使之产生一定的热量，称为擦法。擦法分为指擦法、掌擦法、大鱼际擦法、小鱼际擦法 4 种（图 5－17）。

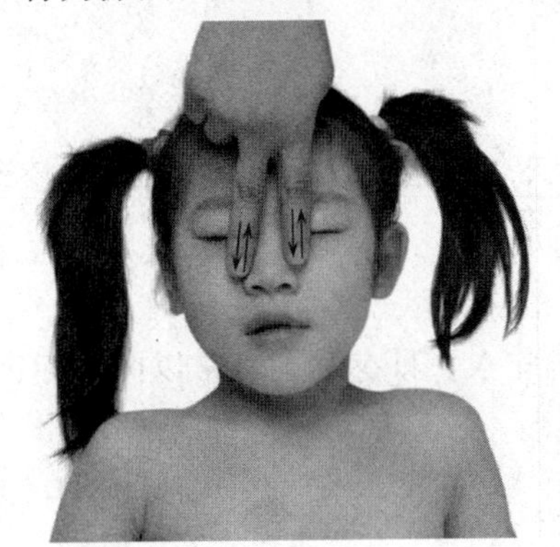

指擦法

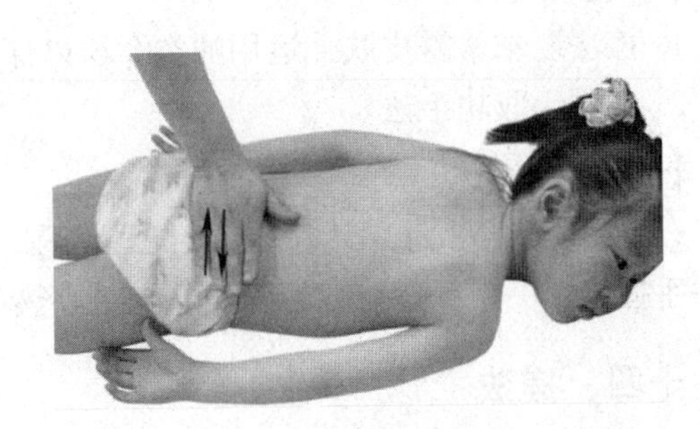

掌擦法

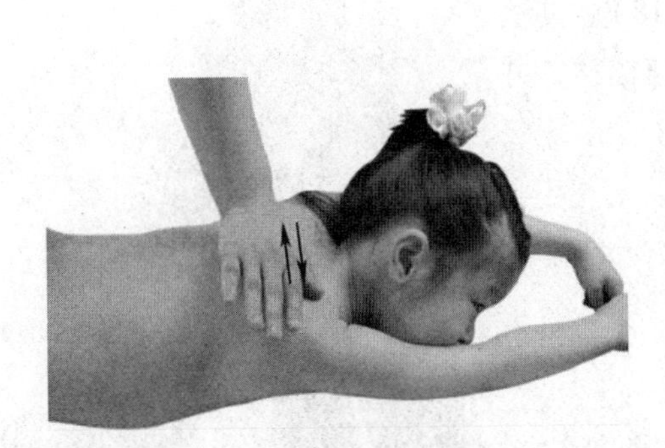

大鱼际擦法

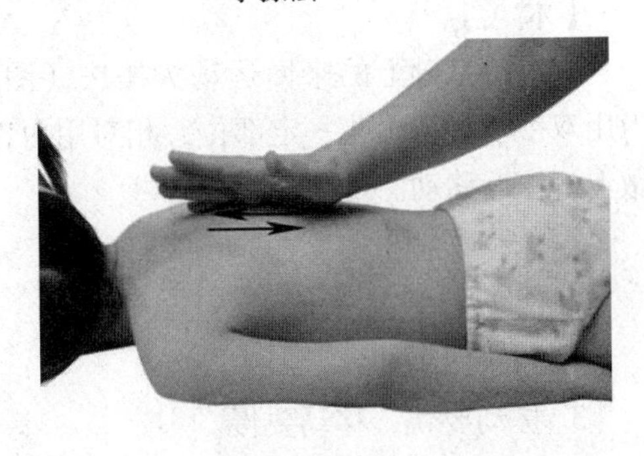

小鱼际擦法

图 5－17　擦法

【技术要领】

1. 直线往返，不可歪斜。

2. 着力部位紧贴皮肤，力度适中，较摩法重，不可擦破皮肤。

3. 频率较推、摩法快，约 160～240 次/分，动作要求均匀连续，节奏感强，以透热或皮肤潮红为度。

【临床运用】

1. 擦法属于温热刺激，能温经通络，温经散寒，解痉镇痛。广泛用于风寒外束，肌腠闭郁，正邪相争之外感寒证，同时又用于脾胃虚寒之胃痛、腹痛、消化不良等，能温中而散内寒；对肢体麻木，痹痛不止等经脉客寒也能逐之。如小鱼际横擦风池、风府可祛风解表散寒；擦命门可温补肾阳止遗；全掌擦关元、八髎可温阳止泻。

2. 擦法渗透力强，产热较多，故许多医家凡推拿结束，在损伤部位用擦法，使热力透下，以加强疗效。

3. 重擦又能散热，扩张血管，甚至使局部红紫，所以热证、实证及危重症也常用擦法。

4. 擦脊：用全掌紧贴脊柱，快速往返擦脊，以脊柱透热为度。擦背俞穴：以小鱼际置于膀胱经第一线，平行于脊柱，上下来回快速擦之，透热为度。要求两侧均擦。

5. 指擦法：常用于五官疾患，如指擦鼻旁、耳周，可以温热通窍，对于鼻塞流涕以及耳鸣耳聋有明显的改善作用。

【注意事项】

1. 擦法要求暴露皮肤，运用油类介质以保护皮肤，防止破损，以及加强药力渗透。

2. 常作为收功手法。

【文献辑录】

《寿亲养老新书》：“其穴在足心之上，湿气皆从此入。日夕之间，常以两足赤肉更次用一手握指，一手摩擦。数目多时，觉足心热。”

十四、搓法

【术式】

在夹持基础上的来回运动为搓法（图 5－18）。其法为用双手掌夹持少儿一定部位，相对用力，快速搓揉，并做上下往返移动。

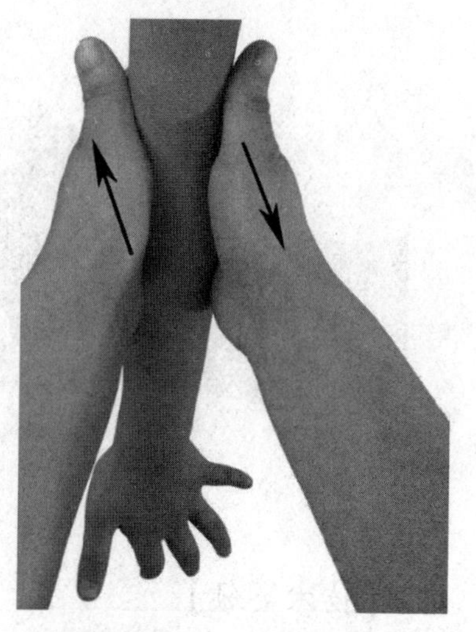

图 5－18　搓法

【技术要领】

1. 夹持松紧适度。

2. 双手用力均衡。

3. 搓动要快，移动要慢。

【临床运用】

1. 运用于柱状部位，如上肢、下肢、胸廓和胁肋等。

2. 用于四肢活血化瘀，放松肢体；用于胸廓和胁肋能顺气、化积、化痰、消痞、散结。

【注意事项】

1. 操作时，切忌粗暴，不用蛮力。

2. 如少儿不合作，或哭闹，不宜在胸胁部操作，以免岔气伤。

【文献辑录】

《小儿按摩经》：“按弦搓摩：先运八卦，后用指搓病人手，关上一搓，关中一搓，关下一搓，拿病人手，轻轻慢慢而摇，化痰可用。”

《医宗金鉴》：“……先以手轻轻搓摩，令其骨合筋舒……”

《保赤推拿法》：“搓者，医指在儿经穴，往来摩之也。”

《厘正按摩要术》：“周于蕃曰：搓以转之，谓两手相合而交转以相搓也，或两指合搓，各极运动之妙，是从摩法生出者。”

十五、捻法

【术式】

用拇指和食指螺纹面相对拿捏住一定部位，做均匀和缓来回捻揉的方法称捻法（图 5 – 19）。

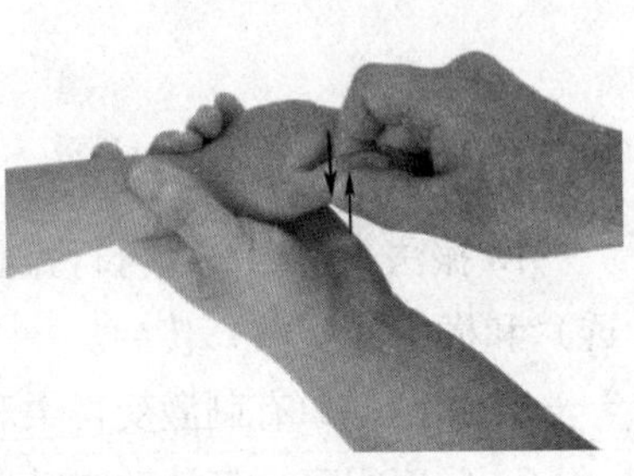

图 5 – 19　捻法

【技术要领】

1. 肩肘放松，拇、食指螺纹面捏而揉动。捏揉谓之捻。

2. 捻动速度快，一般 160 ~ 200 次/分，移动较慢，连贯而不停顿，即紧捻慢移。

3. 着力对称，流畅自然。

【临床运用】

1. 适用于手指、足趾等四肢小关节。捻动有舒筋活络，畅通气血之功。用于指趾损伤、疼痛、功能障碍等。

2. 捻耳与依次捻手指与脚趾，是重要的调节心神、健脑益智之法，用于少儿脑瘫、语言障碍、耳鸣耳聋、多动等。

3. 治疗肌性斜颈时，可对胸锁乳突肌施以捻法，能有效地伸展肌肉，加强疗效。

【注意事项】

夹持力度适宜，不能太紧也不能太松，动作要灵活，手法不可呆滞，边捻边移动。

【文献辑录】

《保赤推拿法》：“捻者，医以两指摄儿皮，微用力而略动也。”

《厘正按摩要术》：“双凤展翅法，法治肺经受寒。医用两手中、食二指，捻儿两耳尖，向上三提毕。”

十六、振法

【术式】

对穴位或部位施以高频率振颤的方法为振法。有掌振法和指振法（图 5 – 20）。

【技术要领】

1. 以指或掌吸定于某一部位或穴位，前臂强直性收缩，静止性振颤。操作时医者肢体表面静止或高频率来回抖动，少儿感觉局部振颤。

2. 要求医者蓄力于掌或指，形神合一。

3. 振法要求幅度小，频率高，达 300 ~ 500 次/分。

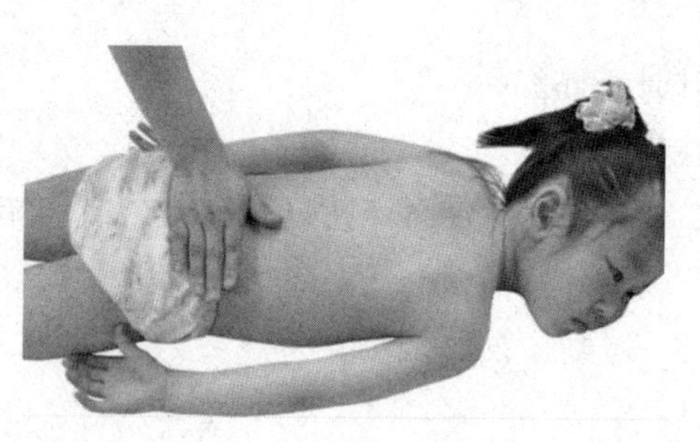
掌振法

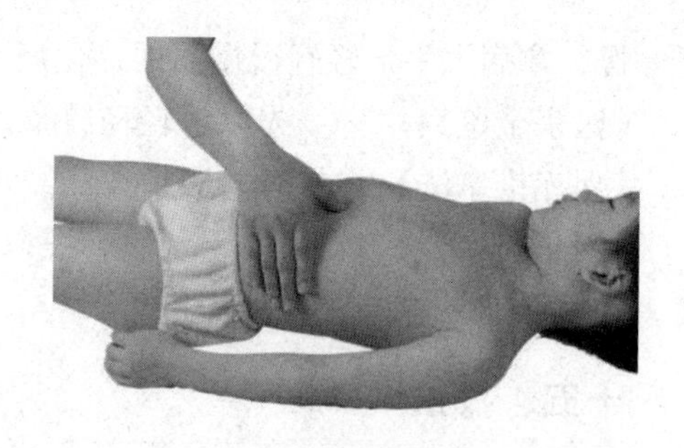
指振法

图 5－20　振法

【临床运用】

1. 振法先有点按，再行振颤。有了振颤，产生机械波，有利于点按刺激的纵向（深透）和横向（扩散）传导。

2. 振颤使原有刺激变得柔和。

3. 频率很高，有消散之功。于肢体可通经活络，镇痛消炎；于脘腹能消积化浊，消痞散结；于小腹和腰骶可导引元气，以温补见长。

【注意事项】

1. 一般先按压得气再振颤。

2. 振颤与放松交替进行。

3. 振法常常与揉法、按法相配合，如振按百会、振按丹田。

【文献辑录】

《诸病源候论・风身体手足不随侯》：“《养生方・导引法》云：极力左右振两臀，不息九通，愈臀痛劳倦，风气不随。振两臀者，更互，犹言厥，九通中间，偃伏皆为之，名虾蟆行气，久行不已，愈臀痛劳倦，风气不随，不觉痛痒，作种种形状。”

十七、弹法

【术式】

一指指腹紧压另一指指背，两指向相反方向同时用力，使一指在瞬间弹出，对治疗部位产生一种快速刺激的方法称为弹法，又称弹击法或指弹法。临床有指背弹与指腹弹两种方法（图 5－21）。

【技术要领】

1. 指背弹用中指或食指与拇指配合，以中指或食指弹出；指腹弹用食指指腹弹出，为将食指指腹压在中指指背上，中指对抗用力上抬，同时食指迅速从中指背上滑下，弹击接触面。

2. 用力应适度。

3. 接触皮肤时一般时间短暂，随弹随起。

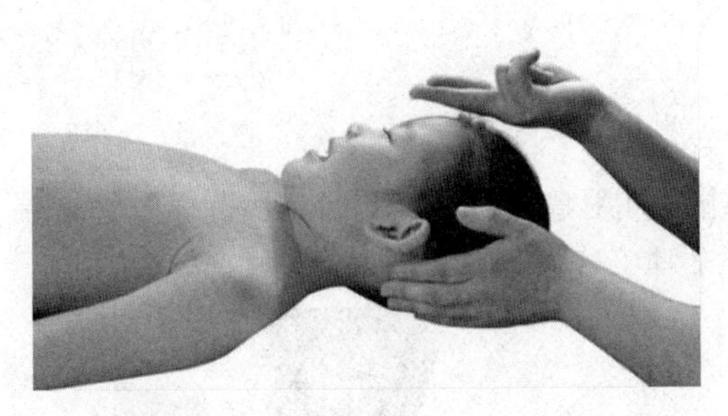
指背弹法

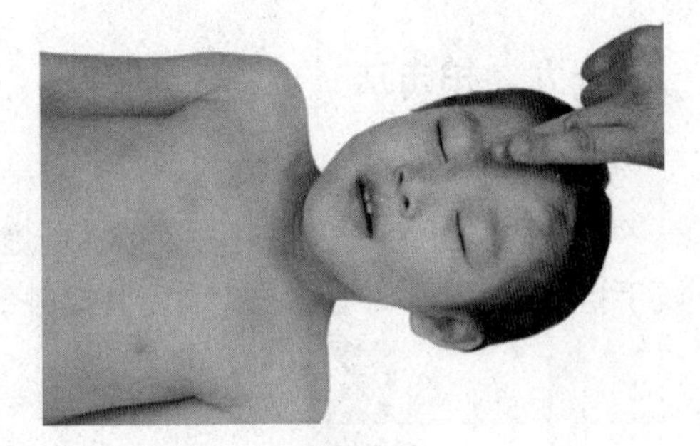
指腹弹法

图 5－21　弹法

【临床运用】

1. 指腹弹较指背弹力度和缓，临床运用更广泛。

2. 多用于头部及五官部的弹击，具有健脑益智，开窍启闭之功效。临床多用于少儿脑瘫以及鼻窦炎、耳鸣耳聋的治疗。

【注意事项】

1. 力度适中，忌用蛮力。

2. 以局部出现麻木感或潮红为度。

十八、啄法

【术式】

五指自然并拢呈梅花形，以腕关节的屈伸为动力，以诸指指端为着力点，做轻快而有节律地击打治疗部位，如鸡啄米状，称为啄法（图 5－22）。本法可单手操作亦可双手操作，但以双手操作为多。

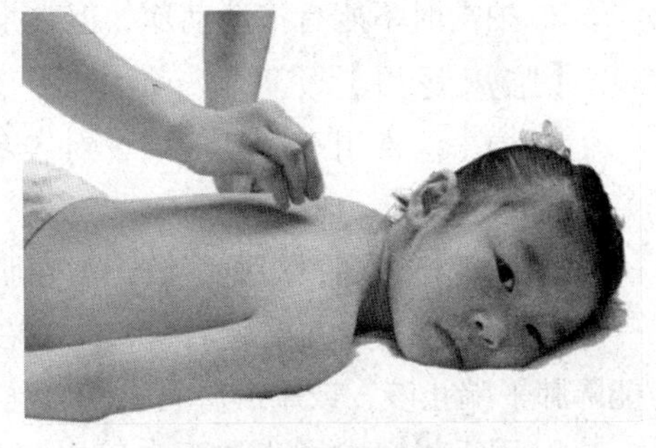
图 5－22　啄法

【技术要领】

1. 腕、指均需放松，以腕的屈伸为主。

2. 手法要轻快灵活，有节律性，双手配合自如，节奏感强，以透热或皮肤潮红为度。

【临床运用】

1. 适用部位多为头部，具有安神醒脑、疏通气血的功效。

2. 脊柱用啄法时，可振奋阳气，促进少儿生长发育，可作为常规保健手法，同时因为对脊柱骨髓的刺激可补肾壮骨、增高益智，对于少儿身材矮小以及遗尿盗汗也有很好的疗效。

【注意事项】

要求腕关节灵活。

十九、拍击法

【术式】

拍击法可分为拍法和击法。拍法用虚掌，击法可用掌根、掌尺侧缘、拳背以及手指端或手指背（图5-23）。二者均用其接触部位，节律、短促、快速地拍（击打）体表。

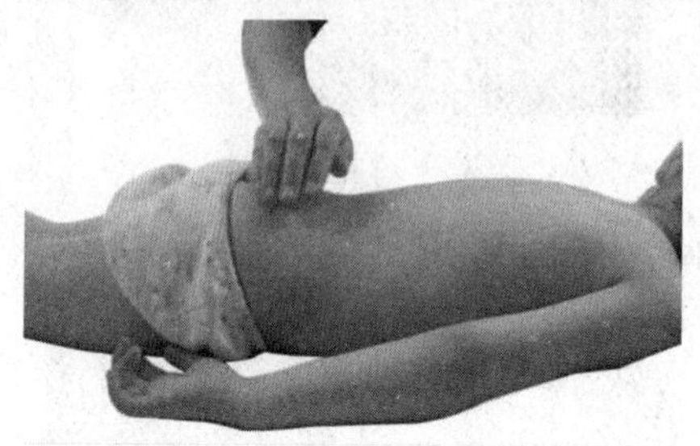

掌拍法

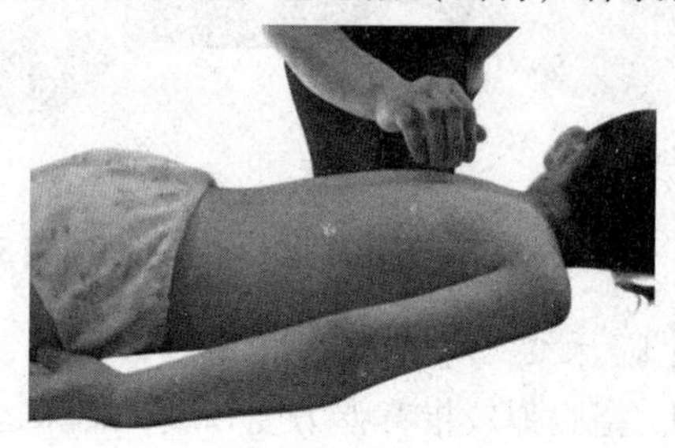

指端击法

图5-23 拍击法

【技术要领】

1. 肩、肘、腕关节充分放松。

2. 接触部位，如虚掌、掌根、掌尺侧缘、拳背及手指端、手指背均应垂直作用于治疗部位。拍击时作用时间短促，即迅速拍击，迅速抬起，频率宜快，节奏感强。

3. 拍击时不能有拖动动作，但整个拍击过程中可缓慢移动。

【临床运用】

1. 拍击法常用于通经活络，对各种痹证、痿证、脑瘫、四肢麻木、感觉迟钝等有较好疗效。

2. 能解痉止痛，活血舒筋，消除肌肉疲劳，常用于上下肢治疗结束后的放松动作。

3. 前后夹持少儿前胸后背，或左右夹持少儿两胁肋，节律性轻轻从上至下缓慢拍打，能降肺平喘止咳，或平肝降胃，消食化积，是少儿常用的降法之一。

4. 用手指端或指背如雨点般击打头部，既可提神醒脑，开窍益智，又可镇静安神，镇惊止痉。

5. 以食指、中指指腹或食、中、无名三指指腹在穴位上一起一落拍打的方法是一种特殊的拍法。该法以凉水为介质，往往具有清降作用。如一手扶持住少儿前额，另一手蘸凉水从上至下轻拍天柱骨至局部潮红具有清热解表的功效。而复式手法中打马过天河亦是运用了该法，退热疗效佳。

【注意事项】

1. 掌拍时只可虚掌，不可实掌。

2. 指拍时要求手指并拢，主要用于线性穴位。

【文献辑录】

《名医类案·卷十》：“游让溪翁云：被廷杖时，太医用粗纸以烧酒贴患处，手拍血消，复易之。”

二十、叩法

【术式】

手握空拳，五指张开，以五指指端，在一定部位或穴位上进行叩击，称为叩法（图5－24）。

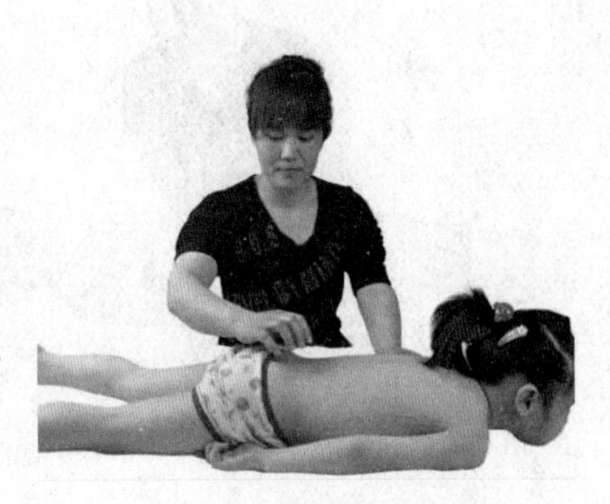

图5－24　叩法

【技术要领】

1. 术者肩、肘、腕放松，以腕发力，五指自然张开。

2. 叩击时用力要稳，轻巧而有弹性，动作要协调灵活。

3. 叩击要有节律，可虚实交替，力度轻重交替，节律刺激，每分钟120次左右。

【临床运用】

1. 疏通经脉，通络止痛，开窍醒脑，消除疲劳。可用于全身各部位，常用于头、肩背、胸及上、下肢。

2. 脊柱的叩法，振奋阳气，益肾壮骨作用同脊柱啄法。七节骨，从下往上叩能温阳止泻，从上往下叩则清泻通便。

3. 叩四肢长骨两端，刺激骨骼的发育，对于少儿增高有一定疗效。叩足三里也可作为日常保健手法。

【注意事项】

叩法同啄法、拍击法类似，均要求腕关节灵活，以皮肤局部潮红或麻木为度。

二十一、荡法

【术式】

术者立于少儿右侧，双掌重叠，左掌在下，双掌置于脘部，与腹正中线垂直。先以掌根用力斜向将腹部推向对侧，旋即改用手指，斜向将其拨回，手掌与手指交替推按，如波浪般使腹部左右荡漾，故而得名。边荡漾边逐渐向下移动，从上至下为1遍，反复操作1～3分钟（图5－25）。

【技术要领】

1. 叠掌时，接触皮肤部位的手一定是小鱼际靠近剑突，虎口靠近肚脐。不要弄错。由于人类手的自然定式使小鱼际有从上至下挤压的趋势。

2. 掌推向对侧和手指将其拨回的幅度要一致，使之左右荡漾如波浪般。

3. 力度大小以少儿能忍受为宜。

【临床运用】

1. 作用于腹壁肌肉与脂肪，减肥有效。

2. 使胃肠荡漾，加速其蠕动，治疗厌食、腹胀、便秘有良效。

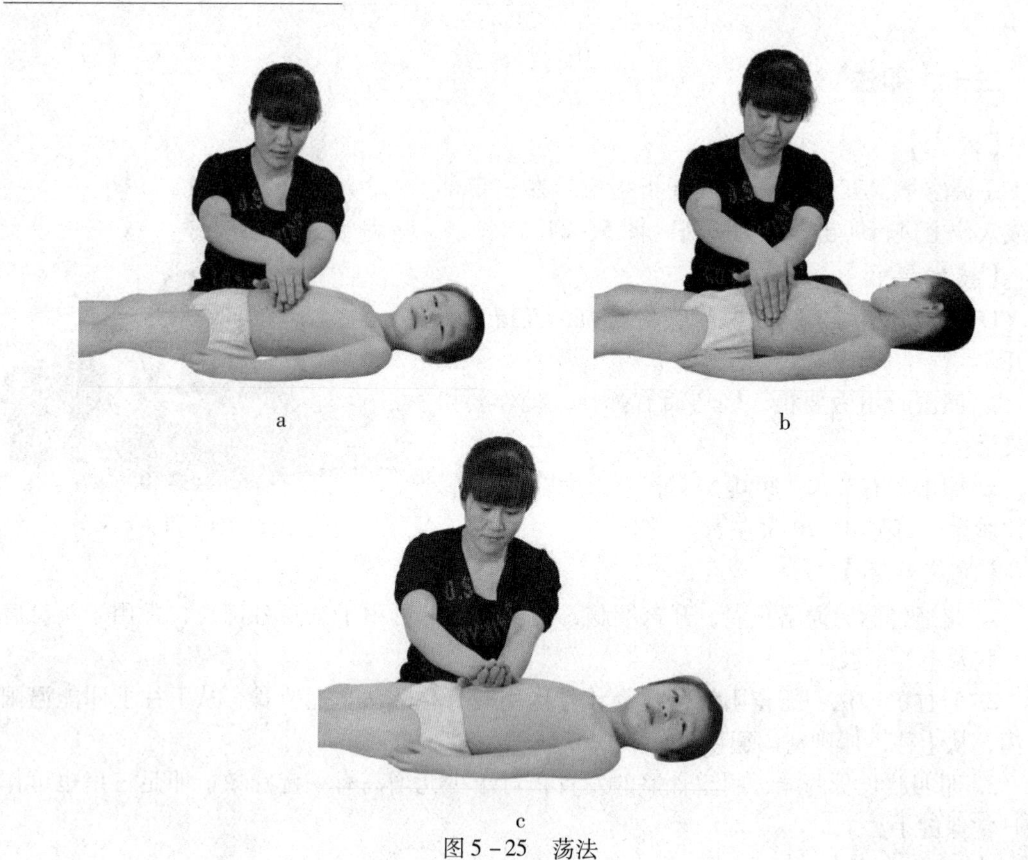

a　b　c

图 5－25　荡法

【注意事项】

1. 方向从上至下。
2. 力度不可过猛。
3. 部分少儿腹肌紧张时，不宜强行荡漾。

二十二、挪法

【术式】

少儿仰卧，术者立于少儿右侧，或两腿分开，将少儿夹于中间，以臂伸直，两手握拳，拳面相对，以拳背抵于前正中线两侧，先按压，再两拳内旋，并逐渐向下移动，从上至下为 1 遍，操作 10 遍（图 5－26）。

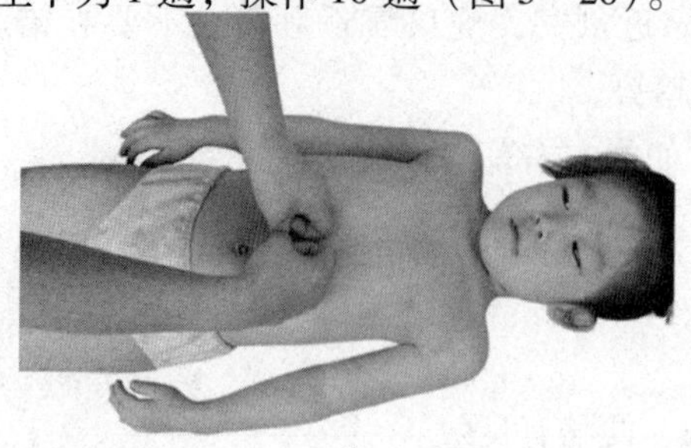

a　b

图 5－26　挪法

【技术要领】

1. 前臂伸直。

2. 按压基础上的内旋。

3. 从上至下逐渐移动。

【临床运用】

1. 重要的减肥术式，用于少儿肥胖。

2. 对腹壁肌肉刺激较强，可用于腹肌松弛。

3. 通腑之要法，治疗厌食、腹胀、便秘等有效。

【注意事项】

1. 挤压的力度要适中，不能太强。

2. 多隔衣挪动，以减少对皮肤的刺激。

【文献辑录】

《小儿推拿学》："挪法综合有按压与回旋的双重作用。按压增加腹内压，回旋挤压肠中糟粕与积滞，泻下通腑不输大黄，但相当安全。"

二十三、挤碾法

【术式】

一手手掌置于腹部脂肪堆积旁，另一手握拳，拳背抵于堆积脂肪另一旁，手掌与拳背同时反方向用力，旋转，挤碾局部脂肪（图 5－27）。操作至局部灼热为佳。

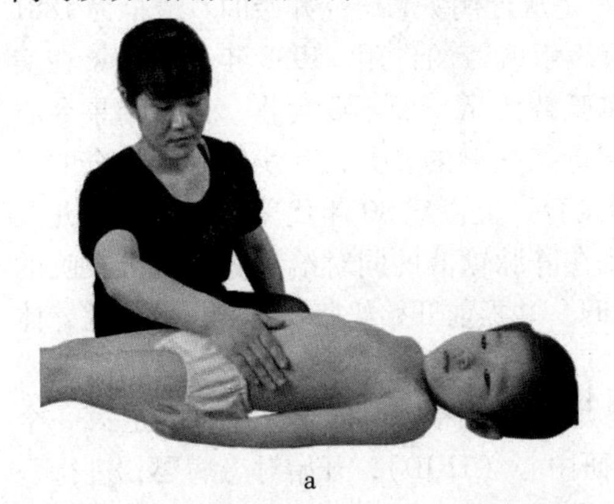

a

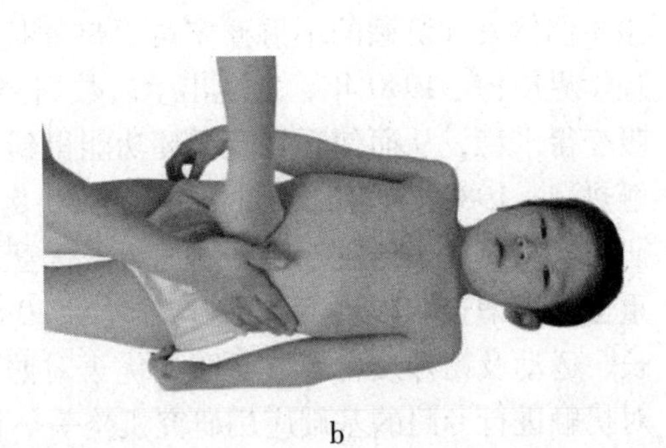

b

图 5－27　挤碾法

【技术要领】

1. 两手协调，将堆积脂肪夹持于两手中间，再行挤碾。

2. 用力挤压。

【临床运用】

主要用于少儿肥胖。

【注意事项】

1. 多隔衣或运用介质。

2. 操作时观察少儿表情，以其能忍受为度。

3. 局部操作至红赤即可。

【文献辑录】

《小儿推拿学》："挤碾法直接夹持腹部堆积脂肪，直接挤压之，减肥有良效。"

附：婴幼儿抚触疗法

与少儿推拿最为接近的学科是西方的婴儿抚触疗法。

少儿推拿从明清发明到今天已经走过500多年的历史，可至今仍然未能普及，也少有进入其他国家。而西方的婴儿抚触疗法从发明至今不过100年，却已经风靡全球，创造了巨大的社会和经济效益。学习婴儿抚触疗法，借鉴其先进理念和方法，了解其市场培育与推广之路对于中国少儿推拿的未来发展有积极意义。

婴儿抚触是一种将按摩疗法应用于婴幼儿，以促进婴幼儿体格及智力的生长发育和增进母子之间感情的一种医学补充和替代方法。这种疗法目前已普及全球，并在西方国家越来越多地用于某些婴幼儿疾病的治疗。

（一）国外发展

婴儿抚触的研究历史虽没有少儿推拿历史悠久，但在发达国家婴儿抚触的概念早已被广泛的接受和普及，并得到广泛的运用且取得了良好的效果。目前在北美、南美的哥伦比亚、智利，欧洲的英国、德国、俄罗斯，亚洲的菲律宾、马来西亚、韩国、新加坡等都广泛开展。

西方的婴儿抚触疗法其概念源于英语Touch，是从近代按摩研究开始的。最早为1881年柏林大学abludows发现对运动后肌肉的按摩有缓解疲劳的作用。1938年，Harlow在实验中偶然发现饥饿的小猕猴宁可要母猴抚摸（实验替代品）而不要食物，这一结果令心理学界震惊。1940年，发现出生后数周经常得到母亲抚触的婴儿，其浅促而不完全的呼吸变得平稳，从而使呼吸及循环功能得到更好的发育。上世纪80年代美国兴起了婴儿抚触热潮。1982年，Dr. field报道了对30例早产儿在静脉输液的同时给予橡皮奶头吸吮的研究，结果显示通过抚触明显缩短了胃管营养时间，并提前开始奶瓶喂养，提前出院，体重也明显增长。1986年又报道通过对20例早产儿实施抚触，发现治疗组的婴儿体重增长、运动及精神发育等方面明显优于对照组的婴儿。1991年，美国建立了世界上第一个对抚触进行专门的基础应用研究机构——抚触科研中心（TRID），开始对患病婴儿进行一系列的按摩应用研究，认为抚触对患病婴儿也有明显的优点，如HIV携带婴儿、可卡因成瘾婴儿、哮喘少儿、有睡眠障碍的少儿、患有癌症的少儿等。美国加州大学还提出了多元智力学说，即通过抚触刺激大脑中语言智力、运动能力、自知能力、数理逻辑、音乐能力、社交能力、空间智力等相应区域，进而促进智商和情商发育。

目前国际上开展抚触的研究主要是：新生儿专科的部分技术；社会与行为发育的辅助技术；对疾病儿的一种物理疗法等。国外研究表明，抚触可促进早产儿的体重增加、行为功能发育、提高免疫反应性、增进亲子间感情、提高幼儿的情商，使他们更好地适应社会。

（二）国内市场运作

1995 年，美国强生（中国）有限公司首次将婴儿抚触这一新概念带到中国，作为卫生部基层卫生与妇幼保健司的合作项目得到了中华医学会儿科学分会、中华护理学会、中华医学会围产医学分会的联合推荐。先后邀请美国和英国的儿科专家来到中国，在北京、上海、广州举办了婴儿抚触培训班。来自全国的产科、儿科专家接受了培训，同时在全国各大专业医护机构进行临床实践和推广，取得了良好的效果。

在全国大中城市中多家医院开展婴儿抚触项目，建立经国家认证挂牌的标准婴儿抚触室，专业培训抚触师，并逐步从医护人员推广到普通人，特别是新生儿父母在家庭进行床边抚触。如上海国际妇婴保健院成立了全国第一家婴儿抚触室，其他医院相继也开展了婴儿抚触项目。其他城市如广州、天津、太原、吉林等城市普遍开展了婴儿抚触的工作纳入产科和儿科整体护理工作范畴，并将婴儿抚触技术作为妇幼保健培训的主要内容，建立了标准的婴儿抚触室。

中华护理学会于 2000 年、2001 年和 2003 年分别在北京、上海和南京举办了“强生杯”全国婴儿抚触大赛。2001 年又组织全国 100 多家医院的医务人员就开展抚触项目的临床研究和体会汇编《婴儿抚触论文集》，其中有 15 篇文章获得全国奖项。

美国强生公司在公益性推荐该项目的同时，投入大量人力与物力研制了与抚触有关的系列产品，如爽身粉、按摩精油、洗浴液等，取得了很好的社会与经济效益。

在市场培育方面，婴儿抚触能够打开市场，蓬勃开展的原因在于：

1. 疗法本身的科学性：婴儿抚触作为专项技术，确有疗效，这是其核心因素。只有让产妇实实在在感受到抚触的作用及疗效，抚触才能更好地发展，婴儿抚触的概念才能广泛被接受和普及。

2. 获得政策支持：婴儿抚触的推广从一开始就走上层路线，得到国家的认可，得到相关政策的支持，这是其成功的关键。

3. 培育团队：婴儿抚触的推广建立了相关的团队，分别从事宣传、研发、攻关；通过团队从不同层面的努力与拓展，通过医务人员的宣传、示教与推广，使婴儿抚触深入人心，产妇及家属能够正确认识并对待抚触。

4. 专业的技术及优质服务是婴儿抚触能够长久的保证。对医务人员，尤其是妇产科医护人员定期的培训，以及开展抚触大赛等活动，激发临床专业活力。

总之，婴儿抚触作为一种崭新的育儿理念，正在被越来越多的人接受，人们越来越重视与少儿的交流。这种交流不仅体现在语言上，更体现在与少儿肌肤的亲密接触中。刚刚出生婴儿需要温柔的皮肤接触，当双手触摸少儿稚嫩的肌肤时，爱会通过手指去传递，这种抚触有助于少儿的身心健康发育，这也是为什么婴儿抚触能够进入医院、进入社会、进入家庭的关键所在。

（三）机理

少儿抚触是运用手法作用于人体体表的特定部位，以机械力学刺激调节机体功能。这种外治法无论是通过机体的神经、内分泌还是免疫系统发挥治疗作用，都离不开触觉和压力觉感受器这一关键的起始环节。报道称受试者的诸类感受器均能对以指揉为代表的手法发生反应。指揉法刺激诸类感受器，能引导出同一形式的连续性神经冲动，这与针刺时神经反应随针术改变而改变明显不同；同时，指揉法对于接触区域以外的部位也引起放电现象，表明其刺激反应不局限于施术点，具有传导性、深透性和与某些部位的关联性。

多种实验证实少儿抚触对婴儿有益。已经有明确的实验表明少儿抚触有促进早产儿体重增加的作用，并认为可能是通过提高代谢率或减少不良反应的压力而实现。

另一些实验发现婴儿抚触可兴奋迷走神经，调节胰岛素和胃泌素分泌，能促进生长激素分泌，增加婴儿食欲，有利于身高、体重增长，还可促进 β－内啡肽、5－羟色胺等，从而调节婴幼儿免疫活动；其最直接的影响为亲密父母与婴儿的关系等。

（四）方法

少儿抚触疗法的程序为按头面、胸、腹、四肢、背、臀的顺序进行；其主要手法有摩、揉、推、抹、点、按、拍、擦，以及运动肢体关节等；抚触手法要求轻柔，以使少儿舒适和得到安抚为原则。

1. 头面部

两拇指指腹交替按压两眉正中数下，沿眉弓由内向外滑行至颞部，并逐渐上移，直到从前额正中央滑推至两侧颞部；双手拇指指腹分别从下颌中央向外上方滑动至耳前；左手置儿头右侧枕部，抬高头，离床 2cm 左右，右手掌从前额发际向枕后抚触，中指停于耳后乳突部；换右侧抚触，方法同上。

2. 胸部

两手分别从胸部外下方向对侧外上方滑动。

3. 腹部

顺时针方向按摩少儿腹部（不按摩脐部），用指尖在新生儿腹部从左向右按揉，诱导出肠蠕动及肠鸣为佳。

4. 四肢

左手握住少儿左手腕和手，右手呈半圆形握住其上臂，从上至下滑推至手腕，并在滑行过程中，逐一按压上肢肌肉。双手交换，重复上述动作。用拇指从手掌心按揉，直到手指；从手背按揉至手指。同法依次抚触少儿右上肢、左下肢、右下肢。

5. 背部

少儿俯卧位。术者以两手掌分别于脊柱两侧由中央向两侧滑动，双拇指分别置于脊柱两侧，从下至上，从内到外按揉。

6. 臀部

两手食、中、无名指腹在新生儿臀部环行抚触。

以上每个动作操作 3～5 次，开始力度很轻，以后逐渐加重。

改良手法：抚触顺序不变：①头面部：脸部 4 式，即眉头、眼窝、人中、下巴用双手拇指往外推压，划出一个微笑状。②胸部：将常规的从胸部左下方向右上方滑动改为术者双手置于婴儿胸前，向中间推抚并形成“♡”。③腹部：两手交替在腹两侧轻轻拔动；手指在婴儿腹部如走路般快速轻点；一边念“I Love You”，一边在腹部写“I”、“L”、“U”。④四肢：举婴儿上肢，轻搔其腋窝；以 8 字形轻按婴儿小脚掌。⑤背部：轻扫和按揉婴儿背部；以食、中、无名指，从颈部至尾骨轻按每一椎间隙。

（五）安全性

从相关著作及临床运用来看，无论对足月或不足月婴儿按摩都未发现重大风险。但介质使用不当则可造成某些危害。如芥末油或橄榄油可能影响新生儿皮肤的屏障作用，而葵花子油中丰富的亚油酸则对皮肤的完整性和通透性的改善有一定促进作用。

（六）问题

支持抚触疗法的科学证据比较有限，有些研究成果可能基于某些偏见。报道的某些实验，如增加体重、影响心理健康、促进婴儿气质或精神发展等，因数量较少，无法对其进行统计分析。

（朱霜菊、王浩霖、王建红、陶牡丹、张月琦）

第六章　少儿推拿复式操作手法

第一节　少儿推拿复式操作手法的定义与源流

少儿推拿复式操作手法是指具有特定动作与步骤、特定名称和主治功用的一类手法。最早的少儿推拿复式操作手法记载见于明代徐用宣在永乐年间（1403～1424 年）著成的《补要袖珍小儿方论》，其第十卷为徐氏家传"秘传看惊掐筋口授手法论"，其载复式手法两种，即"龙入虎口"与"苍龙摆尾"。最早的复式操作手法不仅数量少，操作简单，适应证也限于当时的儿科急症惊风。但它毕竟开创了多穴位多手法联合运用的先河。我国第一部少儿推拿专著《小儿按摩经》收录有少儿推拿复式操作手法二十余种，其中包括黄蜂出洞、水底捞月、退天河水、天门入虎口等；治疗范围大有拓展，除用于惊风外，还用于寒热不调、无汗、高热、吐泻、虚热、寒痰、黄肿等，从而奠定了少儿推拿复式操作手法的基础。以后的少儿推拿著作大都以此为蓝本，进行增添与改良。

第二节　少儿推拿复式操作手法的名称

少儿推拿复式操作手法在历代著作中有不同的名称。明代徐用宣《补要袖珍小儿方论·秘传看惊掐筋口授手法论》称为"大手法"，稍后的《小儿按摩经》称为"手诀"，《推拿三字经》归纳为"十二（式）手法"，《推拿指南》则以"大手术"命名。单纯的手法仅一招一式，如推法、揉法、摩法、捣法等，为某一手法作用于某一穴位，较为简单。而复式操作手法步骤多，穴位多，又为少儿推拿所独有，故古人以不同的名称称谓之，以示其与成人推拿和简单推拿手法的区别，这一点十分难能可贵，颇具创新性。

复式操作手法名称是以手法动作的形式、作用的穴位或临床治疗作用等而综合制定的。有的根据操作时的形象而定，如"苍龙摆尾"、"双凤展翅"、"老虎吞食"等；有的依据手法和穴位而定，如"运土入水"、"运水入土"等；有的根据操作时的主治功用命名，如"止泻四法"、"飞经走气"等。

第三节　少儿推拿复式操作手法的特点

少儿推拿复式操作手法是少儿推拿手法的特色，至今在临床广泛运用。

一、涉及多穴位、多手法联合运用

复式操作手法疗效较单一手法及穴位显著与全面，备受历代推拿学者重视。复式手法与单式手法相比，单式手法仅一招一式，复式手法乃多法联合；单式手法穴位单一，复式手法同时运用较多穴位；单式手法可用于不同的穴位和部位，如推法有推攒竹、推七节骨、推板门、推箕门之不同，而复式手法为多穴位、多手法既定俗成，只用于特殊固定的部位和穴位。

二、涉及关节运动

并非所有复式操作手法都是多穴位多手法联合运用。仔细研究可以发现，有些复式手法其实是单纯的某一运动关节的手法，如摇斛肘、苍龙摆尾、揉耳摇头等。这与少儿推拿手法以按抑类为主，运动关节类手法少于运用，就没有设立专篇的必要，而以明确的复式操作手法的形式出现有关。

三、操作时间和次数相对恒定

单式手法的操作时间和次数常常因为少儿疾病的不同而变化，如外感引起的不欲饮食和脾虚不欲饮食，补脾经操作的时间和次数就不同。而复式操作手法以“遍”为单位，为多个动作复合而成，每个动作操作的次数和时间是相对恒定的，从而使完整的复式手法操作的时间相对恒定，如肃肺法、搓摩胁肋、黄蜂出洞等。

四、在少儿推拿著作中，普遍存在同名异法和同法异名现象

所谓“同名”即手法名称相同，“异法”则指其操作方法不同。同名异法是指少儿推拿复式操作手法中，虽然冠以相同的名称，但具体操作方法却不同。有的差别不大，如运土入水，一法运至小指根，另一法运至小指尖；有的却大相径庭，如猿猴摘果，一法在手背操作，另一法则牵拉双耳。根据统计，运用较多的32种少儿推拿复式操作手法中一名一法只有14种，同名异法高达18种。最多的黄蜂入洞法竟然达到7种操作方法之多。

从明代的“秘传看惊掐筋口授手法论”和《小儿按摩经》到民国时期，期间历时约400年，少儿推拿专著共几十本。在这些书中少儿推拿复式操作手法的数量只从当初的20多种增加到了30多种，名称变化并不大。但其操作方法却发生了“质”的变化，后来的许多操作方法完全异于前者。可以说少儿推拿复式操作手法发展与演变的重要特征就是同名异法，这给后世整理与运用带来了困惑。本书整理其具体操作方法的依据主要为历代原文和各地目前可见的常规操作方法。表6－1详细列出并考证了同一名称下，少儿推拿复式操作手法的变异内容。

表 6－1　　少儿推拿复式操作手法同名异法统计表

一名二法	1. 运水入土	《小儿按摩经》：经“肾经”推起，经“兑—乾—坎—艮”穴至脾经（大指尖） 《幼科推拿秘书》：经“肾经”推起，经“兑—乾—坎—艮”穴至大指根
	2. 运土入水	《小儿按摩经》：从脾经推起，经“艮—坎—乾—兑”穴至肾经（小指尖） 《万育仙书》：从脾经推起，经“艮—坎—乾—兑”穴至小指根
	3. 老汉扳罾	《小儿按摩经》：一手掐大指根骨，一手掐脾经摇动 《推拿三字经》：同《小儿按摩经》 《济世全书》：一手托斛肘，一手运转，男左女右，然后再摇手
	4. 双龙摆尾	《秘传推拿妙诀》：屈儿中、无名指，摇食、小指 《幼科推拿秘书》：一手托斛肘，一手拿食、小二指扯摇；另法：一手拿食指，一手拿小指扯摇
	5. 苍龙摆尾	《小儿按摩经》：用手拈儿小指 《小儿推拿广意》：右手拿儿食、中、无名三指，左手自总经至斛肘来回搓揉几遍，然后拿住斛肘，右手持儿食、中、无名指摇动
	6. 揉耳摇头	《幼科铁镜》：先捻揉两耳垂，再捧头摇之 《保赤推拿法》：先掐天廷穴，然后捻揉两耳，并捧头摇之
	7. 揉脐及龟尾并擦七节骨	《小儿按摩经》：揉龟尾及肚脐 《幼科推拿秘书》：先仰卧揉脐及龟尾，再俯卧擦七节骨
一名三法	1. 清天河水	《万育仙书》：左手掐小天心，右手中指从总筋推向曲池 《保赤推拿法》：先掐总筋，用水浇总筋并由此推至洪池 《厘正按摩要术》：蘸水由横纹推至天河水
	2. 按弦搓摩	《小儿按摩经》：先运八卦，然后指搓内关及其上下，再拿儿手摇动 《小儿推拿广意》：先按摩阳穴—曲池—阴穴，然后从曲池向下搓至关腑，再用左手掐肘，右手掐脾经摇动 《幼科推拿秘书》：用双手在儿胁上从上至下搓摩
一名四法	1. 天门入虎口	《小儿按摩经》：左手聚斛肘，右手大指掐虎口，中指掐天门，食指掐总位摇动；另法：自乾宫—坎宫—艮宫推入虎口 《万育仙书》：用大指从食指命关（第二横纹）推入虎口，并掐揉虎口；另法：从大指尖推入虎口 《幼科推拿秘书》：左手握肘，右手大指掐虎口，中指掐天门，揉动 《厘正按摩要术》：蘸葱姜汁，从食指三关侧面推至大指根部
	2. 凤凰单展翅	《小儿按摩经》：右大指掐总筋及腕背，大指又起又翻至内关，再掐五经穴 《万育仙书》：握儿大小指，摇动腕及肘关节 《秘传推拿妙诀》：左手拿捏内外一窝风，右手拿内外劳宫摇动 《幼科推拿秘书》：左手拿斛肘，右手拿中指摇动

续表

一名五法	1. 二龙戏珠	《小儿按摩经》：两手摄儿两耳轮戏之 《万育仙书》：在上法基础上加揉两鼻孔 《推拿三字经》：医二大指、二食指并向前，两小指在两旁，徐徐向前，一进一退，小指两旁掐穴，半表里也 《小儿推拿广意》：右手拿儿食、无名指，左手按捏阴阳二穴，上捏至曲池。然后左手拿阴阳二穴，右手握食、无名指摇动 《幼科推拿秘书》：以食、大二指从总筋点按至曲池，并重揉曲池
	2. 打马过河	《小儿按摩经》：先运内劳宫，然后弹内关、阳池、间使、天河水诸穴 《万育仙书》：先运内劳宫，然后左手拿儿大小指，右手食、中、无名三指沿天河打至手弯止 《推拿三字经》用三指从上马穴起，沿手背推至天河上 《小儿推拿广意》先用左手掐总筋，右手沿天河弹至曲池，再用右大指掐肩井、琵琶、走马穴 《秘传推拿妙诀》：先弹儿中指甲，然后拿住上天河位，摇按数次，再用食、中二指从天河上打至手弯止
	3. 赤凤摇头	《小儿按摩经》：两手置于两耳前，摇头 《推拿三字经》：一手握斟肘，一手拿中指摇动 《小儿推拿广意》：一手握斟肘，另一手依次摇动中、食、大、无名及小指二十四下 《秘传推拿妙诀》：拿儿大指头摇摆，内补外泻；另法：一手拿曲池，另一手拿儿中指摆摇之，内补外泻 《幼科推拿秘书》：一手拿曲池，另一手拿儿四指摇动
	4. 飞经走气	《小儿按摩经》：先运五经，然后五指开张一滚，至内关并打拍。再以一手从心经推至腕横纹，另手揉食指第二横纹 《万育仙书》：先运五经，再将两手从胁下出奶傍之 《推拿三字经》：先运五经，然后五指开张一滚，至内关并拍打之 《小儿推拿广意》：用右手固定儿四指，左手从曲池弹至总筋，再以左手拿阴阳二穴，右手屈伸摆动儿四指数次 《秘传推拿妙诀》：用大指固定心经，食、中、无名指从心经拍打至肘横纹
一名六法	1. 水底捞月	《小儿按摩经》：先清天河水，然后顺运内劳宫，边运边吹凉气；亦可逆时针运内劳宫，但功效相反 《万育仙书》：右旋推内劳宫至天河水 《推拿三字经》：先掐总筋，余法同《小儿按摩经》 《小儿推拿广意》：先滴凉水于内劳宫，扇之，再滴凉水于心经及天河水，口吹气，然后从总筋推到曲池 《幼科铁镜》：用冷水旋推旋吹内劳宫 《幼科推拿秘书》：用推法从儿小指尖旁—坎宫—内劳宫，轻拂起

续表

一名六法	2. 猿猴摘果	《小儿按摩经》：两手摄儿螺蛳骨上皮，摘之 《万育仙书》：在《小儿按摩经》的基础上加揉两手虎口 《推拿三字经》：左手大指、食指交动，慢动；右手大指、食指，快动，上至关中，转至总筋左边，右上至关上 《小儿推拿广义》：左手捏儿阴阳处，右手从三关—曲池—六腑，依次揉动（寒证）；或从六腑—曲池—三关，依次揉动（热证） 《秘传推拿妙诀》：牵拉儿两手，并被动活动双手 《幼科推拿秘书》：上提两耳尖，下扯两耳垂
一名八法	黄蜂入洞	《小儿按摩经》：屈儿小指，揉儿劳宫 《万育仙书》：用大指跪入两耳；也可用板门穴掩耳门操作 《推拿仙术秘诀》：拿风门穴 《小儿推拿广义》：用二大指掐揉三关六腑，从总筋揉推至曲池 《幼科铁镜》：揉外劳宫 《幼科推拿秘书》：用食、中二指端入两鼻孔揉动 《少儿推拿辑要》：先用葱姜汤擦鼻旁数次，再用食、中二指端揉两鼻孔 《厘正按摩要术》：跪按耳门（即风门穴）

第四节　少儿推拿常用复式操作手法

一、黄蜂入洞法

【文献】

《秘传推拿妙诀》："黄蜂入洞：医将二大指跪入两耳数十次，能通气，如前所云，板门掩耳门俱是，余皆非。"

《幼科推拿秘书》："黄蜂入洞：此寒重取汗之奇法也。洞在少儿两鼻孔，我食、将二指头，一对黄蜂也。其法屈我大指，伸我食、中二指，入小儿两鼻孔揉之，如黄蜂入洞之状。用此法汗必至，若非重寒阴证不宜用，盖有清天河捞明月法。"

《小儿按摩经》："黄蜂入洞：屈儿小指，揉儿劳宫，去风寒也。"

《小儿推拿广意》："黄蜂入洞：以儿左手掌向上，医用两手中名小三指托住，将二大指在三关六腑之中，左食指靠府，右食指靠关，中陷旁揉，自总经起循环转动至曲池边，横空三指，自下而复上，三四转为妙。"

《幼科铁镜》："婴儿脏腑有寒风，试问医人何处攻，揉动外劳将指屈，此曰黄蜂入洞中。"

《厘正按摩要术》："十大手法，治乳滞感寒……按风门：门即耳门，在耳前起肉当耳缺陷中，将两大指背跪按两耳门，所谓黄蜂入洞法也。此温法亦汗法也，最能通气"（按：法同《小儿推拿广意》黄蜂入洞法）。

《推拿三字经》："……名黄蜂入洞，可以发汗，可以止汗"（按：法同《幼科推拿秘书》）。

《小儿推拿方脉活婴秘旨全书》："黄蜂入洞法：大热。一掐心经，二掐劳宫。先开三关，后做此法。将左、右二大指先分阴阳，二大指并向前，众小指随后，一撮、一上，发汗可用"（按：此即《小儿按摩经》黄蜂出洞法）。

《万育仙书》："黄蜂入洞治阴证，冷气冷痰俱灵应，黄蜂穴在中指根之。"

【操作】

1. 揉两鼻孔下

医者以一手食、中二指并列，置于两鼻孔下，轻揉之20~30次（图6-1）。

功效：适用于鼻炎、鼻窦炎、感冒、耳窍堵塞等症。

2. 双风灌耳

医者以两拇指指腹或两手掌心（或板门穴）正对两耳窍，快速密闭之，持续数秒，然后突然放开，反复操作10次左右（图6-2）。

功效：开关通窍。治疗少儿耳鸣耳聋、鼻塞、流涕、头昏头痛等症。

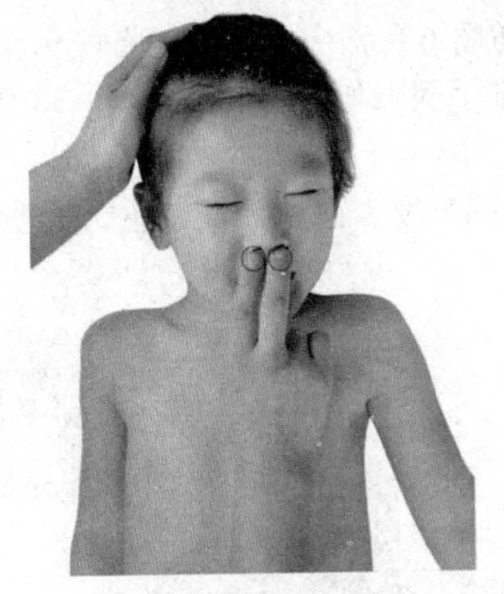

图6-1　黄蜂入洞法一

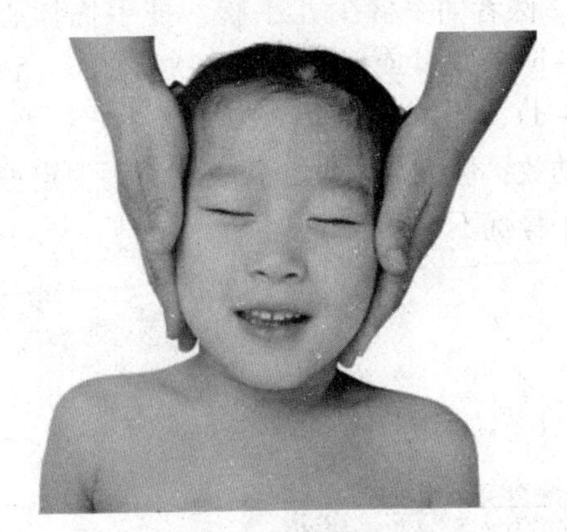

图6-2　黄蜂入洞法二

3. 按揉天河水

医者以两拇指指腹从总筋起，逐一交替向上按压，直至肘横纹止，操作20~30次（图6-3）。

功效：疏风解表，治疗各种感冒。

4. 揉外劳宫

医者辅手屈少儿四指并固定，推手中指指腹揉外劳宫50~100次（图6-4）。

功效：性热，能温能升，治脏腑寒证，并透达疹子。

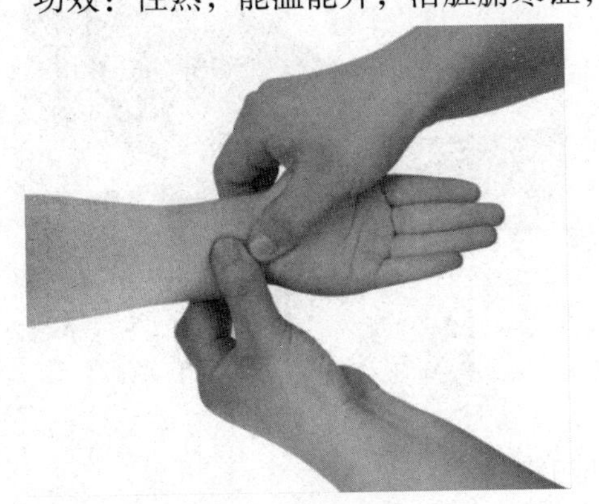

图6-3　黄蜂入洞法三

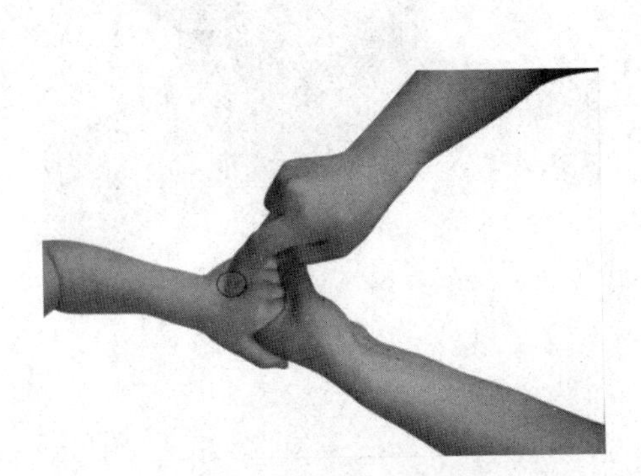

图6-4　黄蜂入洞法四

二、黄蜂出洞法

【文献】

《小儿按摩经》："黄蜂出洞最为热，阴证白痢并水泻，发汗不出后用之，顿教孔窍皆通泄。""黄蜂出洞，大热。做法：先掐心经，次掐劳宫，先开三关，后以左右二大指从阴阳处起，一撮一上，至关中、离坎上掐穴。发汗用之。"

《保赤推拿法》："黄蜂出洞法，先掐总筋，掐内劳宫，分阴阳，次以左右两大指，从阴阳穴正中处起，一撮一上，至内关，又在坎离穴上掐。此法大热，发汗用之。"

【操作】

1. 医者辅手握少儿手腕，推手掐揉心经 9 次（图 6－5－a）；掐内劳宫 9 次（图 6－5－b）；掐揉或捣小天心 9 次（图 6－5－c）；分推手阴阳与按阴阳二穴 15～30 次（图 6－5－d），为 1 遍。操作 10 遍左右。

功效：性大热，发汗解表，止泻，定惊。治疗外感风寒，恶寒无汗，还能增进睡眠，适用于躁扰不宁。

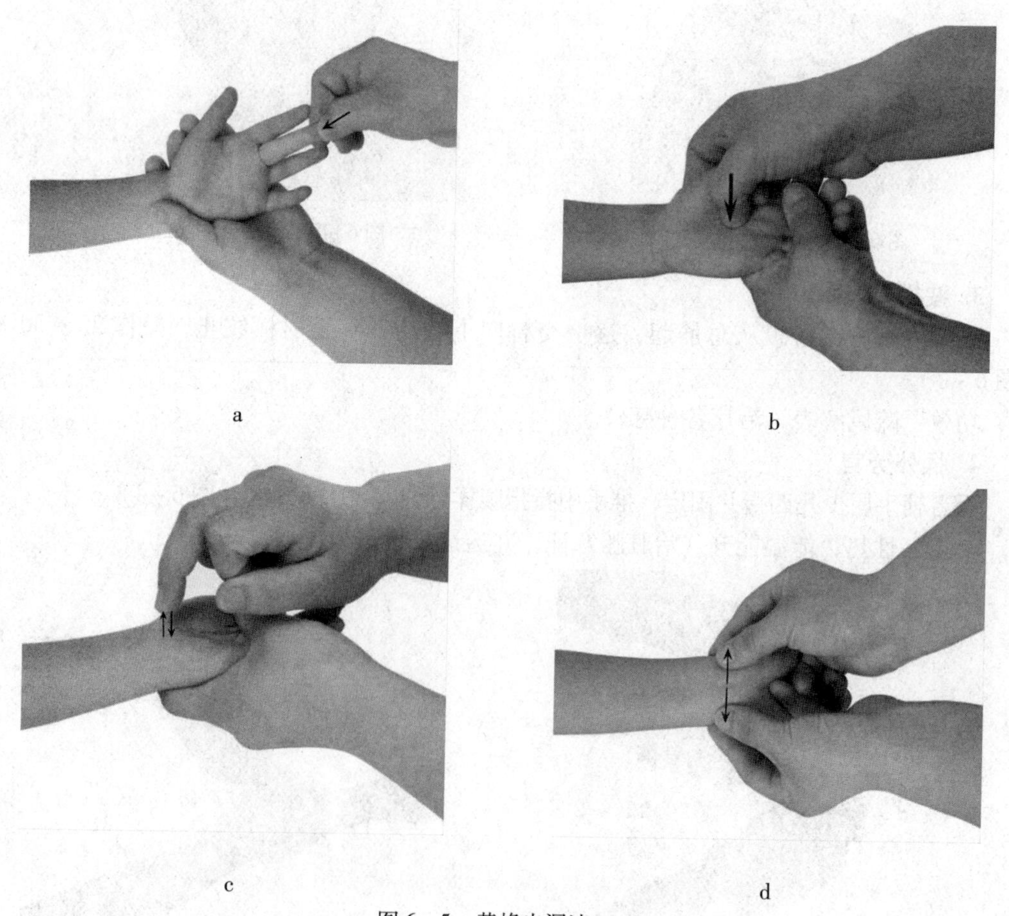

图 6－5　黄蜂出洞法一

2. 医者两手拿持少儿左手，两拇指分别掐于总筋和内劳宫穴（图 6－6－a），同时掐 15～30 次，再分手阴阳 15～30 次，然后两拇指交替向上按压，直至内关穴。最后两拇指分别掐坎、离二宫 15 ~ 30 次（图 6 – 6 – b）。可操作 15 ~ 20 遍。

功效：同上。

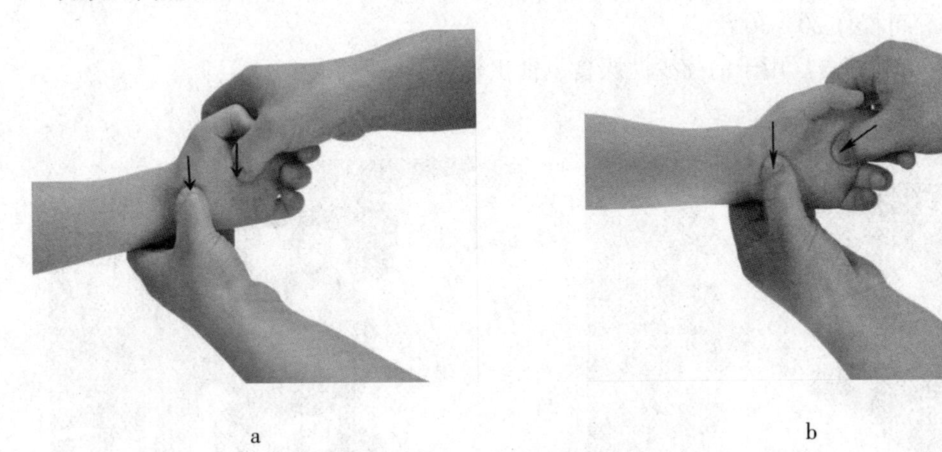

a　　b

图 6 – 6　黄蜂出洞法二

三、猿猴摘果法

【文献】

《小儿按摩经》："猿猴摘果势，化痰能动气。""猿猴摘果，以两手捏儿螺蛳骨上皮，摘之，消食可用。"

《万育仙书》："猿猴摘果：消食化痰，医以两指摄儿螺蛳骨上皮摘之；又用两手拿儿两手虎口，朝两面揉之。"

《推拿三字经》："猿猴摘果，祛痰截疟之先锋。""猿猴摘果法：左手大指、食指交动，慢动。右手大指、食指，快动，上至关中，转至总筋左边，右上至关上。"

《小儿推拿广意》："猿猴摘果：此法性温，能治痰气，除寒退热，医用左手食中指捏儿阳穴，大指捏阴穴，寒证医将右大指从阳穴往上揉至曲池，转下揉至阴穴，名转阳过阴；热证从阴穴揉上至曲池，转下揉至阳穴，名转阴过阳，俱揉九次。阳穴即三关，阴穴即六腑也，揉毕再将右手大指掐心肝脾三指。各掐一下，各摇二十四下，寒证往里摇，热证往外摇。"

《幼科推拿秘书》："猿猴摘果，此截疟疾，并除犬吠人渴之症良法也，亦能治寒气，除痰退热。其法以我两手大、食二指提孩儿两耳尖，上往若干数，又扯两耳坠，下垂若干数，如猿猴摘果之状。"

《秘传推拿妙诀》："猿猴摘果：医人将手牵病者两手，时伸时缩，如猿猴摘果样。"

【操作】

1. 医者以两手食、中二指夹持少儿两耳尖向上提拉 20 ~ 30 次（图 6 – 7 – a），再夹持两耳垂向下牵拉 20 ~ 30 次（图 6 – 7 – b），如猿猴摘果状。

功效：健脾行气，化痰，镇惊。治疗寒积腹胀、少儿惊惕不安、夜眠哭闹、四肢抽搐等症。

2. 医者坐于少儿身前，用两手拇指、食指捏少儿螺蛳骨上皮肤（螺蛳骨的位置在尺骨小头桡侧缘上方缝隙处，相当于手太阳经"养老穴"处），一扯一放（图 6 – 8），可操作 20 ~ 30 次。

功效：健脾胃，化痰食。用于治疗少儿食积、寒痰、疟疾等症。

3. 医者牵少儿两手，主动用力使少儿手臂被动完成一伸一缩的动作，如猿猴摘果样（图 6－9），可操作 20～30 次。

功效：健脾消食。用于治疗少儿厌食、食积等症。

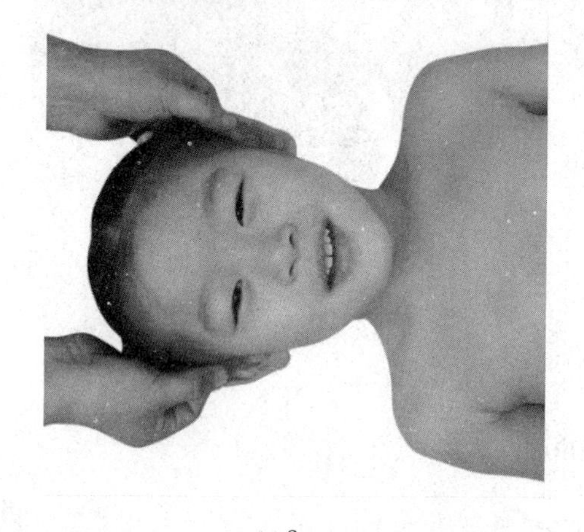

a

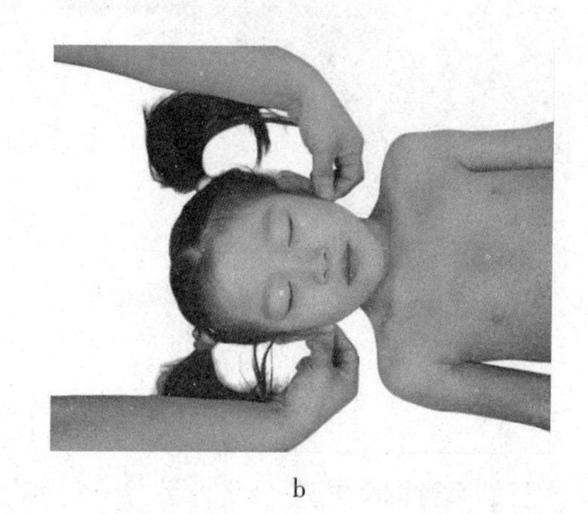

b

图 6－7　猿猴摘果法一

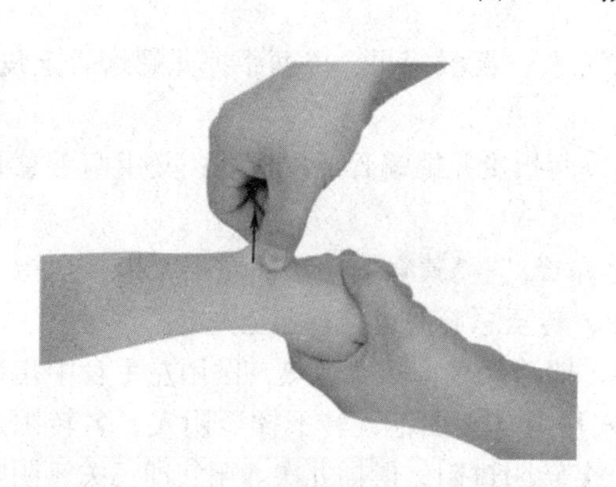

图 6－8　猿猴摘果法二

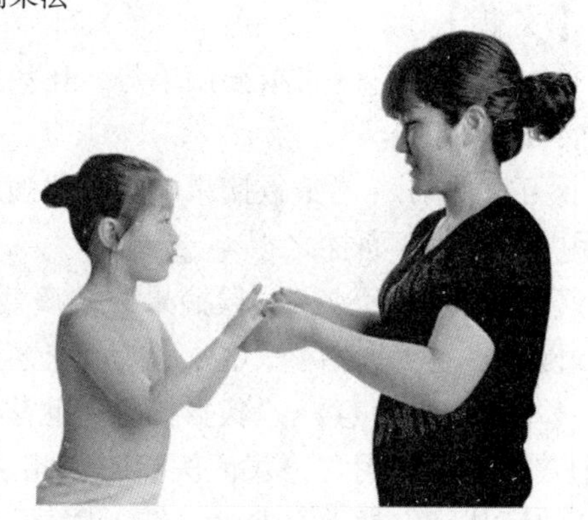

图 6－9　猿猴摘果法三

4. 少儿仰掌，医者辅手拇指与食、中二指相对分别捏住少儿阴池和阳池穴（图 6－10－a）。推手拇指根据临床证候的寒和热之不同，选取操作方法。寒证从腕横纹桡侧（阳池）起，沿三关向上缓缓按压至肘横纹，再从六腑线路逐一按压退回至腕横纹尺侧（阴池）止，名为转阳过阴，反复操作 9 遍（图 6－10－b）；反之，若为热证，应从腕横纹尺侧起沿六腑线路按压至肘横纹，再沿三关线路返回至腕横纹桡侧（阳池）止，名为转阴过阳（图 6－10－c）。两法按揉完毕，均应以推手大指依次掐少儿中指心、食指肝和拇指脾经（图 6－10－d），各掐 1 次，并摇动 24 次，摇动的方向为寒证逆时针，热证顺时针。

功效：性温，化痰行气，除寒退热。治疗少儿痰多、胸闷、腹胀、腹痛、发热等症。

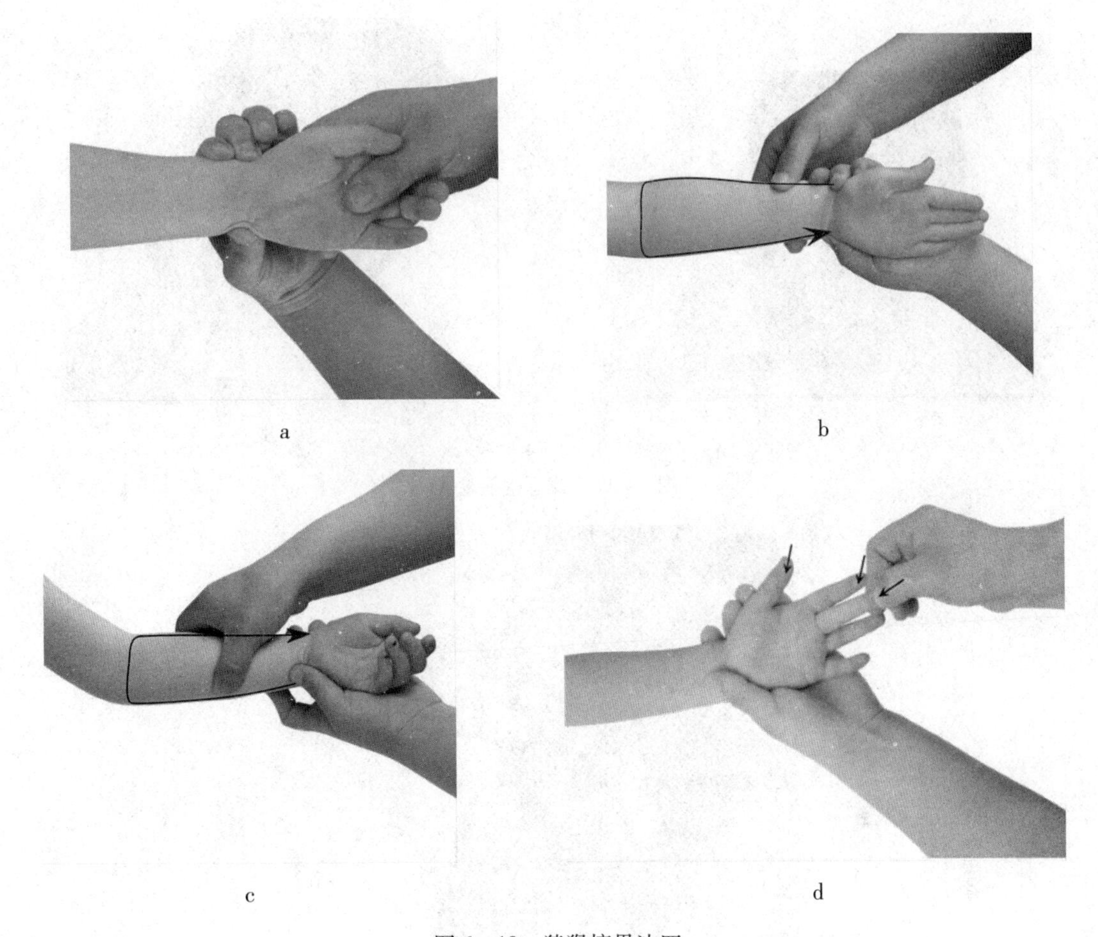

a　b　c　d

图 6－10　猿猴摘果法四

四、揉耳摇头法

【文献】

《保赤推拿法》："揉耳摇头法，于掐天庭各穴后，将两手捻儿两耳下垂，揉之，再将两手捧儿头摇之。"

《幼科铁镜》："将两耳下垂尖捻而揉之，再将两手捧头而摇之，以其顺气。"

【操作】

1. 医者以双手拇、食二指指腹分别相对用力揉捻少儿两耳垂 30～40 次（图 6－11－a），两手捧儿之头部，左右摇动 10～20 次（图 6－11－b）。

功效：镇惊，调和气血。治疗少儿惊风、抽搐、脘腹胀满、大便秘结等症。

2. 医者先以拇指甲掐少儿眉心、天庭、百会（图6－12），每穴掐 5 次左右，其余方法同上。

功效：同上。

临床可两法合用，即先点穴，后揉捻耳垂与摇头部。

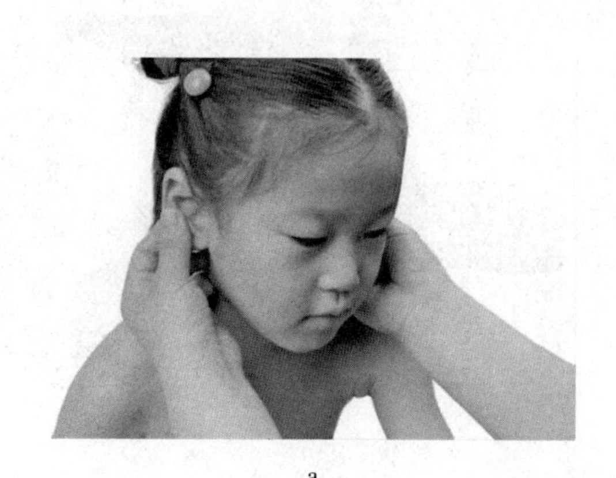

a

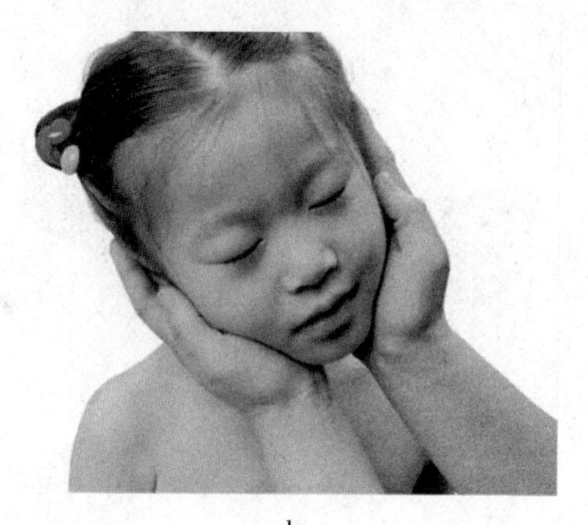

b

图 6－11　揉耳摇头法一

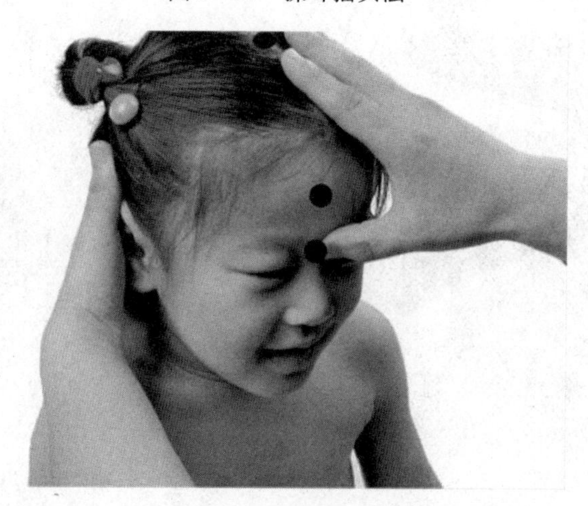

图 6－12　揉耳摇头法二

五、按弦走搓摩法

因手掌贴紧皮肤如按弦之状而得名。

【文献】

《小儿按摩经》："按弦走搓摩，动气化痰多。""按弦搓摩：先运八卦，后用指搓病人手，关上一搓，关中一搓，关下一搓，拿病人手轻轻慢慢而摇，化痰可用。"

《小儿推拿广意》："按弦搓摩：医用左手拿儿手掌向上，右手大食二指自阳穴上轻轻按摩至曲池，又轻轻按摩至阴穴，如此一上一下，九次为止；阳证关轻腑重，阴证关重腑轻，再用两手从曲池搓摩至关腑三四次，医又将右大食中掐儿脾指，左大食中掐儿斛肘，往外摇二十四下，化痰是也。"

《少儿推拿方脉活婴秘旨全书》："按弦走搓摩法：先运八卦；后用二大指搓病人掌、三关各一搓；二指拿病人掌，轻轻慢慢如摇，化痰甚效。"

《幼科推拿秘书》："按弦走搓摩，此法治积聚屡试屡验，此法开积痰积气痞疾之要法也。弦者勒肘骨也，在两胁上。其法着一人抱少儿坐在怀中，将少儿两手抄搭少儿两肩上，以我两手对少儿两胁上搓摩至肚角下，积痰积气自然运化。若久痞则非一日之功，须久搓摩方效。”

《厘正按摩要术》：“按弦搓摩法：法治痰滞”（按：法同《小儿推拿广意》）。

【操作】

1. 抱少儿坐位，背对医者，较大少儿，让其两手交叉，搭于头顶。医者双手并拢，置于其腋下，从上至下先推抹 5 ~8 次（图 6 – 13 – a），后从腋下起，来回搓摩直到腹部（图 6 – 13 – b）。当搓至肚脐平面时，就势点按两侧天枢穴（图 6 – 13 – c），然后一拂而起（图 6 – 13 – d）。操作 10 遍左右。

功效：理气化痰，消积散结。治疗少儿痰多咳嗽、胸闷憋气、食积、腹胀、腹痛、疳积及肝脾肿大等症。

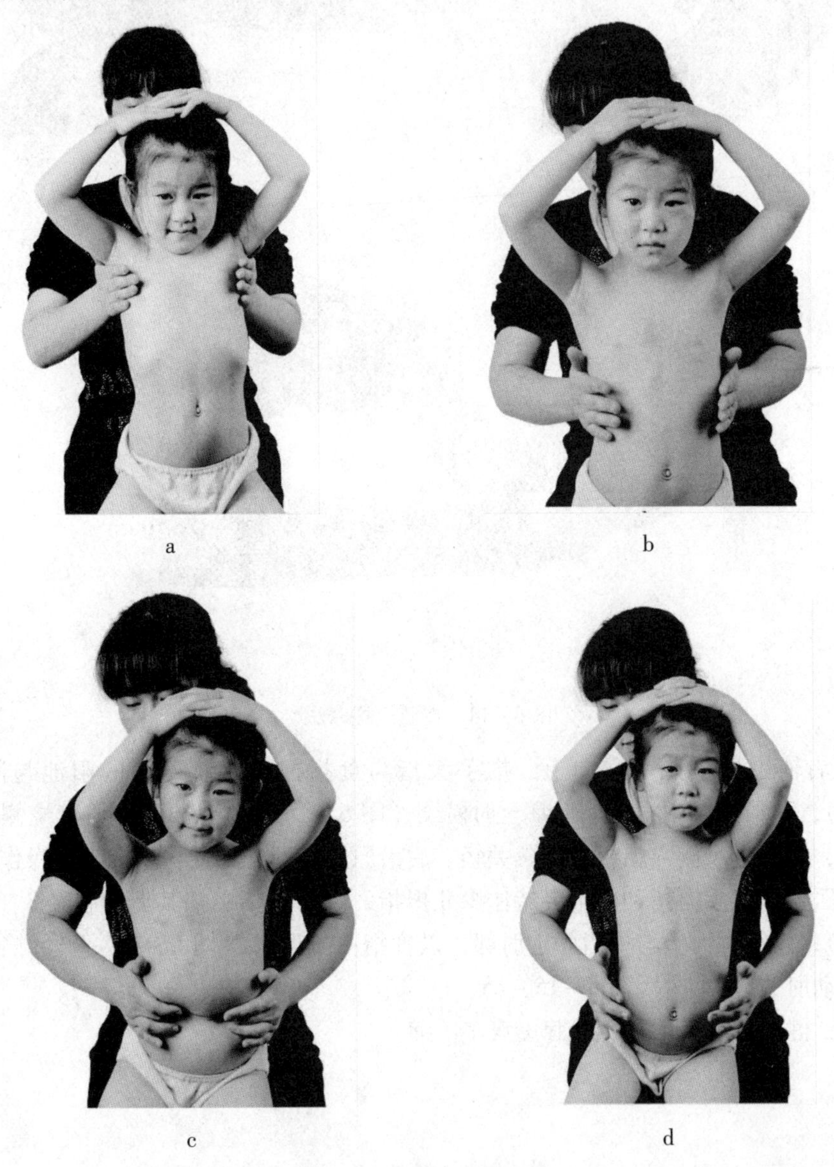

a　b　c　d

图 6 – 13　按弦走搓摩法一

2. 少儿仰掌，医者运内八卦9次（图6－14－a），然后按揉内关及其上下部位（图6－14－b），再握住少儿手摇动（图6－14－c）。操作20～30遍。

功效：消痰食，宽中行气。治疗少儿痰多、胸闷等症。

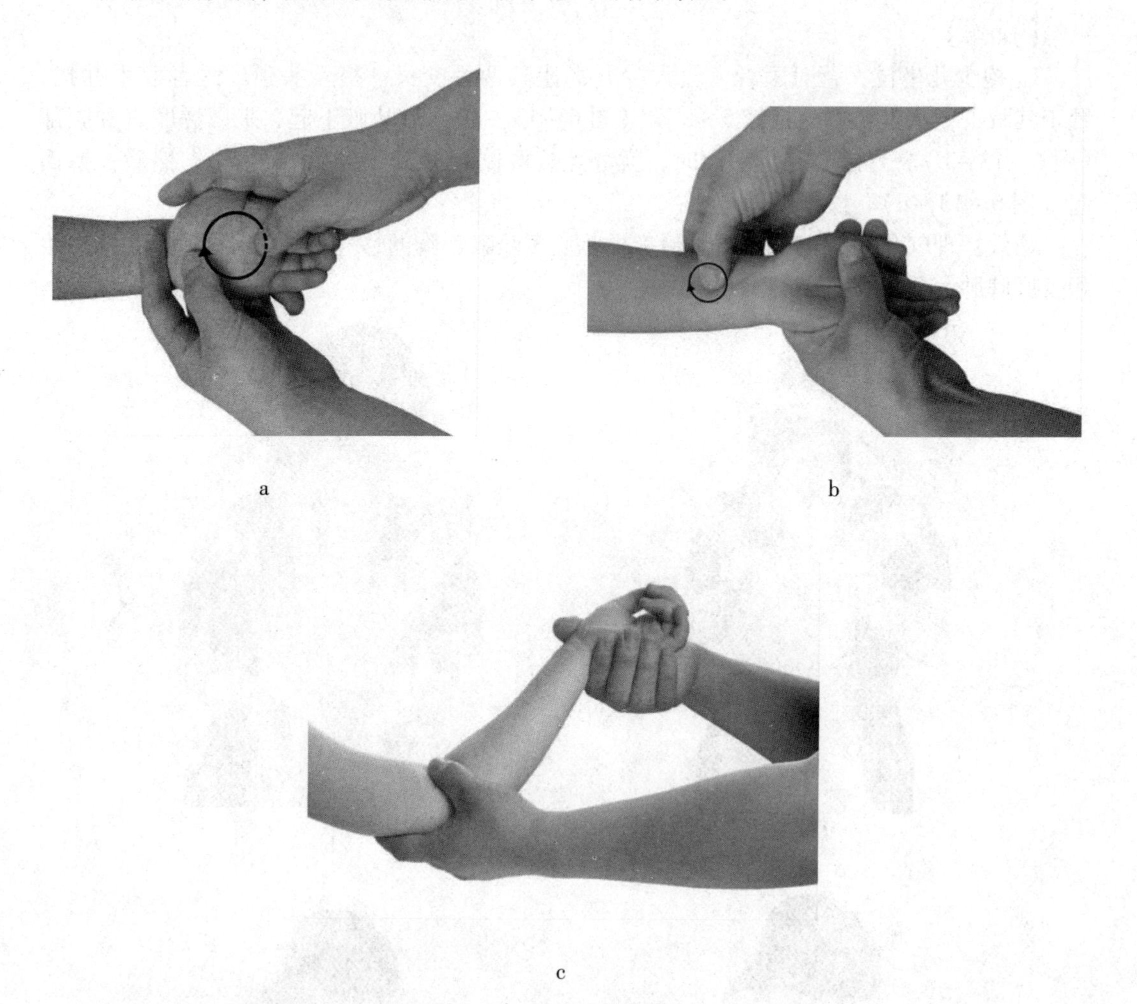

图6－14　按弦走搓摩法二

3. 医者辅手握少儿手掌向上，推手大指与食指捏住手腕两侧的阳池与阴池（图6－15－a），两指同时用力向上捏拿至肘横纹（图6－15－b）。阳证于前臂桡侧三关用力比六腑轻，阴证于尺侧六腑用力比三关轻。后沿原路返回，如此一上一下，操作9次。按揉之后，医者以推手拇指和中指夹持住少儿拇指，以食指指甲掐其拇指脾经3～5次（图6－15－c）；以辅手拇指与中指固定肘部，以食指甲掐肘部（图6－15－d）。掐毕，顺时针方向摇动肘关节24次（图6－15－e）。

功效：健脾化痰。治疗少儿脾虚痰多等症。

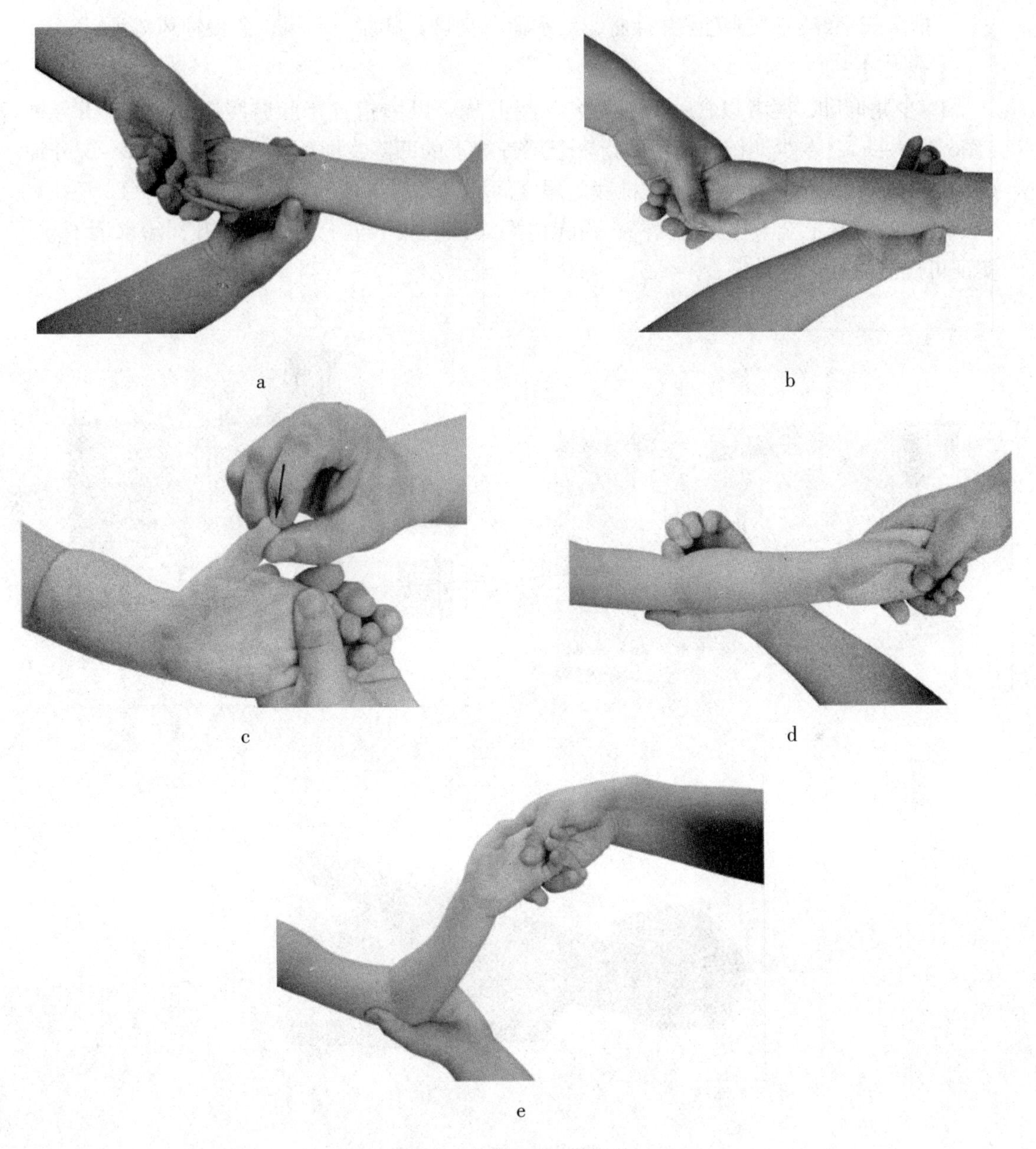

a　b　c　d　e

图 6－15　按弦走搓摩法三

六、揉脐及龟尾并擦七节骨法

【文献】

《幼科推拿秘书》："此治痢疾水泻神效。此治泄痢之良法也。龟尾者，脊骨尽头间尾穴也。七节骨者，从头骨数第七节也。其法以我一手，用三指揉脐，又以我一手，托揉龟尾。揉迄，自龟尾擦上七节骨为补，水泻专用补，若赤白痢，必自上七节骨擦下龟尾为泄，推第二次，再用补。先去大肠热毒，然后可补也。伤寒后，骨节痛，专擦七节骨至龟尾。"

《推拿三字经》："揉龟尾并揉脐，治水泄，乌痧，膨胀，脐风，急慢惊风等证。"

【操作】

1. 少儿仰卧，医者以食、中、无名三指并拢，以中指置于肚脐缓缓揉动2～3分钟（图6－16－a）；令少儿俯卧，用中指置于尾骨端下的凹陷，即龟尾穴，缓缓揉2～3分钟（图6－16－b）；后以小鱼际于大椎和龟尾之间擦之令热（图6－16－c）。

功效：若从上至下擦为清为降，治赤白痢疾；若从下至上擦为补为升，治水泻不止。实证可先清后补。

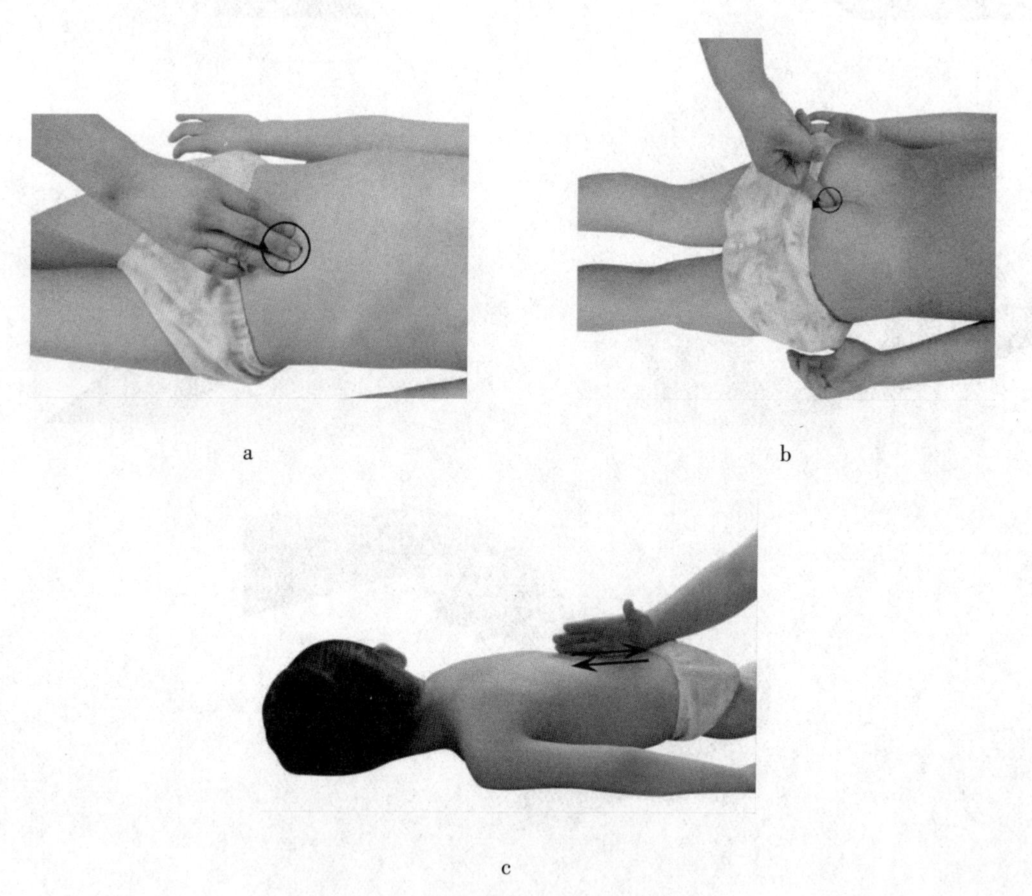

图6－16　揉脐及龟尾并擦七节骨法一

2. 少儿仰卧位，医者立其右侧，先以中指揉肚脐约3分钟（图6－17－a），后顺时针与逆时针交替摩腹各3～5分钟（图6－17－b）。少儿俯卧位，医者辅手中指勾揉龟尾（图6－17－c），推手手掌分别于第四腰椎至尾骨尖（七节骨）行揉、振、推、叩、擦等手法，以局部潮热为度（图6－17－d）。

功效：实证方向向下，治疗腹痛、便秘。虚证方向向上，治疗少儿泄泻。

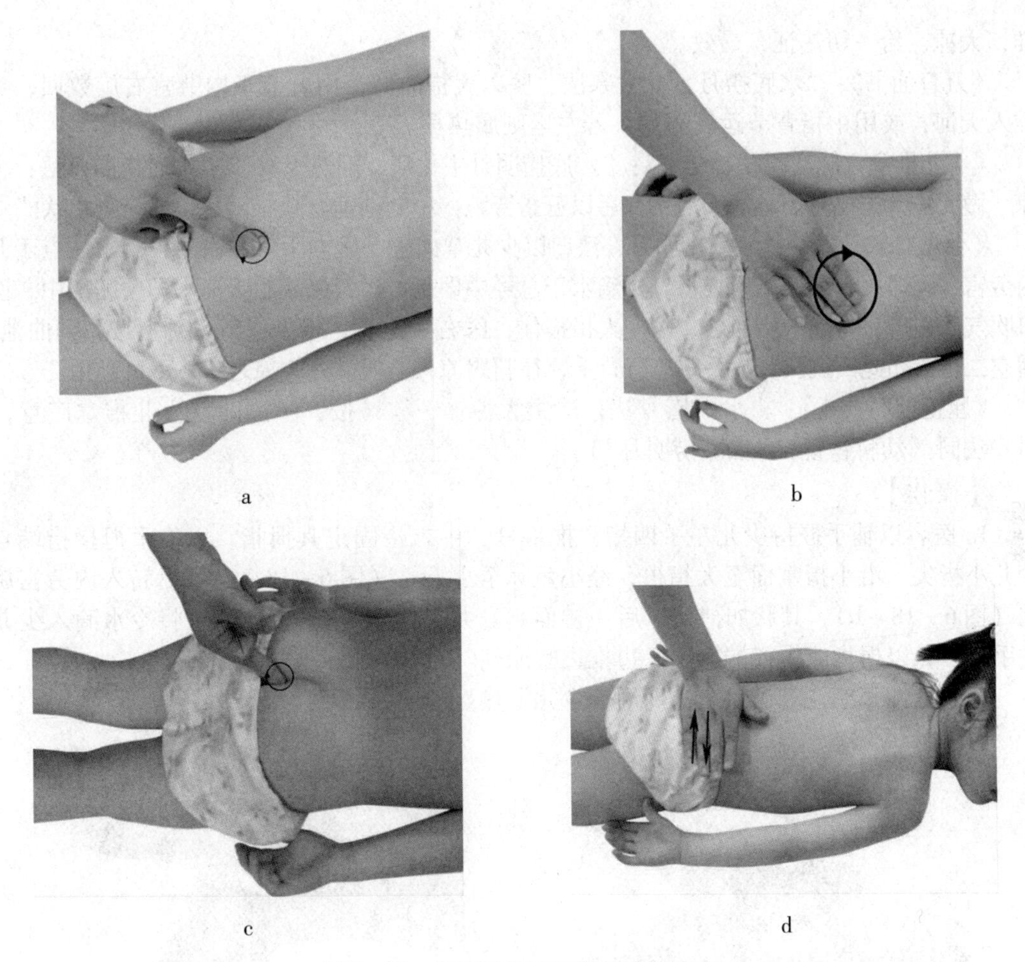

图 6－17　揉脐及龟尾并擦七节骨法二

七、水底捞明月法

【文献】

《小儿按摩经》："水底捞月最为良，止热清心此是强……""水底捞月：大寒。做法：先清天河水，后五指皆跪，中向前跪，四指随后，右运劳宫，以凉气呵之，退热可用。若先取天河水至劳宫，左运呵暖气，主发汗，亦属热。"

《秘传推拿妙诀》："水里捞明月：凡诸热证，热甚以水滴病者手中，医人用食指杵从内劳宫左旋如擂物状，口吹气随而转数回，经推上天河，又仍前法行数次，此退热之良法也。但女右旋。"

《幼科铁镜》："据手掌正面图中注：用冷水旋推，旋吹为水底捞明月。"

《幼科推拿秘书》："水底捞明月，此退热必用之法也。水底者，小指边也。明月者，手心内劳宫也。其法以我手拿住少儿手指，将我大指自少儿小指尖旁推至坎宫，入内劳轻拂起，如捞明月之状。再一法，或用凉水点入内劳，其热即止。盖凉水心肌、行背上、往脏腑。大凉之法，不可乱用。"

《保赤推拿法》："水底捞明月法：先掐总筋，清天河水，医人以四指皆屈，随以中指背第二节、第三节骨凸起，浇新汲凉水于儿掌心，往右运劳宫，医人以口气吹之，随吹随推，大凉，治一切热证，最效。”

《万育仙书》：“水底捞月，此大寒法。医以大指曲仰，用背节于内劳宫右旋数回，竟推入天河；或用中指背节运转亦得，若左运则属热矣。”

《小儿推拿方脉活婴秘旨全书》：“水底捞明月主化痰、潮热无双。”“水底捞明月法：大凉。做此法，先掐总筋，清天河水，后以五指皆跪，中向前跪，众指随后，如捞物之状。”

《小儿推拿广意》：“水里捞明月：法曰以少儿掌向上，医左手拿住右手，滴水一点于儿内劳宫，医即用右手四指扇七下，再滴水于总经中即是心经，又滴水天河水即关腑居中，医口吹气四五口，将儿中指屈之，医左大指掐住，医右手捏卷，将中指节自总上按摩到曲池，横空二指，如此四五次，在关踢凉行背上，往腑踢凉入心肌。此大凉之法，不可乱用。”

《厘正按摩要术》：“水中捞月法，法主大凉……”（按：一法同《小儿推拿广意》；另一法同《幼科铁镜》“水底捞明月”）。

【操作】

1. 医者以辅手握持少儿左手四指，推手食、中二指固定其拇指。以推手拇指指端自少儿小指尖，沿小指掌面至大指根，经小鱼际至小天心（图6－18－a），后转入内劳宫旋推（图6－18－b），其状如捕捞，后一拂而起。共操作30～50次。亦可将冷水滴入少儿左手掌心，以拇指或中指端旋推，边推边吹凉气（图6－18－c）。

功效：性寒凉，有退热之功。用于少儿发热。

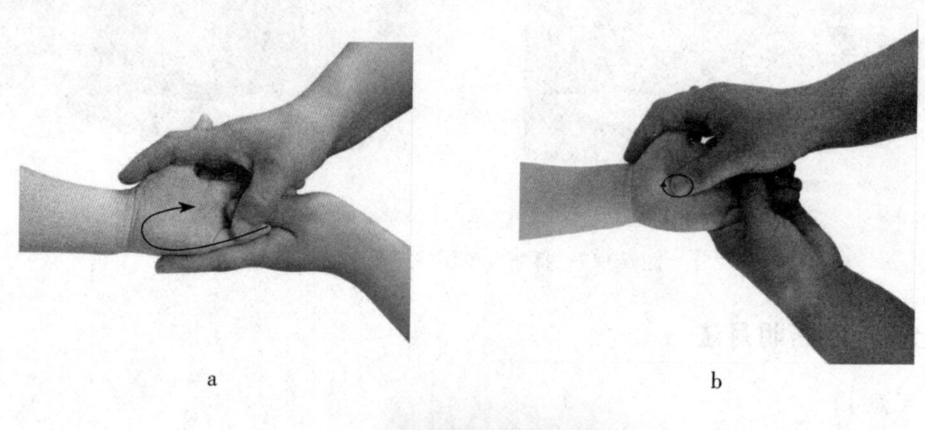

a　　b

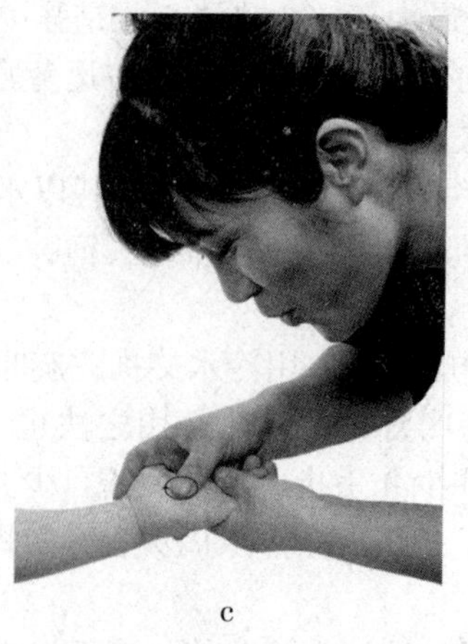

c

图6－18　水底捞明月法一

2. 先掐总筋 9 次（图 6 – 19 – a），清天河水 9 次（图 6 – 19 – b），五指屈曲，中指较其余四指稍前，用中指指间关节髁在内劳宫旋推 9 次（图 6 – 19 – c），如捕捞之状。可操作15 ~ 30遍。

功效：退热，祛痰。治疗少儿高热痰多。

3. 医者先滴凉水于少儿内劳宫穴，并用四指对此处扇风（图 6 – 20 – a），再滴凉水于心经及天河水，口吹气，然后从总筋推到曲池（图 6 – 20 – b）。可操作 15 ~ 20 次。

功效：性寒凉，清热解毒。治疗少儿高热。

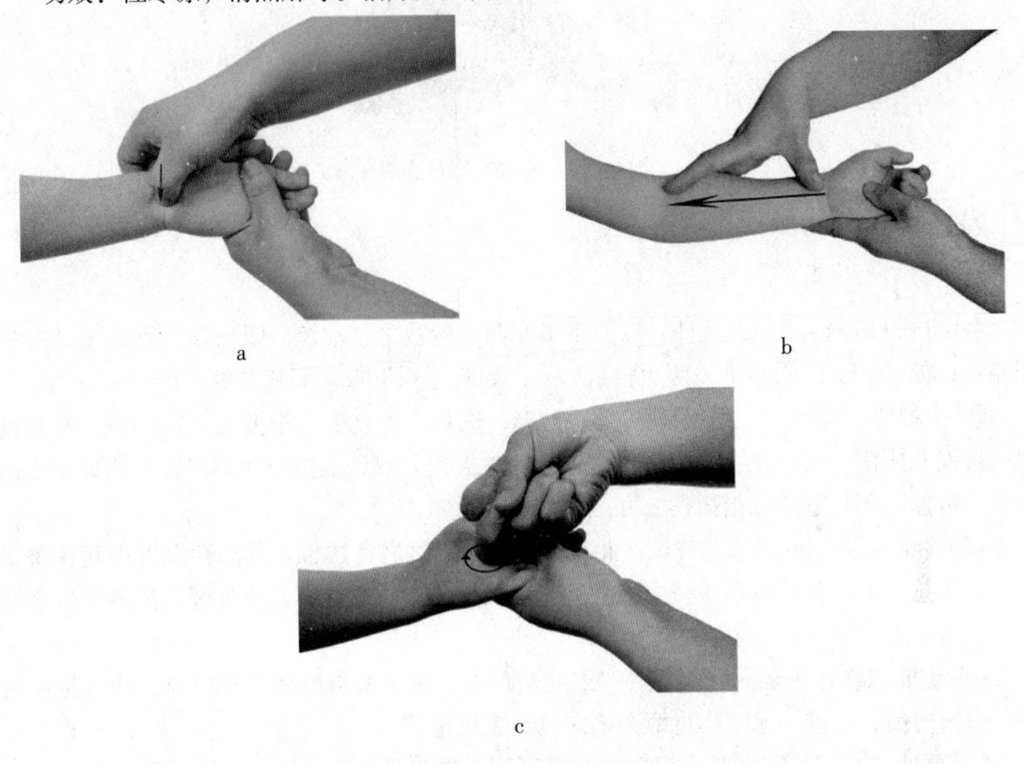

图 6 – 19　水底捞明月法二

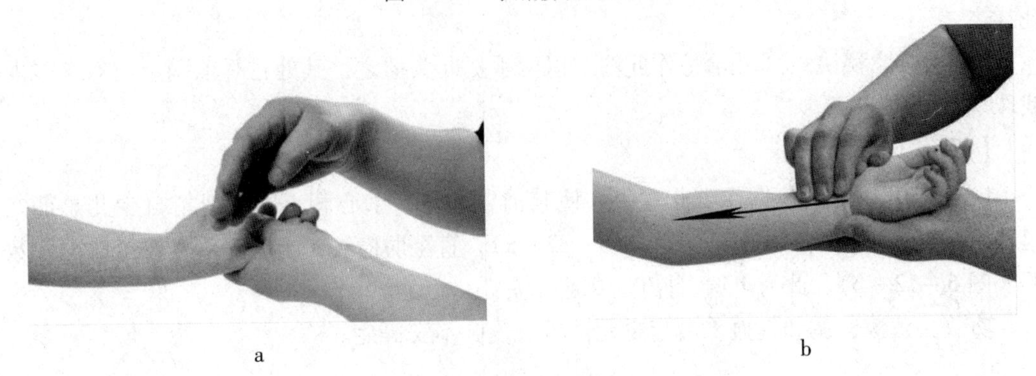

图 6 – 20　水底捞明月法三

4. 医者辅手固定少儿左手，使之仰掌，滴水于少儿内劳宫穴处，推手拇指旋推掌心，并用口吹气（图 6 – 21）。操作 30 ~ 50 次。

功效：有退热之功。

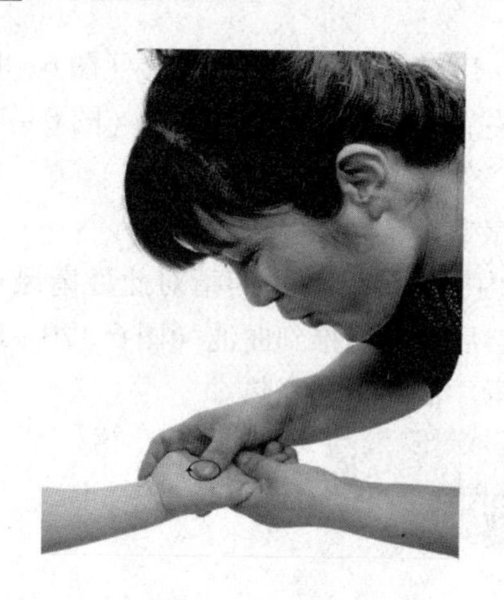

图 6－21　水底捞明月法四

八、二龙戏珠法

【文献】

《小儿按摩经》："二龙戏珠：以两手摄儿两耳轮戏之，治惊。眼向左吊则右重，右吊则左重；如初受惊，眼不吊，两边轻重如一；如眼上则下重，下则上重。"

《小儿推拿广意》："二龙戏珠：此法性温，医将右大食中三指捏儿肝肺二指，左大食中三指捏儿阴阳二穴，往上一捏一捏，捏至曲池五次。热证阴捏重而阳捏轻，寒证阳重而阴轻，再捏阴阳将肝肺二指摇摆二九三九是也。"

《幼科推拿秘书》："二龙戏珠：此止少儿四肢掣跳之良法也。其法性温，以我食将二指，自儿总经上，参差以指头按之，战行直至曲池陷中，重揉，其头如圆珠乱落，故名戏珠，半表半里。"

《小儿推拿方脉活婴秘旨全书》："二龙戏珠法，医二大指二食指并向前，两小指在两旁，徐徐向前，一进一退，小指两旁掐穴，半表里也。"

《万育仙书》："二龙戏珠：温和法。医以两手摄儿两耳轮戏之，有用两手指在儿两鼻孔揉之。"

《动功按摩秘诀》："凡治惊作此法。以两手提儿头摇之，其处在耳前稍上，有名二龙戏珠。"

【操作】

1. 医者两手从两侧握住少儿左手，使其前臂伸直，掌心朝上。两拇指自少儿总筋穴起，相互交替逐指按压前臂正中（图 6－22－a），直至肘横纹，于肘部重点按揉曲池穴数下（图 6－22－b），此为 1 遍，操作 10 遍左右。

功效：镇惊，调和气血。治疗少儿惊风、夜卧不安等症。

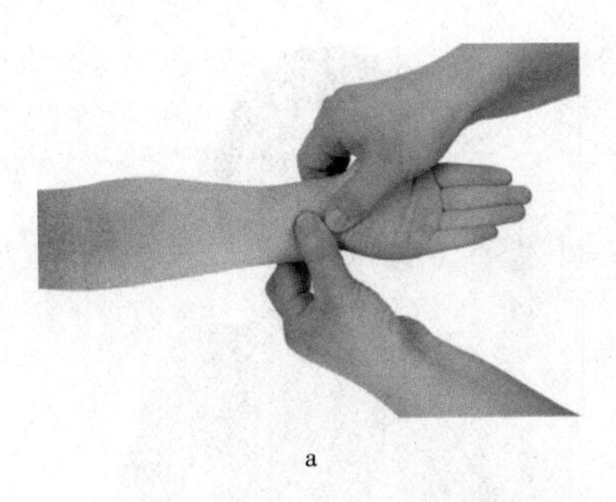

a

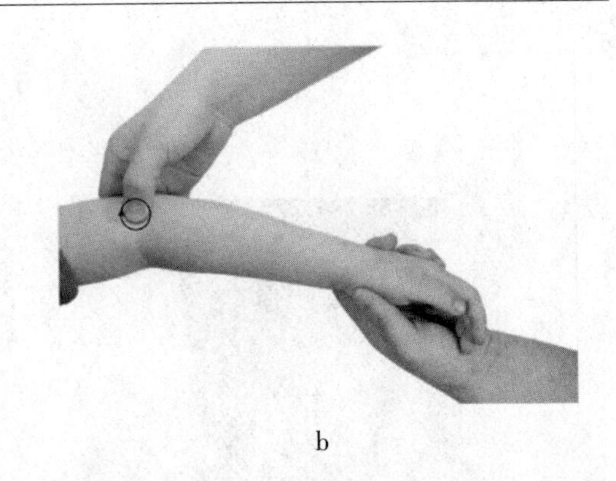

b

图 6－22　二龙戏珠法一

2. 少儿坐位，医者辅手拿捏少儿食指和无名指指端，推手拇、食二指捏按住少儿阴池、阳池两穴（图 6－23－a），并由此边按捏边缓缓向上移动，直至按捏至曲池（图 6－23－b）。如此操作 5 次（寒证重按阳穴，热证重按阴穴）；然后辅手拿捏住腕部阴、阳二池，推手捏住少儿食指和无名指指端摇动 20～30 次（图 6－23－c），顺时针与逆时针方向各摇动 20～30 圈。

功效：调理阴阳，通阳散寒，清热镇惊。治疗少儿寒热不和、四肢抽搐、惊厥等症。

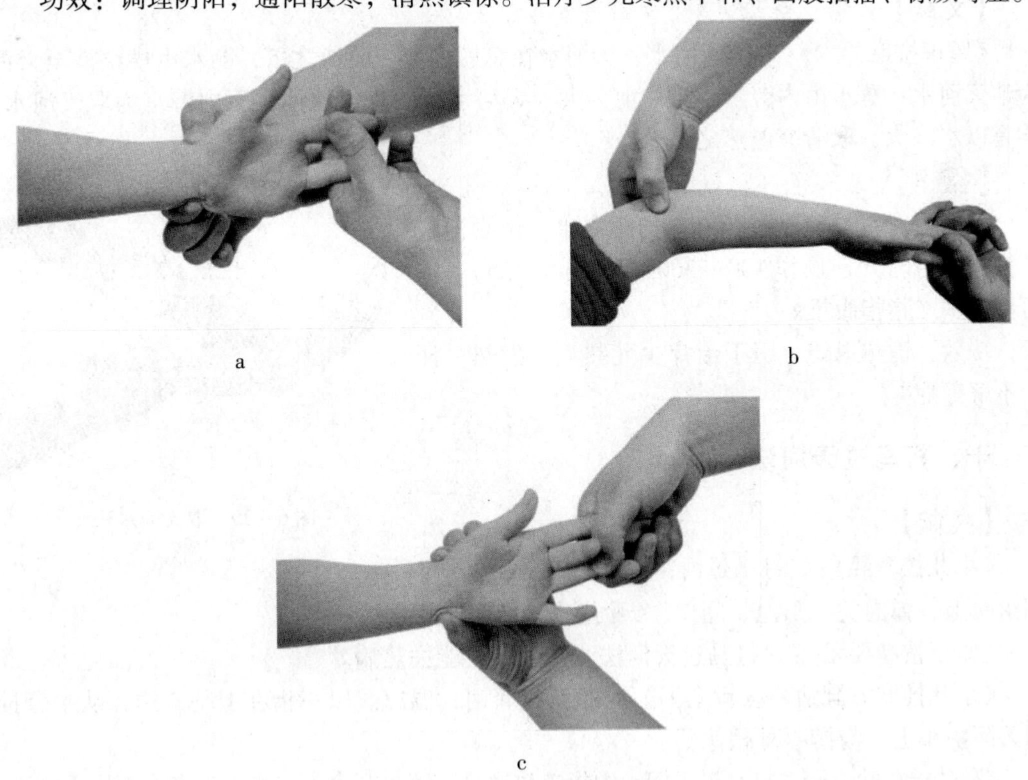

a　b

c

图 6－23　二龙戏珠法二

3. 医者两手从上向下快速捏揉少儿两耳廓（图 6－24－a），共 9 次，如嬉戏之状，然后用食、中二指在儿两鼻孔下按揉 9 次（图 6－24－b）。可操作 10 遍左右。

功效：镇惊，通鼻窍。治疗少儿惊惕不安、鼻塞等症。

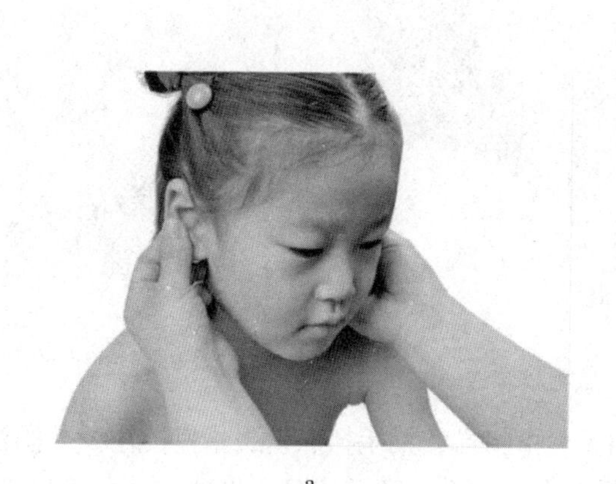

a

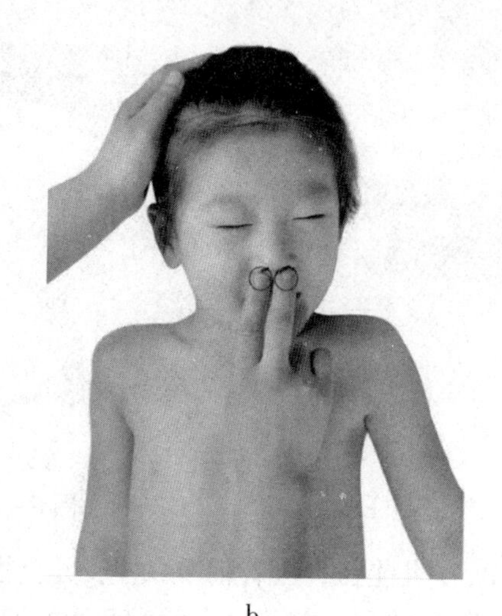

b

图 6－24　二龙戏珠法三

九、取天河水法

【文献】

《厘正按摩要术》：“推天河水，天河水在总筋之上，曲池之下，蘸水由横纹推至天河为清天河水；蘸水由内劳宫推至曲池为大推天河水；蘸水由曲池推至内劳宫为取天河水。均是以水济火，取清凉退热之义。”

【操作】

暴露少儿左前臂，医者以拇指蘸冷水，由洪池穴下推至内劳宫穴，操作 100～300 次（图 6－25），亦可用食中二指指腹推。

功效：清热退烧。用于治疗少儿热病、发热、汗出不解等症。

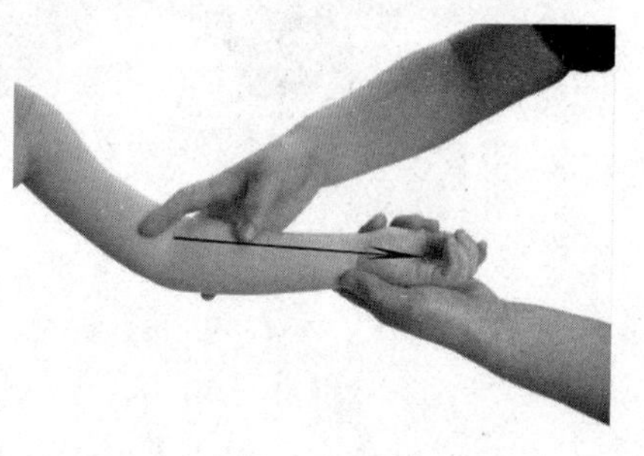

图 6－25　取天河水法

十、打马过天河法

【文献】

《小儿按摩经》：“打马过河：温凉。右运劳宫毕，屈指向上，弹内关、阳池、间使、天河边，生凉退热用之。”

《厘正按摩要术》：“打马过天河法，法主凉，能去热病。”

《小儿推拿方脉活婴秘旨全书》：“打马过天河：温凉。以三指在上马穴边，从手背推到天河中头上。与捞明月相似。”

《秘传推拿妙诀》：“打马过天河：中指午位属马，医人开食中二指弹病者中指甲十余下，随拿上天河位，摇按数次，随用食中二指从天河上一路蜜蜜（密密）打至手弯止，数次。”

《小儿推拿广意》：“打马过天河：此法性凉去热，医用左大指掐儿总筋，右大中指如弹琴，当河弹过曲池，弹九次，再将右大指掐儿肩井、琵琶、走马三穴，掐下五次是也。”

《保赤推拿法》："打马过天河法：……主凉，能去热病"（按：一法同《小儿推拿广意》，另一法同《小儿按摩经》）。

《万育仙书》："打马过天河：温和法，通经行气。先右运劳宫，后以左手拿儿大小二指，用右手食中无名三指从天河打至手弯止。"

【操作】

1. 医者先用拇指在少儿内劳宫穴行运法，操作30～50次（图6－26－a）；辅手握住少儿腕部，以推手食、中二指末节指腹自内关、间使，循天河向上一起一落拍打至洪池穴（图6－26－b）。此为1遍，共操作10遍。亦可以拇、食二指由内关起，循天河弹至洪池穴（图6－26－c）。

功效：退热，活络，通利关节。治疗少儿恶寒发热，手臂麻木，肘、腕关节活动不利等症。

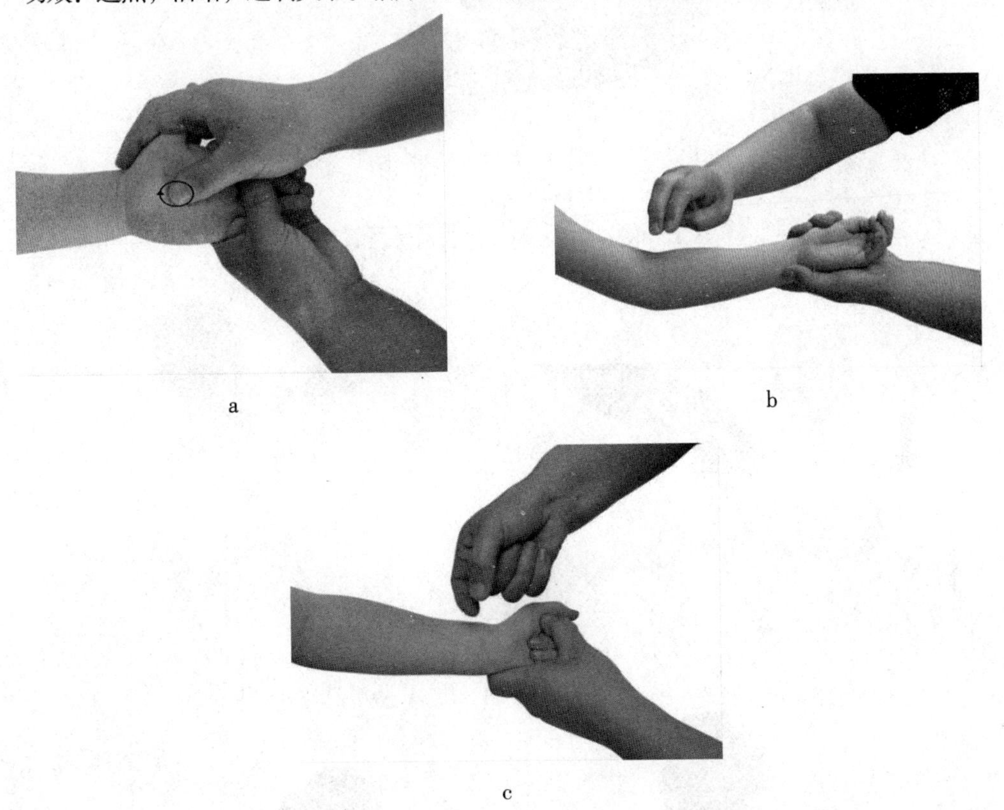

a　　b

c

图6－26　打马过天河法一

2. 医者先弹少儿中指指甲10次（图6－27－a），然后辅手握住其手腕，推手托肘部摇动10～20圈（图6－27－b），再用食、中二指沿天河水穴从肘至腕依次拍打（图6－27－c）。此为1遍，共操作10遍。

功效：清热。治疗少儿外感热病。

3. 医者辅手掐住少儿左手总筋穴，推手中指弹击前臂正中，从腕至肘共9次（图6－28－a）。后以拇指掐儿肩井（图6－28－b），点按肩胛骨（图6－28－c），并点揉同侧缺盆穴（图6－28－d）。

功效：清热。治疗少儿外感热病。

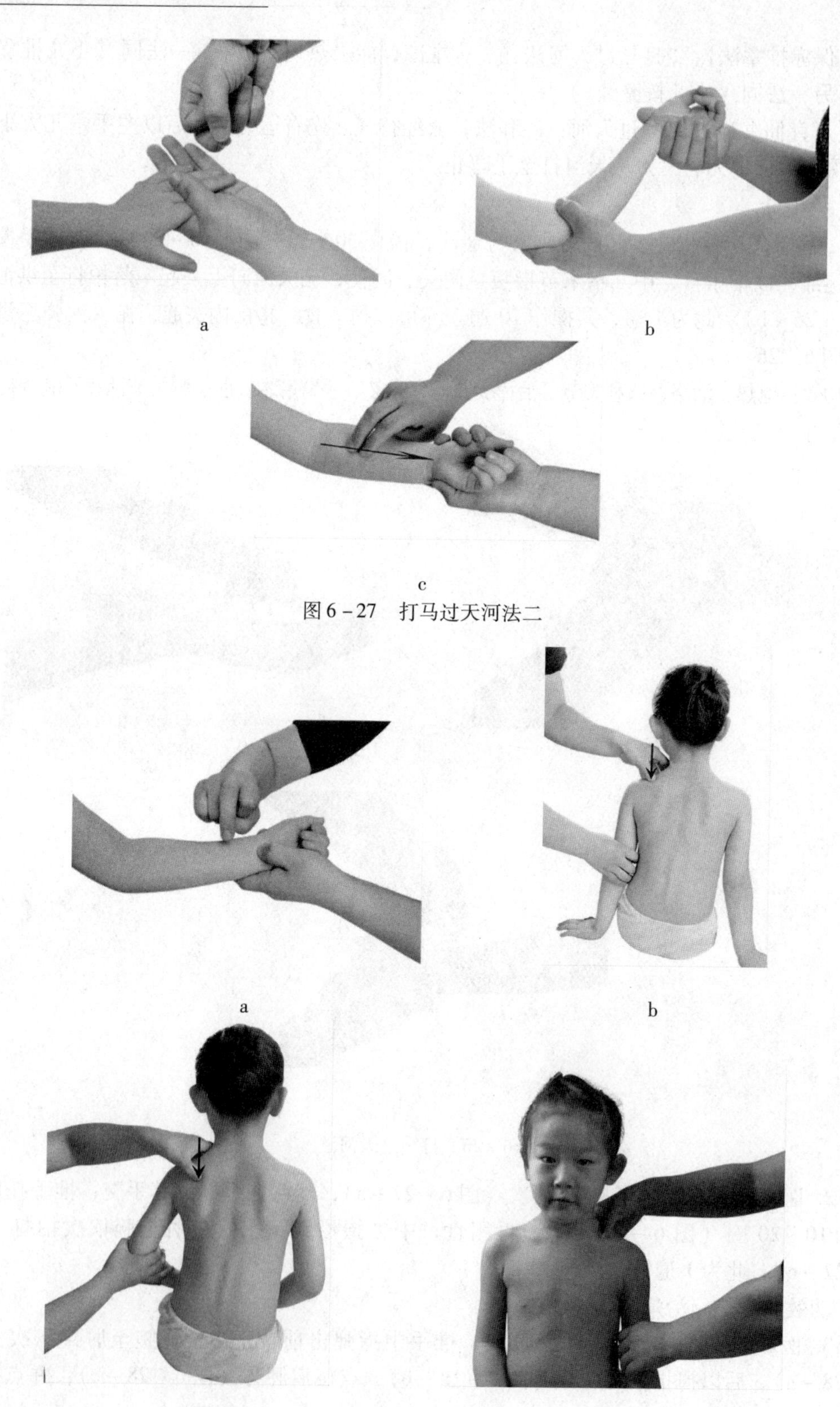

a　b

c

图 6 - 27　打马过天河法二

a　b

c　d

图 6 - 28　打马过天河法三

十一、引水上天河法

【文献】

《幼科铁镜》："用冷水滴少儿大横纹处，两大指自大横纹推至曲池，同时用两手四指拍击，并口吹凉气。此法性凉，治热病。"

【操作】

暴露少儿左前臂，将凉水滴于少儿左手腕横纹处，医者左右手拇指交替向上推天河水（图6－29－a）。后将食、中、无名、小指并拢，以指腹自腕横纹轻轻拍打至洪池穴，边拍打，边对之吹冷风，操作至前臂红赤为度（图6－29－b）。

功效：清热泻火。治疗少儿热病、发热。

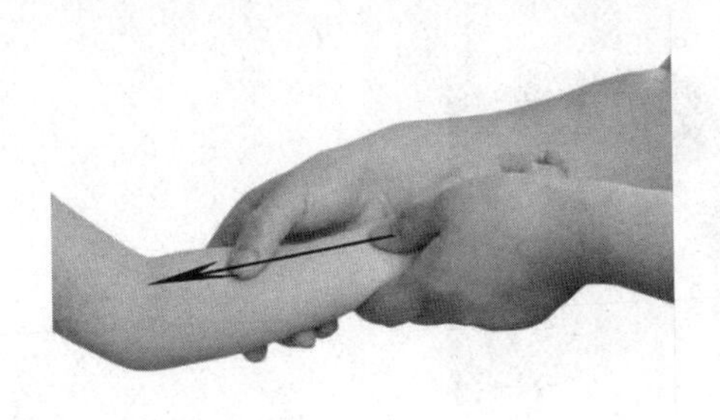

a

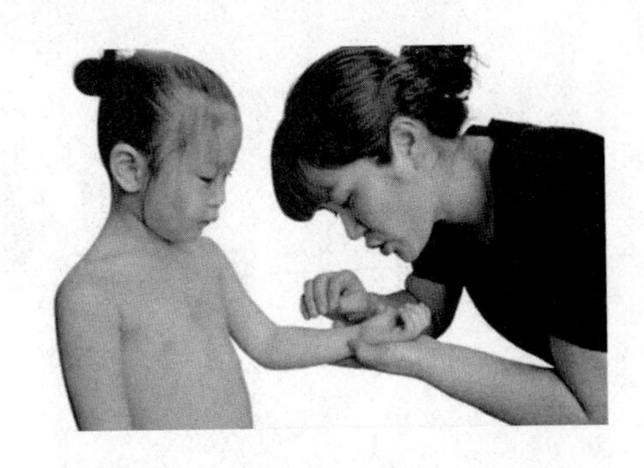

b

图6－29　引水上天河法

十二、飞经走气法

【文献】

《小儿按摩经》："飞经走气：先运五经，后五指开张一滚，做（至）关中用手打拍，乃运气行气也，治气可用。又以一手推心经，至横纹住，以一手揉气关，通窍也。"

《小儿推拿方脉活婴秘旨全书》："飞经走气法：化痰动气。先运五经纹；后做此法。用五指关张，一滚，一笃，做至关中，用手打拍乃行也。"

《秘传推拿妙诀》："飞经走气，传送之法，医人将大指对病者总心经位立住，却将食中名三指一站，彼此递向前去至手弯止，如此者数次。"

《小儿推拿广意》："飞经走气，此法性温，医用右手捧拿儿手四指不动，左手四指从腕曲池边起，轮流跳至总上九次，复拿儿阴阳二穴，医用右手往上往外一伸一缩，传送其气，徐徐过关是也。"

《万育仙书》："飞经走气，传送行气法，先运五经，医用身靠儿背，将两手从胁下出奶傍之。"

《厘正按摩要术》："飞经走气法：法主温……"（按：法同《小儿推拿广意》）。

【操作】

1. 医者先用辅手握住少儿左手食、中、无名、小指不动，推手食、中、无名三指从少儿曲池穴起，各指依次逐一按压前臂正中（如弹琴状）直至总筋穴（图6－30－a），如此反复操作9次；再以辅手拇、食二指分别拿住少儿阴池、阳池，久持之，推手屈伸少儿左手食、中、无名和小指，每指屈伸15～20次（图6－30－b），再左右摆动15～20次（图6－30－c）。

功效：性温，能行气活血，清肺化痰。治疗少儿咳嗽痰多、胸闷气喘等症。

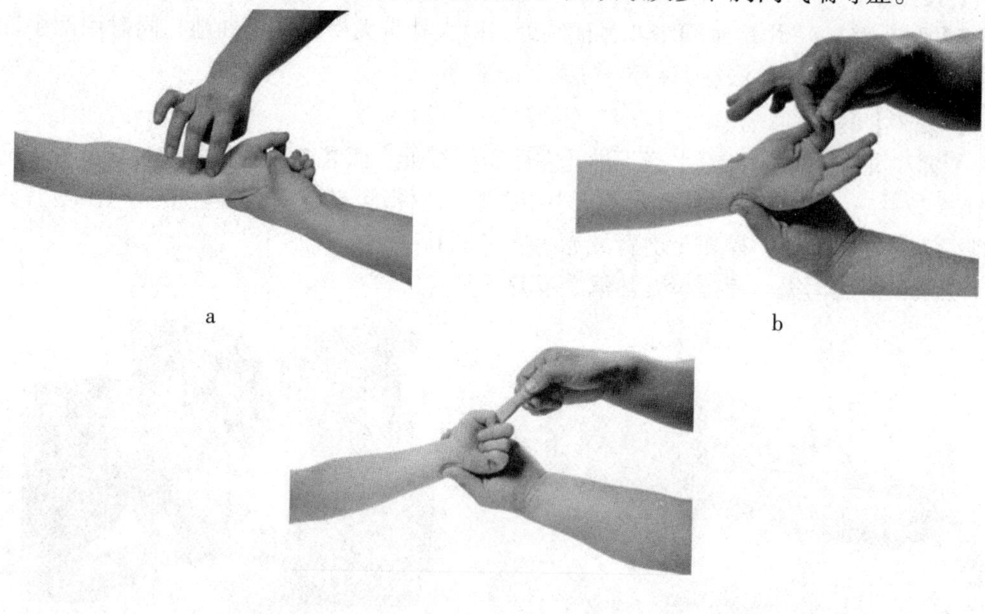

图6－30　飞经走气法一

2. 先依次旋推五经穴各9次（图6－31－a），后医者五指张开，分别与少儿五指相对，并向上卷曲至内关（图6－31－b）；后在内关处定点拍打9次（图6－31－c）。可操作15～30遍。

功效：行气化痰。治疗少儿痰多咳嗽、胸闷等症。

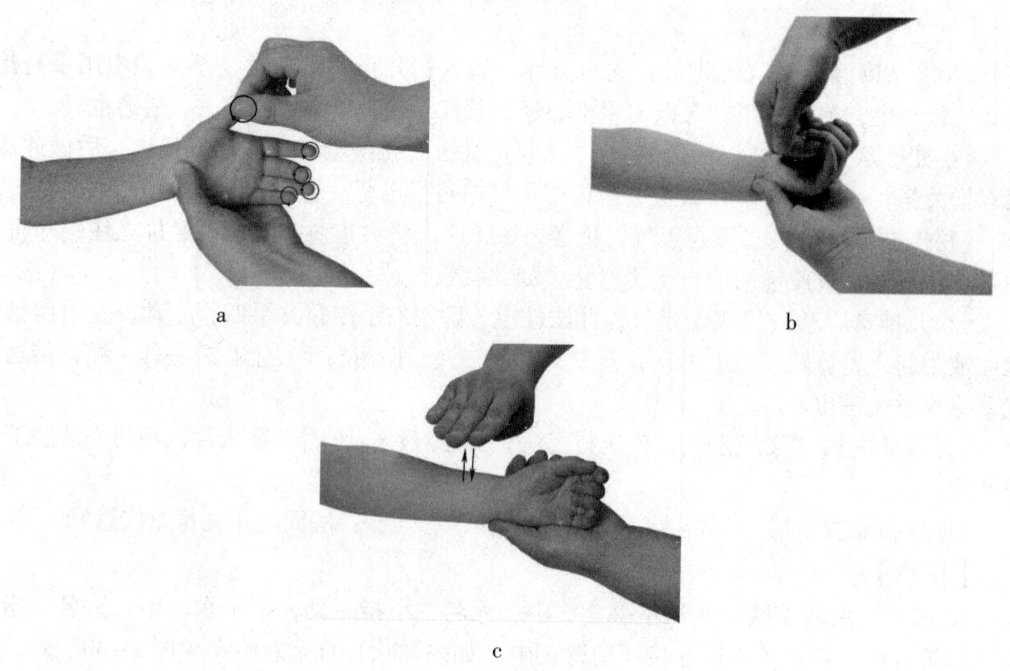

图6－31　飞经走气法二

3. 先依次旋推五经穴各9次。后医者立于少儿身后，以两手中指置于胸骨正中，以两掌位于两胁下，两手手指吸定，屈指，带动两掌向前推动（图6－32）。去重回轻，操作1～2分钟。

功效：疏肝理气，消食化积。治疗少儿胸胁疼痛、食积不化、脘腹胀满等病证。

4. 以一手从少儿中指尖心经处先旋推1分钟左右，后从少儿中指起向上推至腕横纹（图6－33－a），并至内关穴揉之（图6－33－b）。

功效：行气通窍，调和气血。治疗少儿胸闷、夜卧不安等病证。

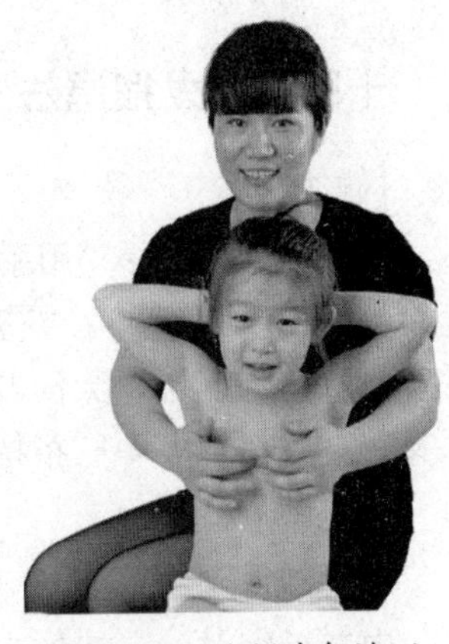

图6－32　飞经走气法三

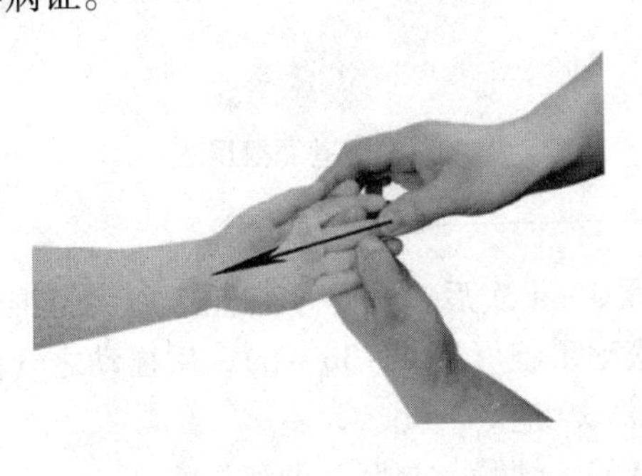

a

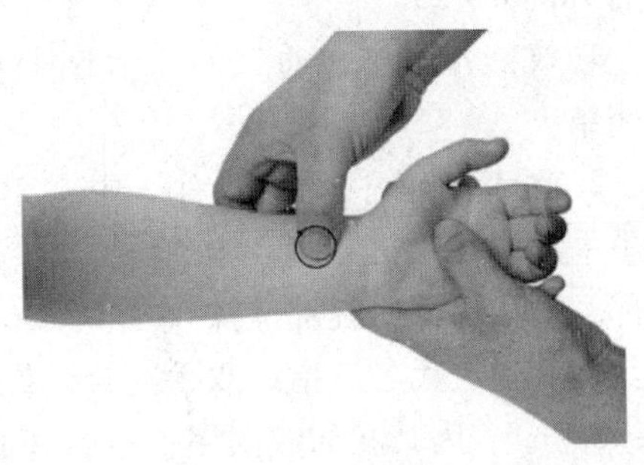

b

图6－33　飞经走气法四

十三、飞金走气法

【文献】

《幼科推拿秘书》："此法去肺火，清内热，消膨胀，救失声音之妙法也。金者能生水也，走气者气行动也，其法性温。以我将指蘸凉水置内劳宫，仍以将指引劳宫水上天河去。前行三次，后转一次，以口吹起微嘘跟水行，如气走也。"

【操作】

医者辅手握少儿左手，令其掌心朝上，滴凉水于内劳宫处（图6－34－a），用推手中指引水上天河，并用口吹气，使水滴上行，反复20～30次（图6－34－b）。

功效：清热泻火，消胀。治疗少儿急性失音、脘腹胀满等症。

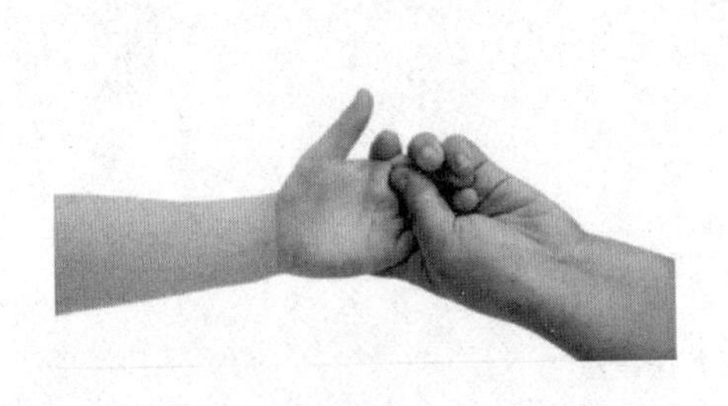

a

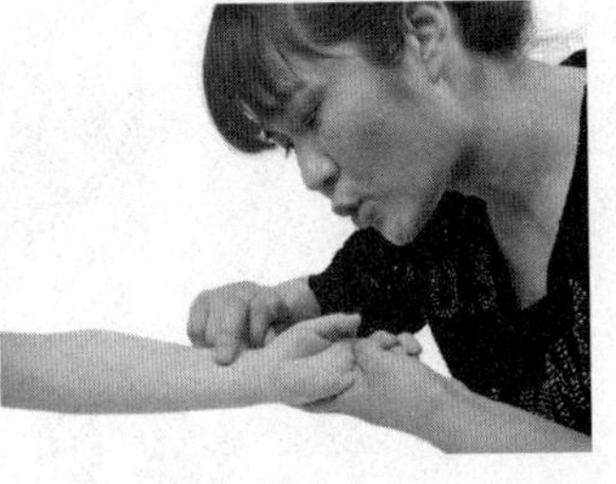

b

图6－34　飞金走气法

十四、苍龙摆尾法

【文献】

《小儿按摩经》："用手拈少儿小指，名曰：苍龙摆尾。"

《小儿推拿广意》："苍龙摆尾：医右手一把拿少儿左食、中、名三指，掌向上，医左手掌侧从总经起搓摩天河及至肘，略重些，自肘又搓摩至总经，如此一上一下，三四次，医又将左大、食、中三指搓肘，医右手前拿摇动九次，此法能退热开胸。"

【操作】

1. 医者用辅手握住少儿肘部，推手拇指与食、中二指相对，夹持住少儿小指，摇动30次左右（图6－35）。

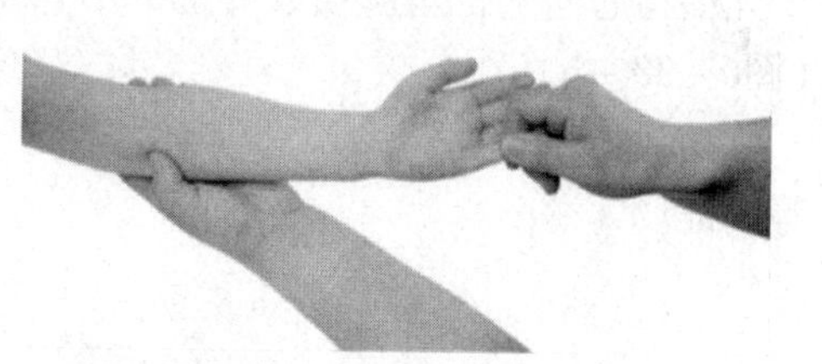

图6－35　苍龙摆尾法一

功效：开闭结，通二便。治疗少儿大、小便闭结。

2. 医者用辅手握少儿食、中、无名三指，推手手掌握住少儿前臂，从腕横纹向上搓揉至肘部，又从肘部向腕部搓揉（图6－36－a）。搓揉3～4次后，辅手手掌托于肘尖，推手握其食、中、无名三指。双手配合，推手先左右摆动手腕（图6－36－b），后摇动之（图6－36－c）。因其状如龙摆尾，故名苍龙摆尾。操作20遍。

功效：退热，开胸，通便。治疗少儿发热、胸闷、烦躁、腹胀、便秘等病证。

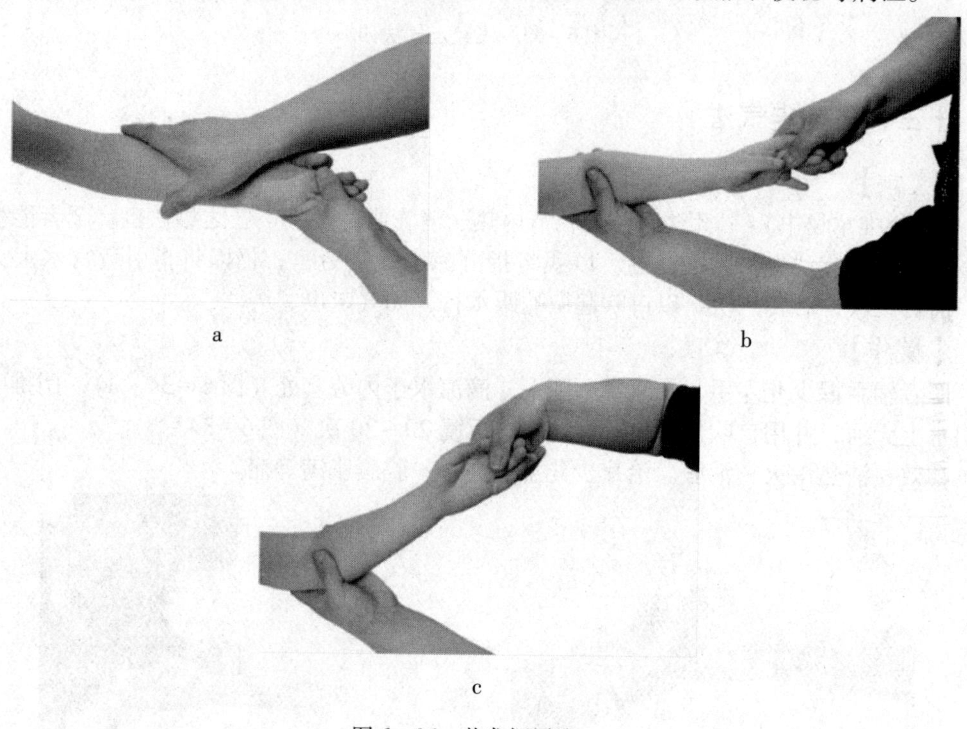

a　b　c

图6－36　苍龙摆尾法二

十五、丹凤摇尾法

【文献】

《小儿按摩经》："丹凤摇尾：以一手掐劳宫，以一手掐心经，摇之，治惊。"

《万育仙书》："苍龙摆尾，和气生血治惊"（按：法同《小儿按摩经》之"丹凤摇尾"）。

【操作】

医者辅手掐少儿内劳宫，推手掐揉少儿中指指腹，两手配合，摇动其中指。操作30次左右（图6-37）。

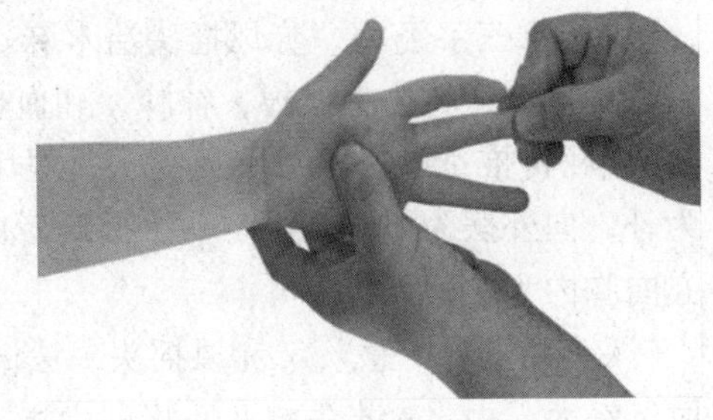

图6-37　丹凤摇尾法

功效：镇惊，和气生血。主要治疗少儿惊风、夜卧不安等症。

十六、双龙摆尾法

【文献】

《秘传推拿妙诀》："双龙摆尾：医人屈按病者中名二指，摇食小二指，故名'双龙摆尾'。"

《幼科推拿秘书》："双龙摆尾：此解大小便结之妙法也。其法以我右手拿少儿食小二指，将左手托少儿斟肘穴，扯摇如数似双龙摆尾之状。又或以右手拿儿食指，以我左手拿儿小指往下摇，亦似之。"

《推拿指南》："二龙摆尾法：此法治大小便结，用一手持食指，一手持小指摇之，男左女右。"

【操作】

1. 少儿仰卧位或坐位，医者辅手托少儿肘部，推手拿住少儿食指与小指，拔伸数下，并左右摆动，似双龙摆尾之状（图6-38）。操作30遍左右。

功效：行气，开通闭结。治疗少儿气滞、大小便闭结等症。

2. 医者辅手使少儿中指与无名指屈曲，并固定之，推手握住少儿食指及小指（伸直）摇动（图6-39），如双龙摆尾之状。摇30次左右。

功效：同上。

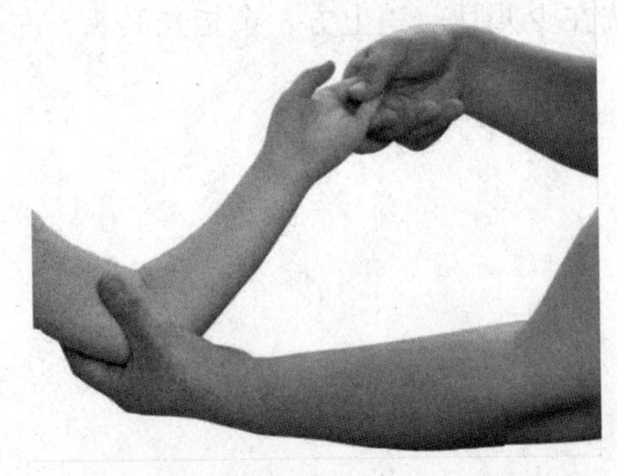

图6-38　双龙摆尾法一

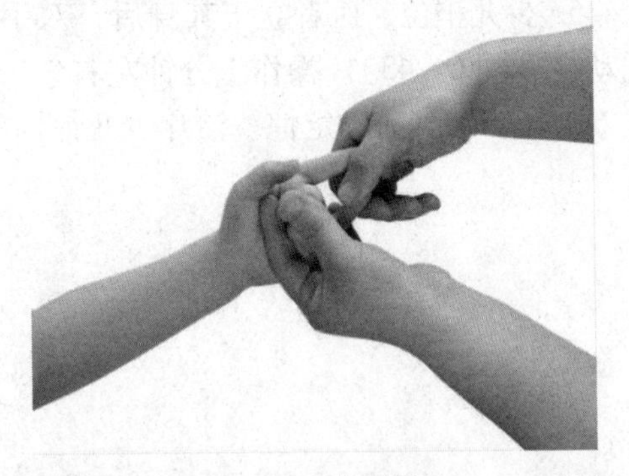

图6-39　双龙摆尾法二

十七、赤凤摇头法

【文献】

《小儿按摩经》:“以两手捉儿头摇之，其处在耳前稍上，治惊也。”

《推拿三字经》:“赤凤摇头治木麻。”“赤凤摇头，此法将一手拿少儿中指，一手五指攒住少儿肘，将中指摆摇，补脾，和血也。”

《秘传推拿妙诀》:“赤凤摇头，医用右大、食二指，拿病者大指头摇摆之；向胸内摆为补，向外摆为泄。又医将一手握病者曲尺，将一手拿病者总心经处，揉摆之为摇㪷肘，亦向胸内为补，外泄。”

《小儿推拿广意》:“赤凤摇头，法曰将少儿左手掌向上，医左手食、中指轻轻捏儿㪷肘，医大、中、食指先掐儿心指即中指，朝上向外顺摇二十四下，次掐肠指即食指，仍摇二十四下，再捏脾指即大指二十四，又捏肺指即无名指二十四，末后捏肾指即小指二十四，男左女右，平向右外，即男顺女逆也。此即是运㪷肘，先做各法完后做此法，能通关顺气，不拘寒热，必用法也。”

《推拿指南》:“此法治惊风。用两手托住儿头，轻轻摇之。”

《幼科推拿秘书》:“赤凤摇头，此消膨胀舒喘之良法也。通关顺气，不拘寒热，必用之功。其法以我左手食、将二指，掐按小儿曲池内，作凤二眼，以我右手仰拿儿小、食、中、无名四指摇之，似凤凰摇头之状。”

《厘正按摩要术》:“赤凤摇头法：法治寒热均宜，能通关顺气。”

《万育仙书》:“赤凤摇头：和气血，主治惊”（按：法同《小儿按摩经》)。

【操作】

1. 医者辅手托少儿左肘部，推手拇指与食、中二指相对拿捏住少儿中指，上下摇动，如赤凤点头状（图 6－40)。摇 20～30 次。向内摇为补，向外摇为泻。

功效：消胀定喘，通关顺气，补血宁心。治疗少儿痞疾、腹胀、惊惕不安、咳喘胸闷等症。

2. 除摇动少儿拇指外，其余与上同。作用同上。

3. 除医者推手按住总筋，摇动手腕外（图 6－41)，其余与法一同。作用同上。

4. 少儿左手仰掌向上，医者辅手食、中指轻轻捏儿㪷肘，推手大指与食指相对，分别掐儿中指 24 次，并摇动 24 次（图 6－42)，后同法操作食指、拇指、无名指及小指。

功效：此为收式，是为结束整理手法，有通关开窍之功。

5. 少儿坐位，医者立于其身后，双手中指按在少儿耳前稍上方，余指扶其头，左右摇动之（图 6－43)。操作 1 分钟左右。

功效：活气血，定惊。治疗少儿惊惕不安、躁扰不宁。

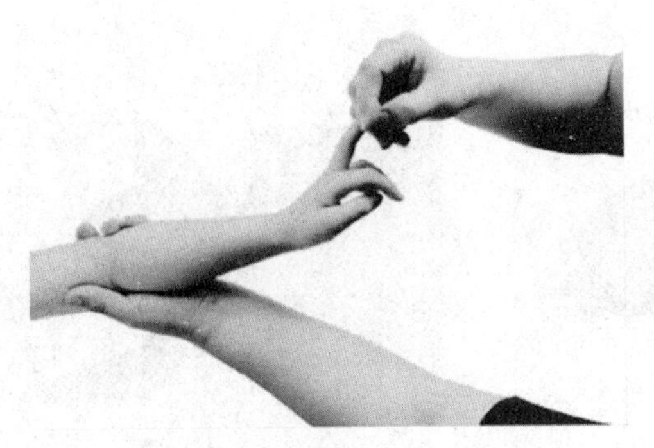

图 6－40　赤凤摇头法一、二

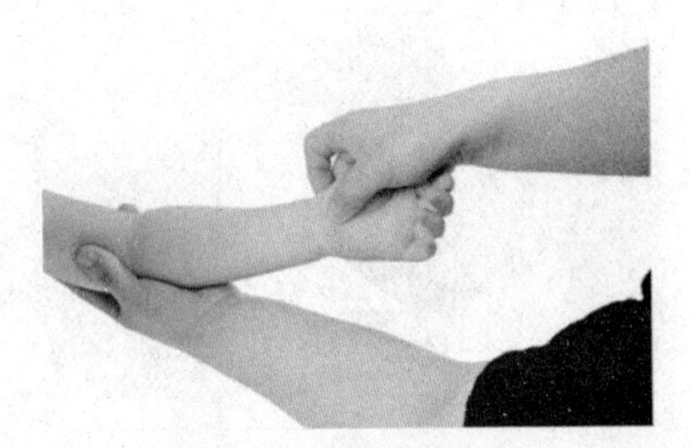

图 6－41　赤凤摇头法三

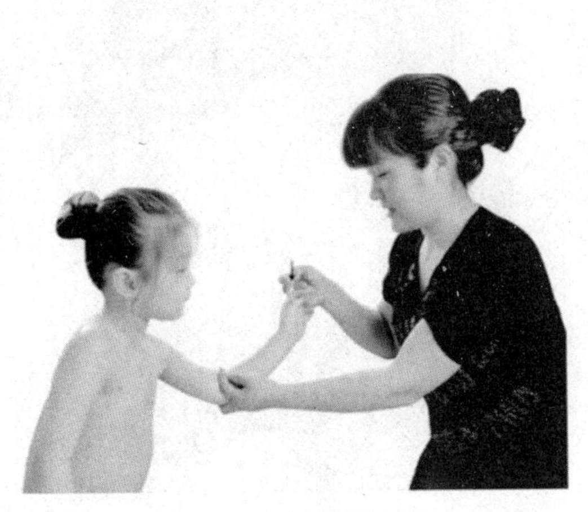

图 6－42　赤凤摇头法四

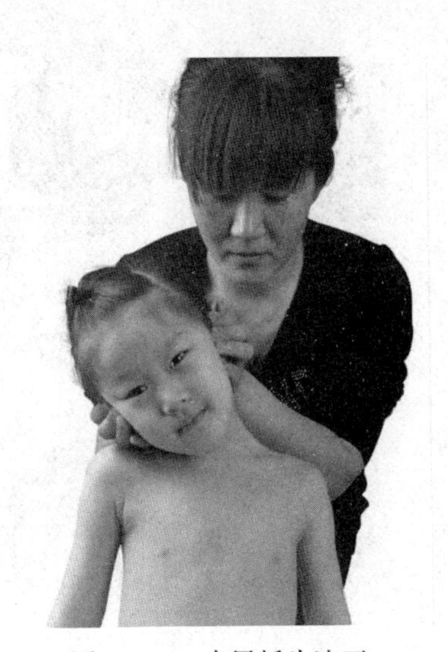

图 6－43　赤凤摇头法五

十八、双凤展翅（凤凰展翅）法

【文献】

《小儿推拿广意》："双凤展翅：医用两手中、食二指捏儿两耳往上三提毕，次捏承浆，又指捏颊车及听会、太阴、太阳、眉心、人中完。"

【操作】

医者以两手中、食二指，捻少儿两耳数次，并向上提（图 6－44－a）。3 捻 1 提，共 3 次。提毕，依次掐少儿承浆（图 6－44－b）、颊车（图 6－44－c）、听会（图 6－44－d）、太阳（图 6－44－e）、眉心（图 6－44－f）、人中穴（图 6－44－g）。注意穴位次序不能错乱。

功效：疏风宣肺。治疗少儿外感咳嗽。

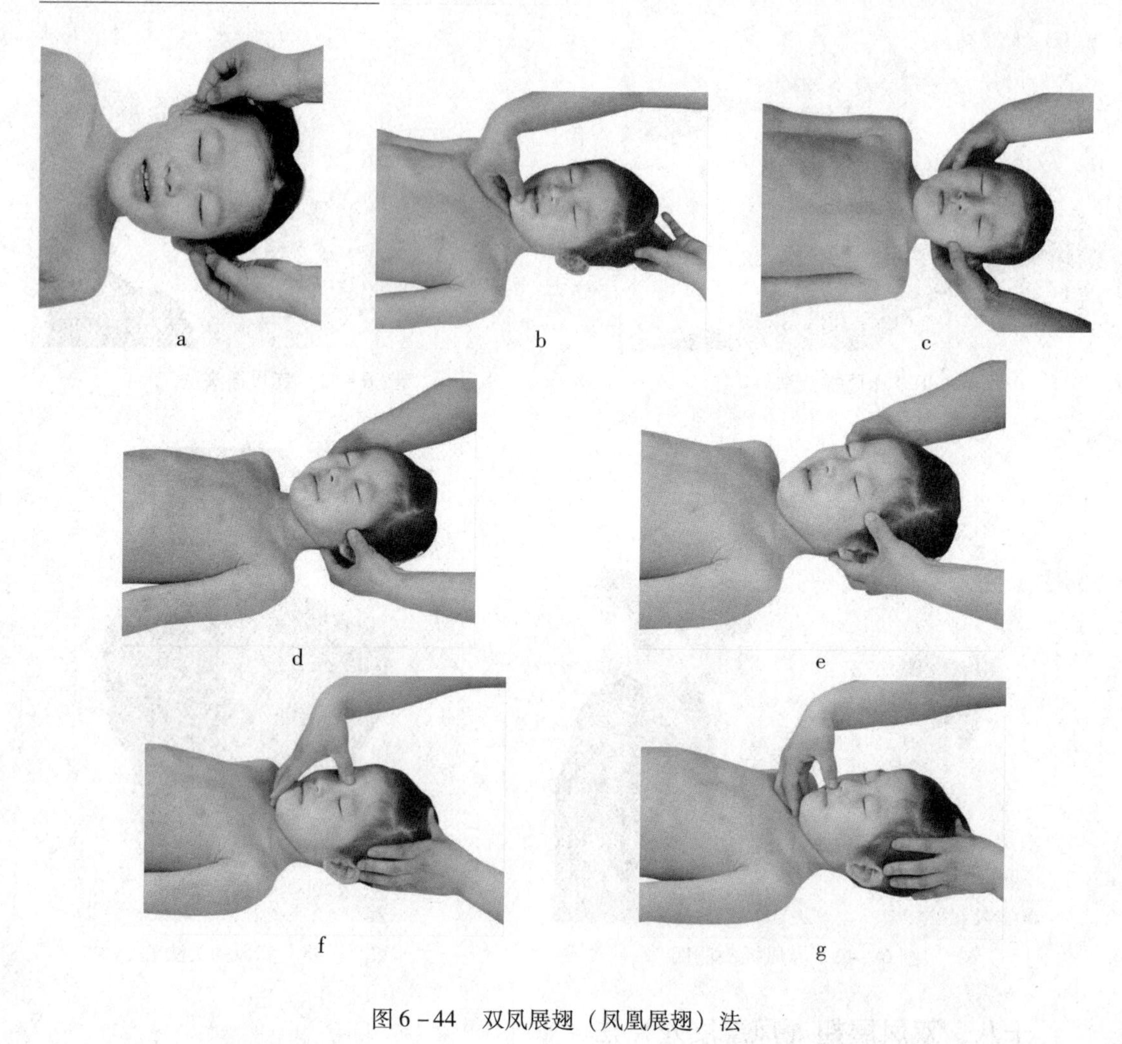

图6－44 双凤展翅（凤凰展翅）法

十九、凤凰鼓翅法

【文献】

《小儿按摩经》："凤凰鼓翅：掐精宁、威灵二穴，前后摇摆之，治黄肿也。"

《保赤推拿法》："凤凰鼓翅法：……治黄肿，又治暴死，降喉内痰响。"

《厘正按摩要术》："……所谓凤凰转翅也治黄肿"（按：其法同《小儿按摩经》）。

【操作】

医者双手食、中二指，夹持少儿左手腕部，以两拇指分别按住少儿精宁与威灵穴，边按，边将少儿腕关节上下摆动，如凤凰展翅之状。操作1分钟左右（图6－45）。

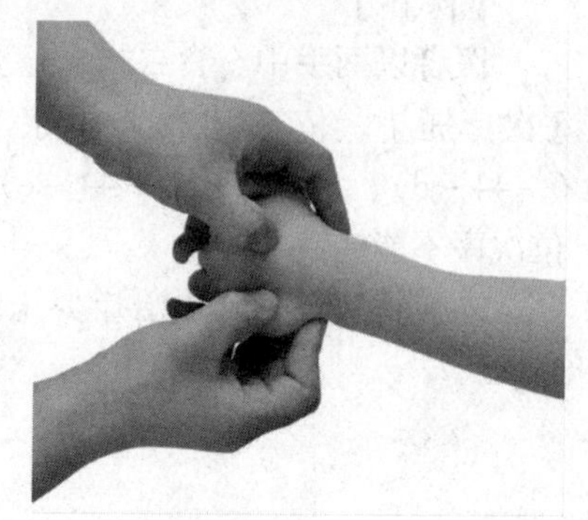

图6－45 凤凰鼓翅法

功效：性温，有温肺，开窍，定喘，降逆，镇静，定惊之效。治疗少儿溺水昏迷、哮喘、胸闷憋气、噎膈、呃逆、惊惕不安等症。

二十、凤凰单展翅法

【文献】

《小儿按摩经》:“右大指掐总筋及腕背，大指又起又翻至内关，再掐五经穴。”

《万育仙书》:“握大、少儿指，摇动腕及肘关节。”

《秘传推拿妙诀》:“左手拿捏内外一窝风，右手拿内外劳宫摇动。”

《幼科推拿秘书》:“凤凰单展翅：此打噎能消之良法也。亦能舒喘胀，其性温，治凉法。用我右手单拿儿中指，以我左手按掐儿抖肘穴圆骨，慢摇如数，似凤凰单展翅之状，除虚气虚热俱妙。”

《保赤推拿法》:“凤凰单展翅法：……治一切寒证”（按：法同《小儿按摩经》)。

【操作】

1. 医者辅手拇、中两指分别拿捏少儿总筋与一窝风穴，推手拇、中二指分别捏拿少儿内、外劳宫穴，两手协调，摇动少儿手腕。操作20次左右（图6－46）。

功效：性温，调和气血，温经补虚。治疗少儿虚烦、发热等症。

2. 医者推手捏住少儿中指，辅手按掐少儿抖肘部，双手配合，边揉边慢慢左右摇动少儿手臂，似凤凰单展翅之状（图6－47）。操作30次左右。

功效：温经补虚，顺气，除虚热。治疗少儿虚热、呃逆、喘胀等症。

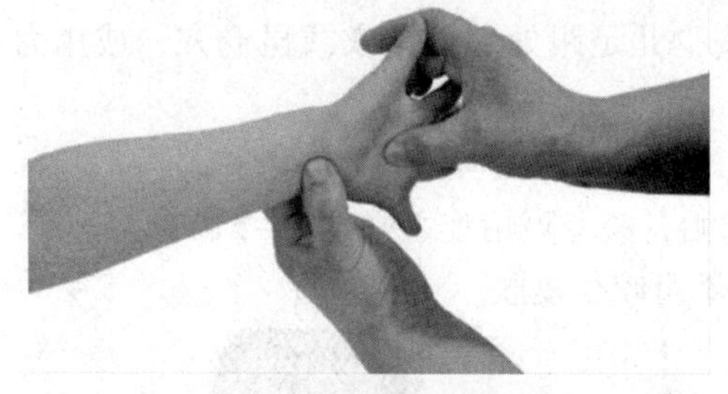

图6－46　凤凰单展翅法一

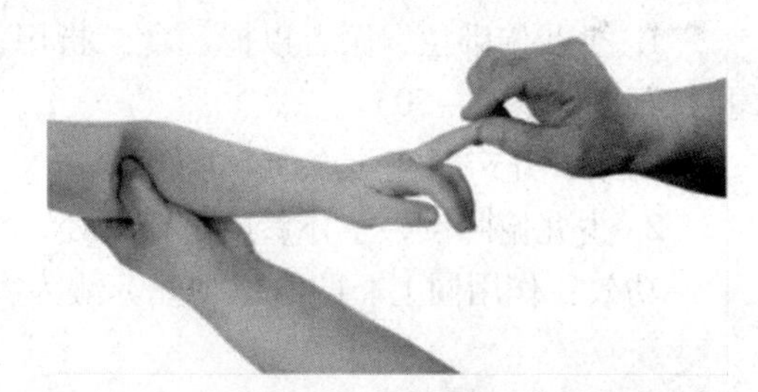

图6－47　凤凰单展翅法二

3. 医者辅手托住少儿肘部，推手握少儿拇指和小指，两手协调，摇动腕及肘关节（图6－48)。操作20次左右。

功效：降逆，通关顺气。治疗少儿呃逆、腹胀等症。

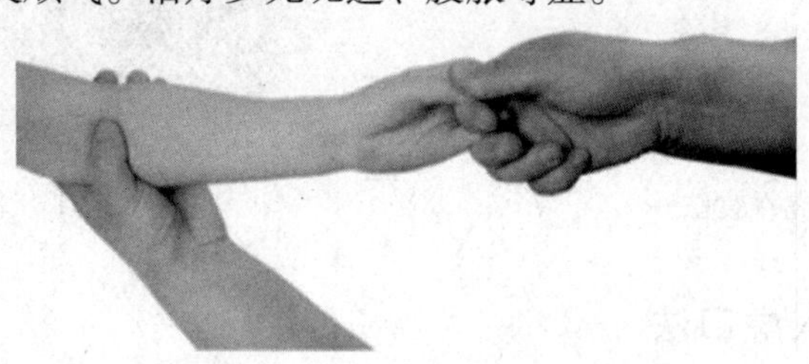

图6－48　凤凰单展翅法三

4. 推手拇指于总筋穴掐9次（图6－49－a)，后缓缓向上推至内关，紧按内关，然后辅手依次掐揉五经穴各20次（图6－49－b)。操作10遍左右。

功效：温中补虚，活血行气。治疗少儿虚寒、胸闷、腹胀等病证。

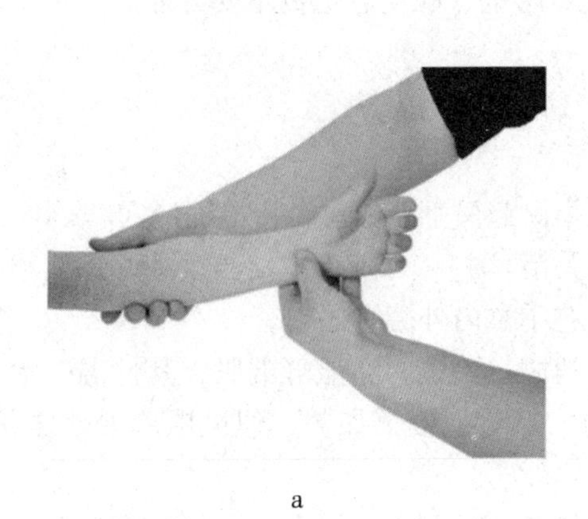

a

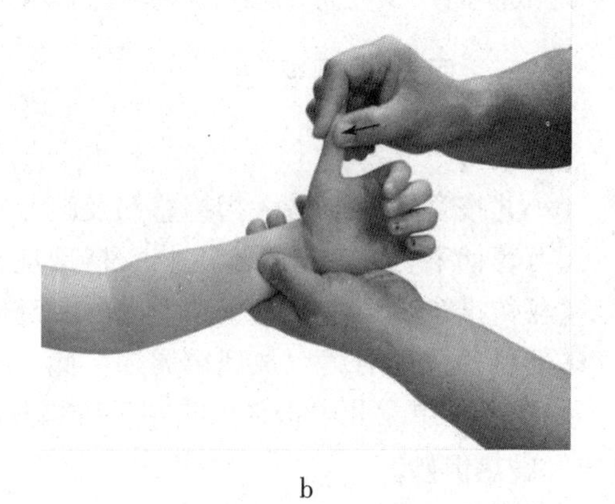

b

图 6－49　凤凰单展翅法四

二十一、老虎吞食法

【文献】

《小儿推拿方脉活婴秘旨全书》："仆参穴，治少儿吼喘，将此上推下掐，必然苏醒。如少儿急死，将口咬之，则回生，名曰老虎吞食。"

【操作】

1. 少儿俯卧位，医者以拇、食二指用力掐按少儿足跟处的仆参穴或昆仑穴，或用力提拿跟腱（图 6－50）。

功效：开窍醒神。治疗少儿暴死。

2. 少儿俯卧位，于仆参或昆仑穴处，置一绢帕，医者隔帕咬之（图 6－51）。

功效：作用同上。两法以少儿苏醒为度，但不可咬伤皮肤。

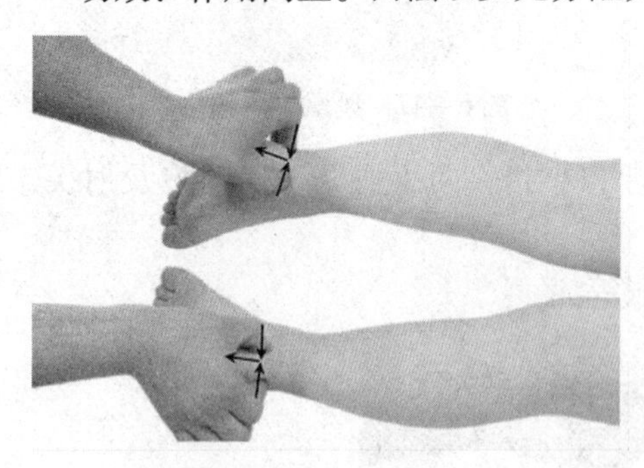

图 6－50　老虎吞食法一

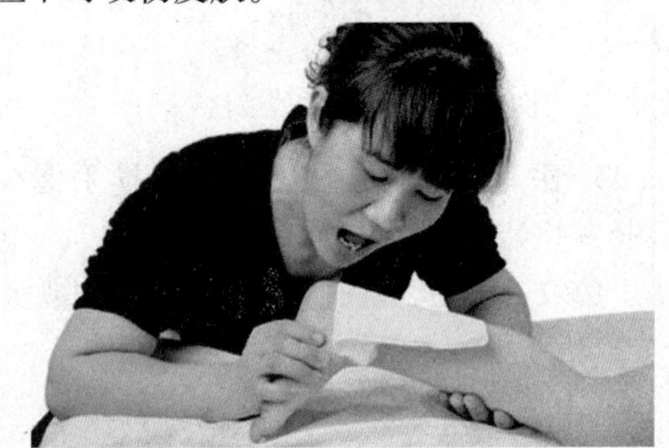

图 6－51　老虎吞食法二

二十二、天门入虎口法

【文献】

《小儿按摩经》："天门入虎口，用右手大指掐儿虎口，中指掐住天门，食指掐住总位，以左手五指聚住揉㪂肘，轻轻慢慢而摇，生气顺气也。又法：自乾宫经坎艮入虎口按之，清脾。"

《秘传推拿妙诀》："大指食指中间软肉处为虎口，医人用大指自病者命关推起至虎口，将大指钻掐虎口。又或从大指端推入虎口，总谓天门入虎口。"

《幼科推拿秘书》："天门入虎口重揉㪷肘穴，此顺气生血之法也。天门即神门，乃乾宫也。㪷肘，胳膊下肘后一团骨也。其法以我左手托少儿㪷肘，复以我右手大指叉入虎口，又以我将指管定天门，是一手拿两穴，两手三穴并做也。然必屈少儿手揉之，庶㪷肘处得力，天门、虎口处又省力也。"

《厘正按摩要术》："天门入虎口法：法主健脾消食，将儿手掌向上，蘸葱姜汤，自食指尖寅、卯、辰三关侧，推至大指根。"

《万育仙书》："天门入虎口：生血顺气……"

《小儿推拿方脉活婴秘旨全书》："……天门入虎口之能血也。"

【操作】

1. 医者拇指从少儿食指尖处沿食指桡侧从指尖推向指根（图 6－52－a），亦可从拇指尖沿拇指尺侧推向指根（图 6－52－b），任选其一，最终均并进入虎口，定点掐揉合谷（图 6－52－c）。推 10 余次，定点揉合谷半分钟。

功效：温经散寒，止吐泻。治疗少儿脾虚腹泻、呕吐、疳积、气血不足等症。

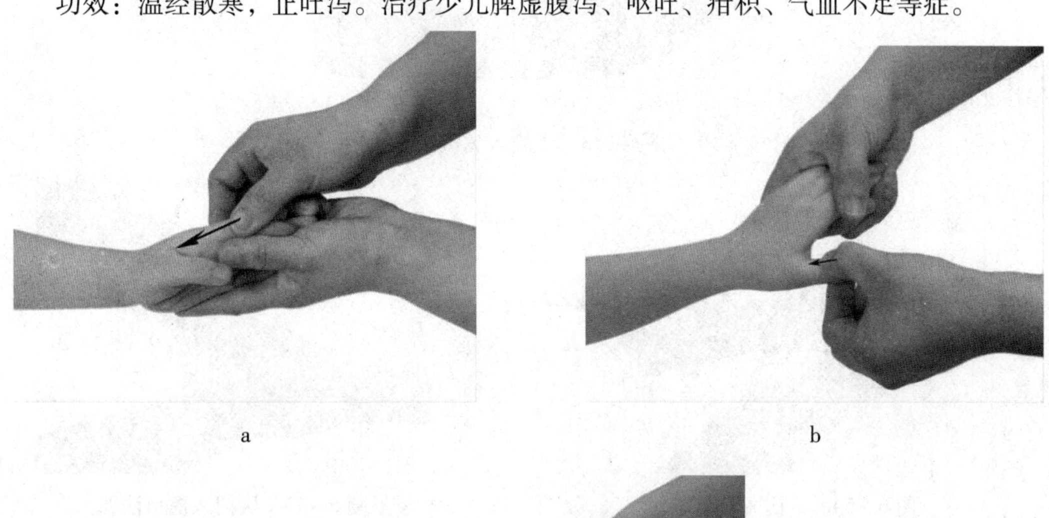

a　　b

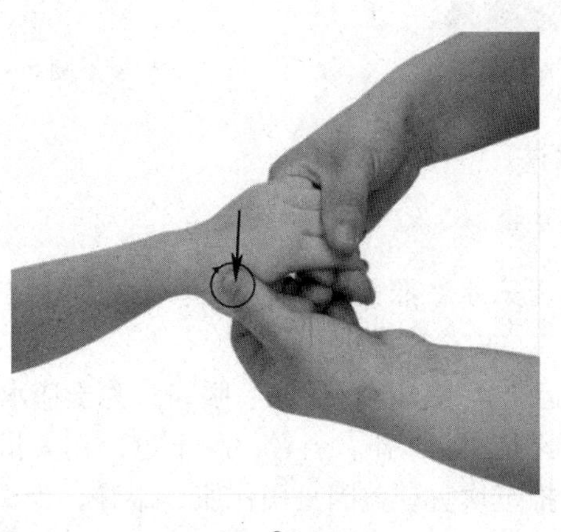

c

图 6－52　天门入虎口法一

2. 少儿掌心向下，医者辅手托住肘部，推手拇指捏住虎口，食指点于一窝风，中指置于手腕尺侧。两手协调，摇动肘关节50次左右（图6－53）。

功效：顺气消胀。治疗少儿胸闷、腹胀。

3. 医者推手虎口与少儿虎口交叉，食指指腹按住一窝风，运用摇法同上（图6－54）。

功效：作用同上。

4. 少儿坐位，医者辅手托住少儿肘部，推手大指叉入虎口，大指掐住乾宫，食指掐住虎口，屈伸少儿手臂并同时掐揉二穴约50次（图6－55）。

功效：顺气生血。治疗少儿气血不和、腹胀。

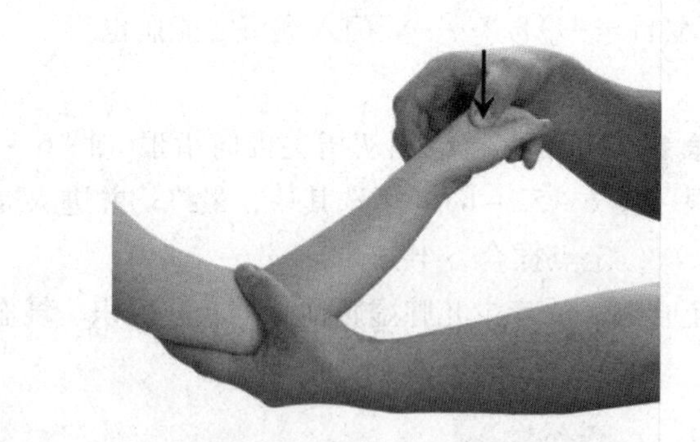

图6－53　天门入虎口法二

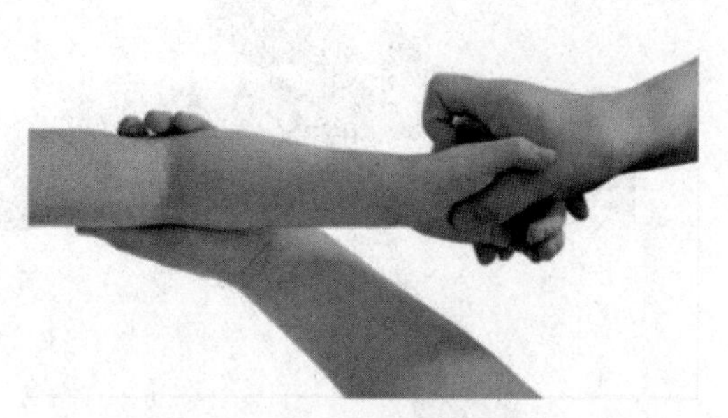

图6－54　天门入虎口法三

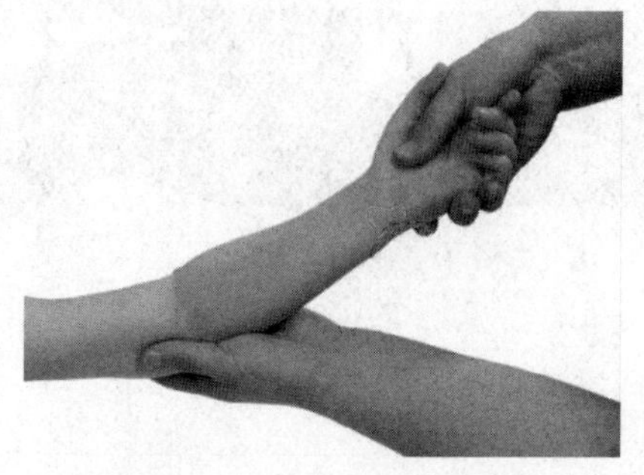

图6－55　天门入虎口法四

二十三、运土入水法

【文献】

《小儿按摩经》："运土入水，照前法（按：运水入土）反回是也。肾水频数无统用之，又治小便赤涩。"

《小儿推拿广意》："运土入水，丹田作胀、眼睁，为土盛水枯，推以滋之。"

《幼科推拿秘书》："运土入水，补。土者，脾土也，在大指。水者，坎水也，在小天心穴上。运者从大指上，推至坎宫。盖因丹田作胀、眼睁，为土盛水枯，运以滋之，大便结甚效。"

《厘正按摩要术》："由脾土起，经艮、坎、乾三宫旁过，至肾水止为运土入水。治泄泻。"

《万育仙书》："运土入水凡推俱要自指尖，推至指根方向。"

【操作】

1. 医者辅手虎口叉于少儿左手虎口，使其掌心向上，推手食、中二指夹持住左手腕。以推手拇指指腹从少儿大指根起（图 6－56－a），经大鱼际、小天心（图 6－56－b）、小鱼际直至小指根处（图 6－56－c），用运法，反复操作 1 分钟左右。

功效：清脾胃之湿热，补肾水之不足。用于土盛水枯之证，见小便频数赤痛、吐泻等症。

2. 从少儿拇指尖开始推运（图 6－57），其余路径不变。

功效：作用同上。

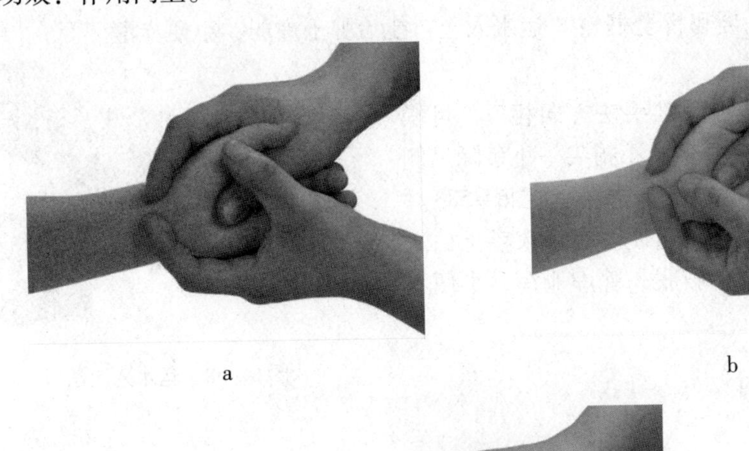

a　　　　　　　　　　b

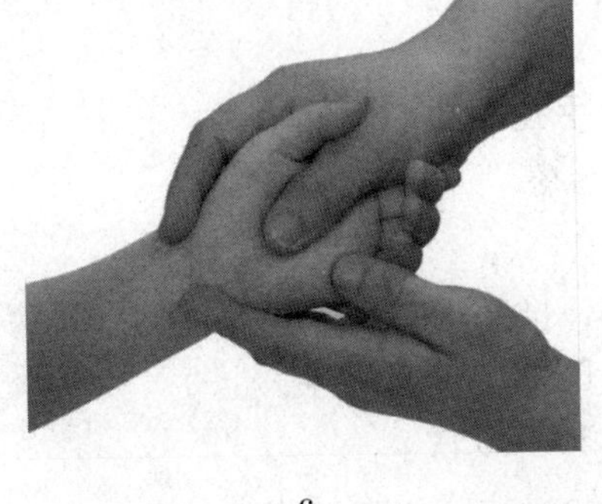

c

图 6－56　运土入水法一

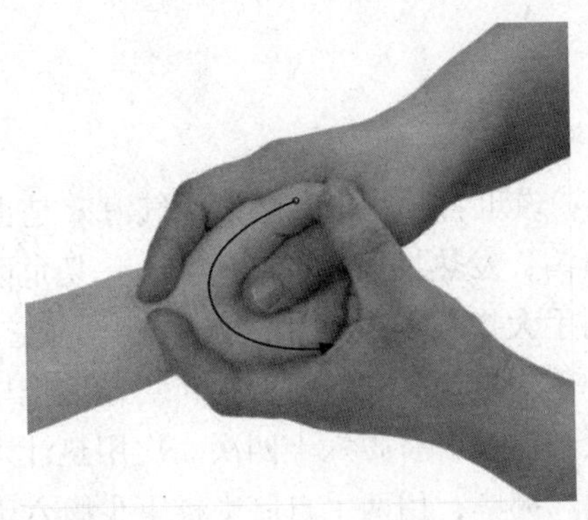

图 6－57　运土入水法二

二十四、运水入土法

【文献】

《小儿按摩经》:“运水入土:以一手从肾经推去,经兑、乾、坎、艮至脾土按之,脾土太旺,水火不能既济,用之,盖治脾土虚弱。”

《小儿推拿广意》:“运水入土,身弱肚起青筋,为水盛土枯,推以润之。”

《幼科推拿秘书》:“运水入土泄,土者胃土也,在板门穴上,属艮宫;水者,肾水也,在小指外边些。运者以我大指,从少儿小指侧巅,推往乾坎艮也。此法能治大小便结,身弱肚起青筋,痢泻诸病,盖水盛土枯,推以润之,小水勤动甚效。”

《小儿推拿方脉活婴秘旨全书》:“运水入土:能治脾土虚弱,小便赤涩。”

【操作】

操作方法同运土入水,唯手法方向相反。可操作100~200遍(另一法循少儿小指尖—小鱼际尺侧缘—掌横纹—大鱼际桡侧缘—拇指根)(图6-58)。

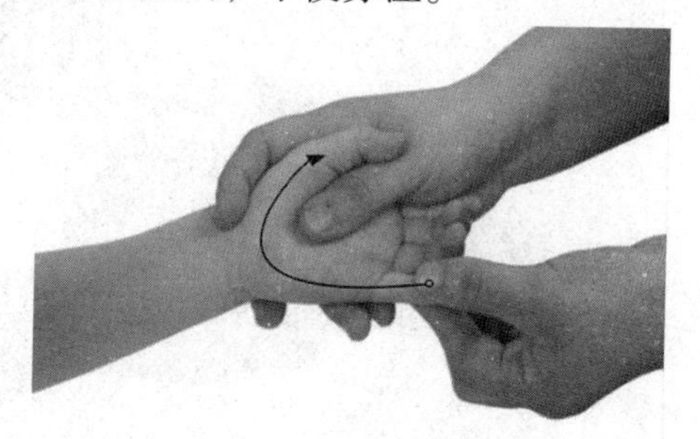

图6-58 运水入土法

功效:健肾利尿,止泻通便。用于水盛土枯之证。治疗少儿脾虚体弱、腹胀、脾虚泄泻、小便不利等症。

二十五、摇㪷肘

【文献】

《小儿按摩经》:“以一手托儿㪷肘运转,男左女右,一手捉儿手摇动。治痞。”

【操作】

医者以辅手托少儿肘部,推手拇、食二指叉入儿之虎口,中指按于小鱼际,屈少儿之手,上下摇动(图6-59)。可操作20~30次。

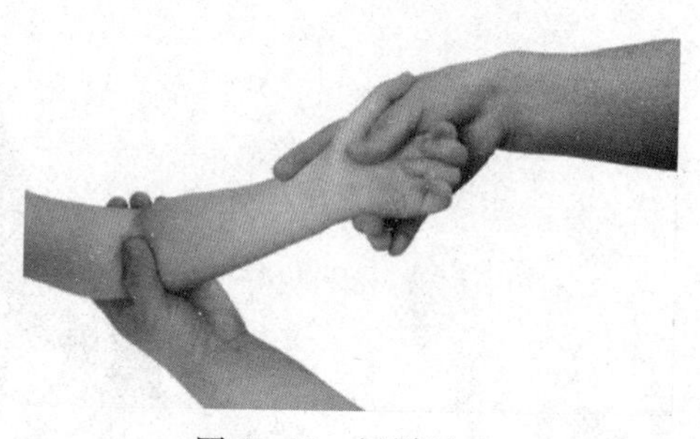

图6-59 摇㪷肘

功效:顺气,和血,通经,活络。治疗少儿脘腹痞满、胀痛、肝脾肿大等症。

二十六、开璇玑法

【文献】

《幼科集要》:“开璇玑:璇玑者,胸中、腹中、气海穴是也。凡少儿气促,胸高,风寒痰闭,夹食腹痛,呕吐泄泻,发热抽搐,昏迷不醒,一切危险急症,置儿于密室中,解开衣带,不可当风。医用两手大指蘸姜葱热汁,在少儿胸前左右横推,至两乳上近胁处,三百六十一次。口中计数,手中推周天之数,乃为奇。璇玑推毕,再从心坎用两大指左右分推至胁肋六十四次。再从心坎推下脐腹六十四次。次用热汁入右手掌心,合儿脐上,左挪六十四次,右挪六十四次。挪毕,用两手自脐中推下少腹六十四次。再用两大指蘸汁推尾尻穴六十四次,其法乃备。虚人泄泻者,逆推尾尻穴,至命门两肾间,切不可顺推,此法屡试屡验。”

【操作】

1. 少儿仰卧，暴露胸腹。按以下四步操作：

（1）先用两手拇指自少儿璇玑穴处，从正中线向两侧分推，并逐渐向下移动，直至剑突下的鸠尾穴。注意分推时应推在肋间隙，且大多推八次，名推胸八道（图6－60－a）。反复操作10遍左右。

（2）两手掌交替，从胸骨下端鸠尾，垂直向下经中脘直推至肚脐。两手各推10次左右。名推中脘（图6－60－b）。

（3）顺时针摩腹1分钟左右。或以中指置于肚脐，以第四、五指关节髁在脐之一侧从上至下挪动3～5次，换另一手挪肚脐另一侧（图6－60－c）。摩腹与挪动任选一法即可。

（4）从脐向下直推至耻骨联合（图6－60－d）。操作10余次。

以上为1遍，共操作3～5遍。

功效：宽胸理气，健脾和胃。治疗少儿胸闷咳喘、痰鸣气急、食滞胃痛、恶心呕吐、腹痛腹泻、便秘等症。

2. 于第四步之后，加推七节骨。虚证上推，实证下推。

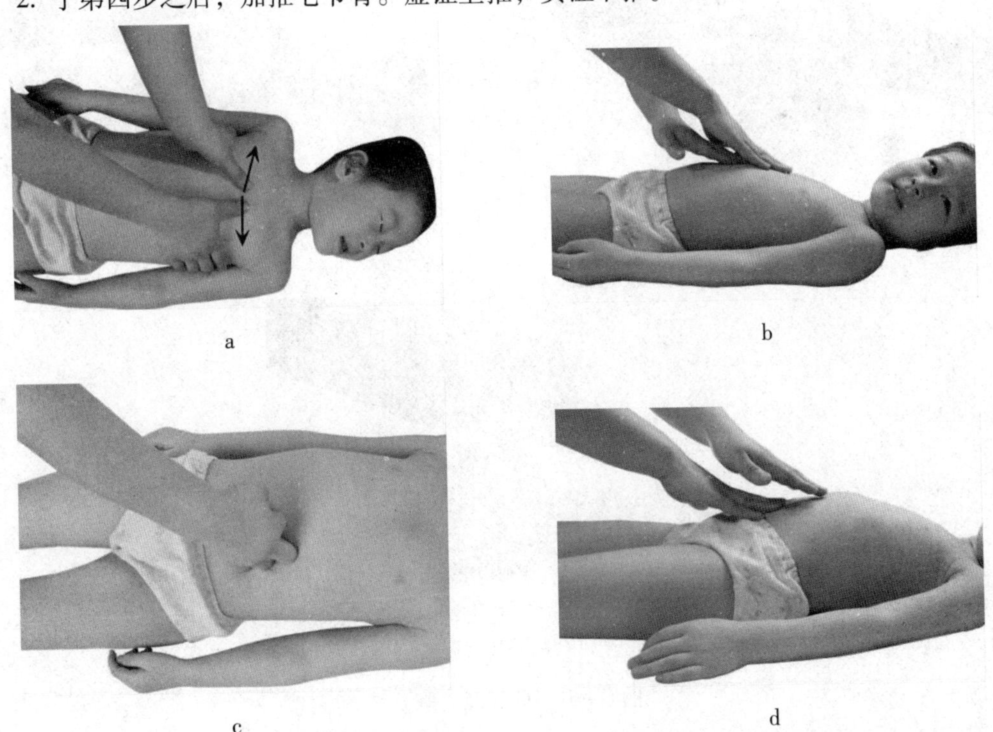

a　b　c　d

图6－60　开璇玑法

二十七、调五经（脏）法

【文献】

《小儿按摩经》："运五经，动五脏之气，肚胀，上下气血不和，四肢掣，寒热往来，去风，除腹响。"

【操作】

医者辅手握少儿手腕，推手拇指与食指相对，分别旋推、捻揉少儿拇、食、中、无名和小指。每指旋推或纵向推运10次左右（图6-61-a），捻揉10次左右，最后拔伸1次（图6-61-b）。旋即用拇指与中指夹持少儿拇指，以食指甲掐1次（图6-61-c），依次掐完少儿拇、食、中、无名和小指。此为1遍。共操作5~10遍。亦可左手和右手各操作5遍。

功效：解表退热，主治外感发热，尤其是对6个月以内的婴儿，疗效较好。掐、揉、运五经，调节五脏的气血，以治疗脏腑相关疾病。

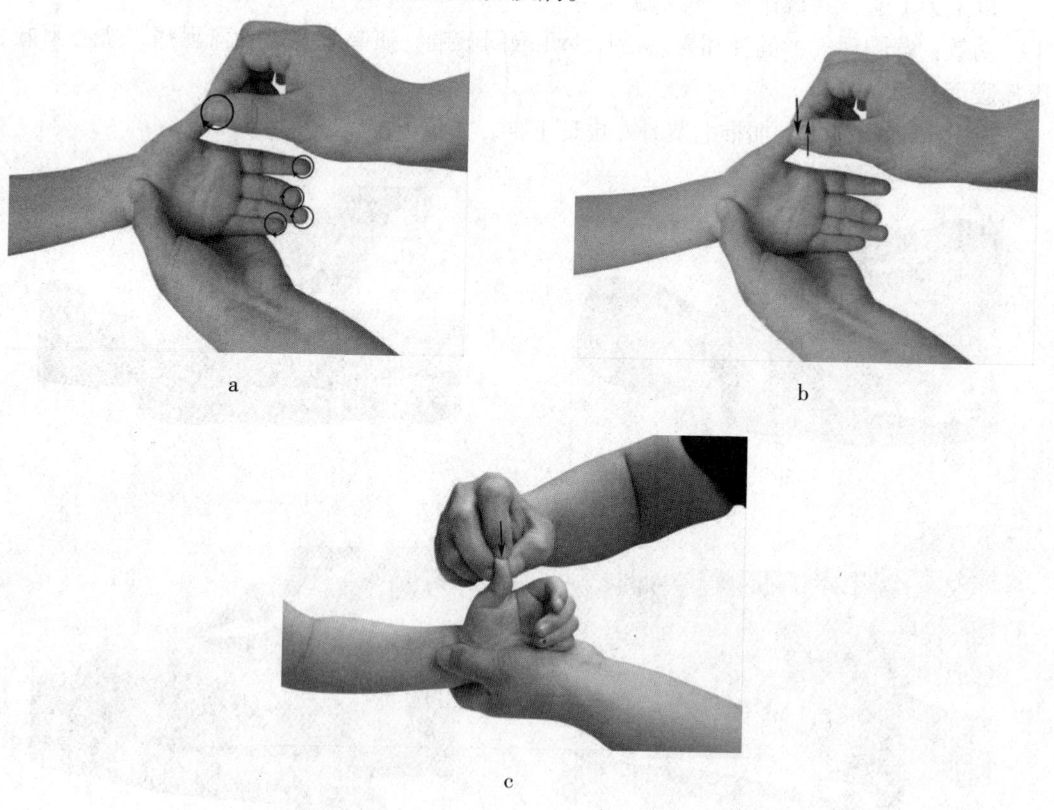

a　　b　　c

图6-61　调五经（脏）法

二十八、老汉扳罾法

【文献】

《小儿按摩经》："老汉扳罾：以一手掐大指根骨，一手掐脾经轻摇之，治痞块也。"

《保赤推拿法》："老汉扳罾法能消食治痞。"

《小儿推拿方脉活婴秘旨全书》：“老翁绞罾合猿猴摘果之用。”

【操作】

少儿仰掌，医者辅手拇指掐于少儿拇指根部，推手拇指掐于少儿拇指指腹之脾经，两手协调摇动其拇指。操作20次左右（图6－62）。

功效：健脾消食。治疗少儿腹胀、腹痛、便秘、厌食等。

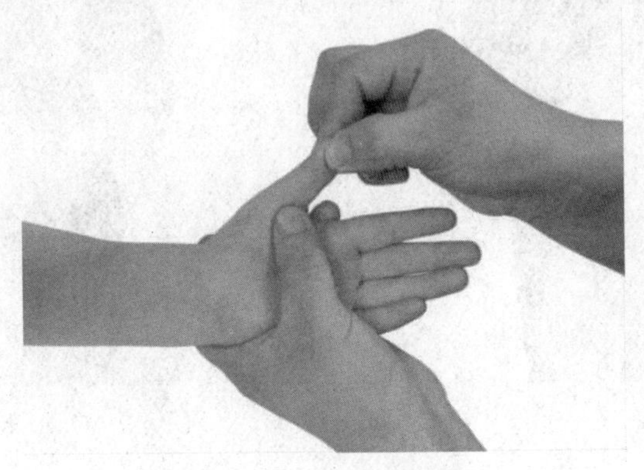

图6－62　老汉扳罾法

二十九、孤雁游飞法

【文献】

《小儿按摩经》：“孤雁游飞：以大指自脾土外边推去，经三关、六腑、天门、劳宫边，还止脾土，亦治黄肿也。”

《保赤推拿法》：“孤雁游飞法：从儿大指尖脾经外边推上去，经肱面左边至肱下筋大半处，转至右边，经手心仍到儿大指头止，治黄肿虚胀。”

【操作】

医者辅手固定少儿左手，推手拇指从少儿拇指桡侧起向上推进。其路径为拇指桡侧—三关—横向经过肘横纹—六腑—天门（乾宫）—内劳宫—复止于拇指根部，操作10遍左右（图6－63）。

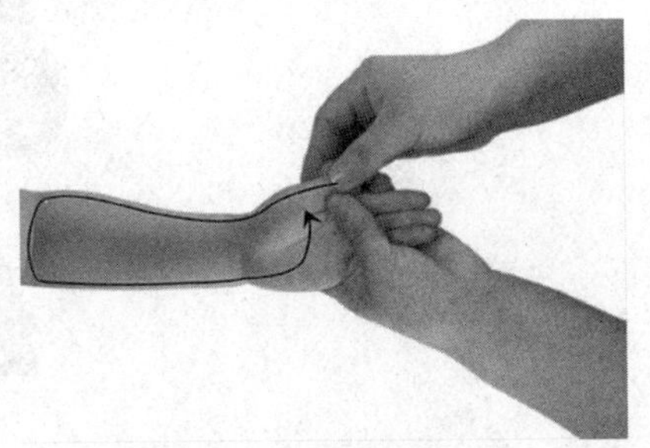

图6－63　孤雁游飞法

功效：调和气血。主要治疗少儿黄肿、虚胀等症。

三十、肃肺法

【操作】

医者抱少儿侧向坐于大腿上，双掌一前一后夹持住少儿前胸与后背，从上至下，依次施以推抹、搓揉、拍与振法。推抹5～8遍（图6－64－a），搓揉5～8遍（图6－64－b），拍3～5遍（图6－64－c），振2～3遍。

功效：肃肺，降逆。主要治疗少儿肺失宣降所致的咳嗽、哮喘、咽喉不利。此法具有较好的排痰作用，对于不会吐痰的少儿尤为适宜。

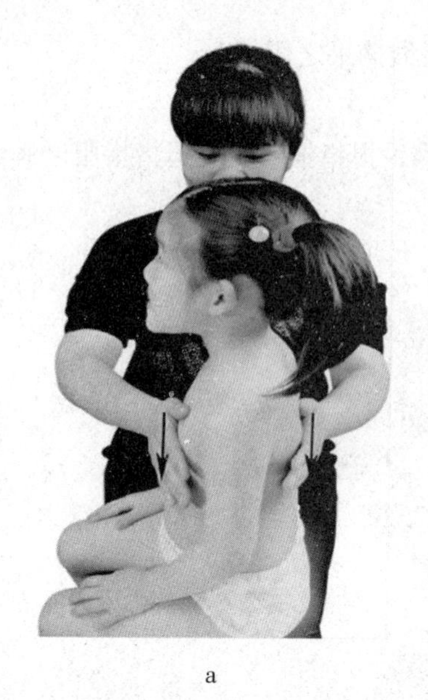
a

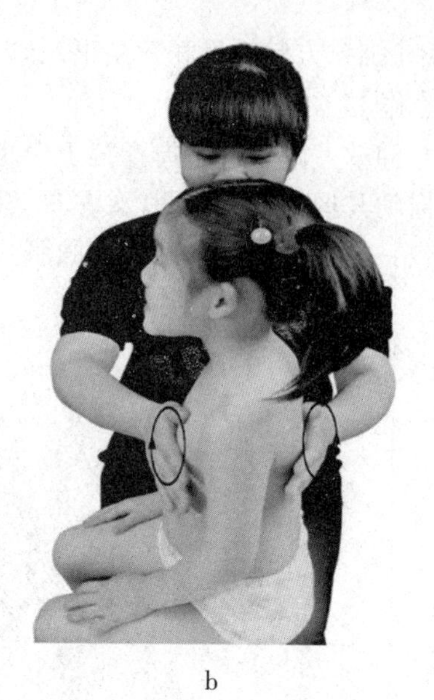
b

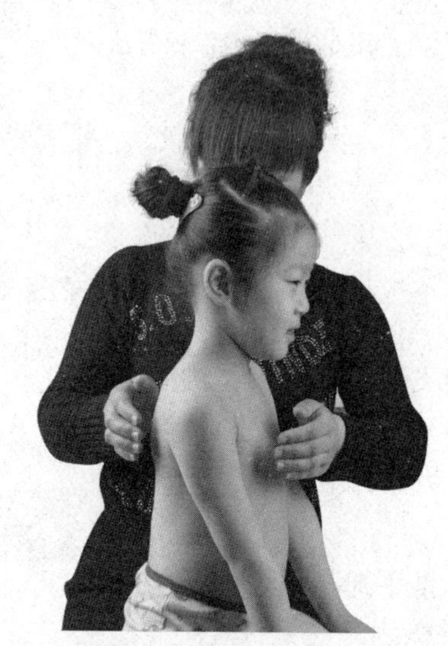
c

图 6－64　肃肺法

三十一、温熨元阳法

【文献】

《腧穴学》："小腹为丹田，腰骶有命门。"

【操作】

1. 医者抱少儿侧向坐于大腿上，双手掌一前一后置于少儿小腹与腰骶，分别实施揉法 1 分钟（图 6－65－a），振颤 5～8 次，叩击腰骶（一手掌扶于小腹，另一手握拳，以拳眼轻轻叩击腰骶部）半分钟（图 6－65－b），最后两手掌来回搓擦小腹与腰骶令热。

2. 分别取仰卧位，以运法、揉法、振法、横擦法操作小腹，使腹热透腰；取俯卧位，以揉法、按法、振法、叩击法和擦法操作腰骶部，使腰热透腹。腰腹发热，两相深透，为本法操作要点。

功效：培肾固本，温助元阳，健脑益智，助儿成长。此为常规补益术式，广泛用于各种虚寒性疾病，如遗尿、久泻、脱肛、小便频数，以及五迟、五软、脑瘫，反复感冒、久咳久喘、皮肤经常过敏等。

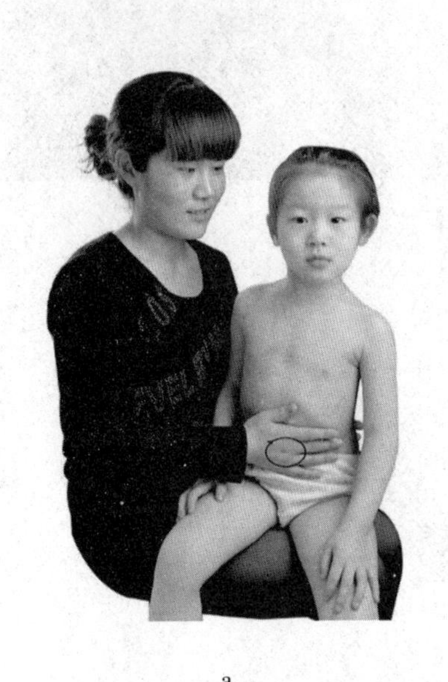

a

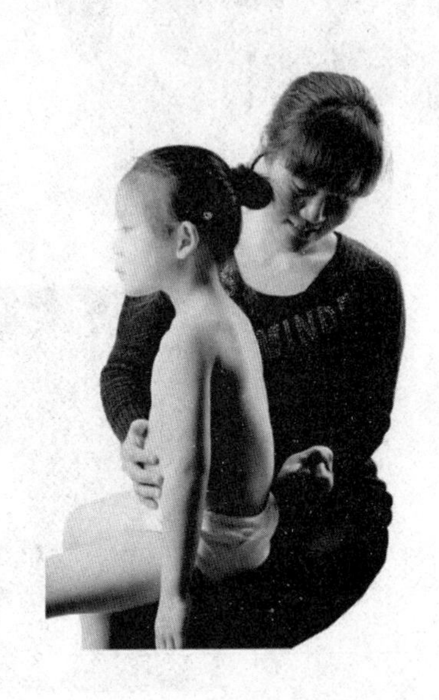

b

图 6－65　温熨元阳法

三十二、总收法

【文献】

《幼科铁镜》：“肩井穴是大关隘，掐此开通血气行，各处推完将此掐，不愁气血不周身。”

《幼科推拿秘书》：“诸症推毕，以此法收之，久病更宜用此，久不犯，其法以我左手食指，掐按儿肩井陷中，乃肩膊眼也，又以我右手紧拿少儿食指、无名指，伸摇如数，病不复发矣。”

【操作】

1. 少儿坐位，医者两手拇指或食指点按少儿两肩井穴（图 6－66－a），后以拇指与食指相对，拿起肩部大筋（图 6－66－b）。点按 10 余次，拿 20～30 次。

2. 做完前法之后，辅手点于一侧肩井，推手捏住同侧手之食指，使前臂屈伸并摇动之（图 6－66－c）。

功效：调和气血，升提气机，常作为收功手法。

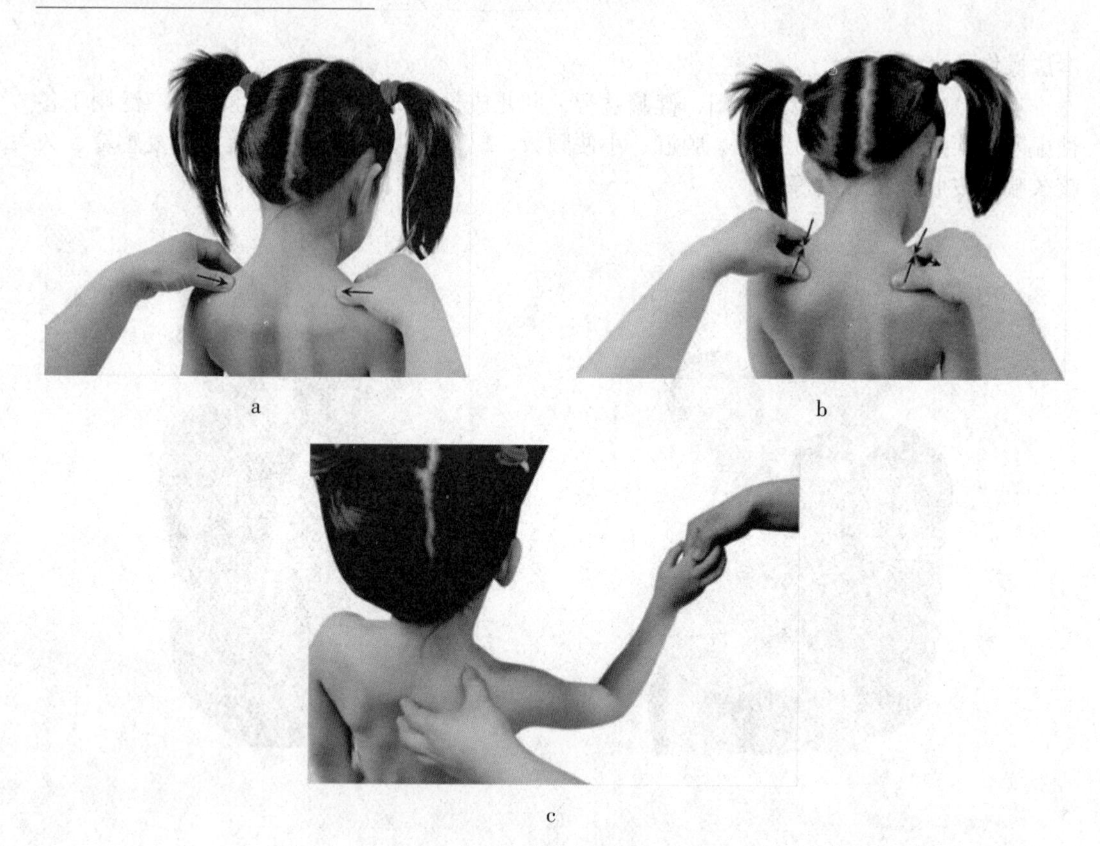

图 6－66　总收法

（吴兴立、王翔武、王建红、冯俊平、张月琦）

第七章　少儿推拿流派

少儿推拿流派是少儿推拿的重要内容。少儿推拿流派手法确有特色，值得学习与继承。少儿推拿流派的形成和发展丰富了少儿推拿的理论和实践。很多少儿推拿流派成为促进地区经济发展与繁荣的重要手段。

第一节　少儿推拿流派概述

“流”指水流，“派”为水之分支。流派是用河水的流动与分支来比喻人世间的不同派别和团体。

学术流派是一种客观存在的社会现象，也是特殊历史时期的产物。流派是由于历史、文化、地域、风俗差异等原因，由于从业者阅历与文化水平的高低，由于对同一事物的不同感悟和理解，以及不同的处置方式等而逐渐形成的具有某种固有定式的派别。中医的流派就是因为对天人合一，对阴阳规律，对人的生理与病理，以及治疗手段等的认识和处置上的不一致而形成的。流派在中医学中尤为普遍，如“伤寒流派”、“温病流派”、“补土派”、“火神派”等；推拿中的“一指禅推拿流派”、“内功推拿流派”、“脏腑点穴流派”等曾经对学术产生过很大影响。一部中医发展史就是各家学说的流派史。

少儿推拿流派的完整定义是：少儿推拿流派是由世代相传，共同认可某一独特少儿推拿理论，掌握与运用某种特殊少儿推拿技能的群体所构成。

传统流派的形成有一定标志：

一、三代以上的传承链

“医不三世，不服其药”。就是说传承在三代以上，才经验丰富，才有疗效，才被认为经受住了实践的考验。作为流派，我们认为至少应该传承在三代以上。

过去由于历史原因，其传承链多为单传、家传。表现为师承关系或者父子亲戚关系，如长桑君传扁鹊、王文传王雅濡、丁凤山传丁继峰等。随着社会的开放，文化的融合，学校已经成为学习与交流的主流传播途径，过去的传承模式正在改变。所以，流派的传承已经难以如过去一样能明确地指出其姓氏。这也是本书所介绍的少儿推拿流派在当今无法确定某一个人，而以地区或医院作为其学术保留区域的原因。

二、另类的学术思想

各流派在认识少儿生理与病理特点方面，在认识少儿推拿原理方面，在有关保健与育儿和防治疾病的理论方面都有着不同于主流儿科学和主流推拿学的理论和思想。流派的独特的学术思想是流派的生命，它表现在对研究对象的本质规律的另类的深刻、独到的认识，以及建立在这种认识基础之上的独特的理论体系和方法，而不仅仅是对一些现象的解释和关于一些操作方法上的差异。因此，研究流派与主流学科的不同，总结其特色与特点，对于推动学术的繁荣和发展有重大意义。

（一）特殊的少儿推拿操作手法与穴位特征

手法和穴位是少儿推拿的主体。各种少儿推拿流派在操作方面总有自身的特色，在手法、穴位、程式等方面总有其独到之处，并且能解决实际问题，这也是流派的生命，是流派能得到共鸣，使人响应的根本原因。

（二）著书立说

过去梓印困难，写书很不容易，能够写出来并流传下去，说明有读者、有价值、有传承链。当然，同样由于梓印困难，由于灾荒频繁，使得能保存下来的流派著作确实很少。

代表性著作是学术思想和特殊技法的载体和形式，与武术中的“秘籍”具有同等重要的地位，是今天研究流派和手法的宝贵遗产。

（三）地域性

由于是流派，当然就有流行的区域，所以地域特征也是流派的标志之一。

学术流派是学术发展过程中的产物，是建立在主流学术基础之上的重要的分支或派别。之所以称其为流派，表明它确有不同于主流的内容和认识。这种与主流的不同，其实质就是创新，就是发展。当然，有的支流会干涸，有的支流会重新汇入主流，但有的支流却会越来越壮大，甚至形成主流，这是任何一门学科发展的必然规律。

以此为标准来衡量当今少儿推拿，可以发现一些流派比较完善，而另外一些却并不完全具备流派的特征。本书对于条件具备，并公认的少儿推拿流派进行了总结。对于不够流派标准，但确有一定影响的人物也进行专门介绍。

第二节　少儿推拿常见流派

一、冯氏捏积流派

【传承链】

冯沛成（第3代）⟶ 冯泉福、冯奎福（第4代）⟶ 吴栋、翟世翠、李志明、李建

捏脊疗法最早见于晋代葛洪《肘后备急方》：“拈取其脊骨皮，深取痛引之，从龟尾至顶乃止，未愈更为之。”指出了“拈取脊骨皮”的方向、部位和方法，但具体如何“拈

取”却缺乏生动描述和图片。此后，传统文献未见类似记载。冯氏家族于清朝末年在北京地区运用捏脊疗法，因其独具特色而被后人称之为“冯氏捏脊（积）疗法。”全盛时期，平均每天捏脊人数达到1500人次，冯家大小十余人每天捏脊不止。以至于上世纪50年代，北京“捏积冯”几乎家喻户晓。

流派核心人物为冯泉福和冯奎福两兄弟，均师从其父冯沛成先生。相传冯沛成的父亲，即兄弟二人的祖父也长于捏脊术，但无从查阅其祖父姓名与考证其真实性。即使如此，至冯泉福和冯奎福，也仅为捏脊术的第三代，与文献报道其为冯氏捏脊术第四代传人不符。

冯泉福（1902～1989），号雨田。幼时受家父影响，酷爱中医，20岁正式学习捏积术，1928年即在北京独立行医，1959年调入北京中医医院儿科。曾任北京西城区第二、三届政协委员，西城区第三届人民代表，中华全国中医学会北京分会理事、顾问及中医儿科专业委员会理事、顾问等职。北京名医施今墨老先生曾经写到：“冯泉福先生在北京家传四代，历百余年，专为小儿捏积，誉遍城郊，疗效超卓。”并注意到：“冯氏捏脊，手法与众不同。”冯泉福的弟子有吴栋、翟世翠和其侄女（姓名不详，人称“二姐”），以及北京中医医院儿科的李泽生、李志明、佘继林、李建等人。冯奎福事迹不多，但也一直从事少儿捏脊。中华人民共和国成立后在北京西城区二龙路医院工作，该医院即北京市西城区肛肠医院的前身。冯奎福未见传有弟子。

【学术思想】

1. 脾胃为后天之本，脾虚成疳

该流派重视脾胃在少儿生长发育过程中的重要作用。认为脾胃为后天之本，气血生化之源，为升降枢纽。脾胃健运则气血充足，少儿生长发育有保障；脾胃安则诸脏安，少儿方不急不躁，睡卧安稳。而少儿饥饱不自知，饮食不自节，家长又溺爱，常常饮食太过、太精，最易伤及脾胃，使乳食停滞。冯泉福认为：“积滞”分为乳积、食积、痞积和疳积四类（轻重与层次不同），根据主症和兼症又分为疳痢（腹泻）、疳肿胀（水肿）、疳嗽（咳嗽）、眼疳（眼疾）和牙疳（口舌牙齿疾患等）五类，形成了独特的“四积”、“五疳”学说，基本概括了少儿临床的常见病证。

2. 重视阳气，温补立法

四积五疳本位在脾，脾为疳积之母，脾喜燥恶湿，中焦病变，其虚、寒责之太阴脾。故欲使脾健，当重视阳气，重视温补。冯老先生生前特别推崇“阳气者，若天与日。失其所，则折寿而不彰。故天运当以日光明”（《素问·生气通天论》）。认为人之阳气不足，犹如天上没有太阳，万物不得生发。而脊为督脉之所居，总督人体阳气，为阳经之海。该流派视督脉为人之太阳，是脾运化水谷与水液的动力，是运化的基本条件，故以督脉为本，以捏脊立法。

3. 协调阴阳，沟通内外

该流派虽然强调督脉，强调阳气重要，但督脉却与阴经任脉同源，并相通，督旁还有夹脊穴和背俞穴，故督脉实际沟通了人体表里、内外和阴阳，既能调阳，又能调阴，使失调的机体重归“阴平阳秘，精神乃治”的状态。

4. 内治外治，殊途同归

该流派认为内治与外治方法不同，机理有别，但却殊途同归，最终对脏腑、阴阳、气血产生调理作用，并化掉积滞，消除痞塞。内外治疗结合，互补长短，有助于提高疗效。

【技法特征】

1. 独特的捏脊术

图7－1为中国大部分地区的一般的捏脊方法。其以两拇指分别置于脊柱两侧，从下向上推动。在推动的同时，食指和中指与拇指相对，捏拿起脊背皮肤。两手交替向前，从龟尾直至大椎。由于人类上肢（手）操作时的定式和习惯，使其捏拿部位主要在脊柱两旁而非脊柱正中。

冯氏捏脊疗法（图7－2）：其法以两手食、中、无名和小指并拢，并重叠，以食指桡侧第二指节垂直于脊柱，从下至上推进，在推进的同时，两拇指交替捏起脊柱皮肤，直至大椎止。由于食指第二指节位于脊柱正中，此为捏拿的基底部，使两拇指与其捏拿起的脊骨皮肤位于脊柱正中，而不似一般捏脊法捏在脊柱两侧。这是冯氏捏脊疗法最大的特点。

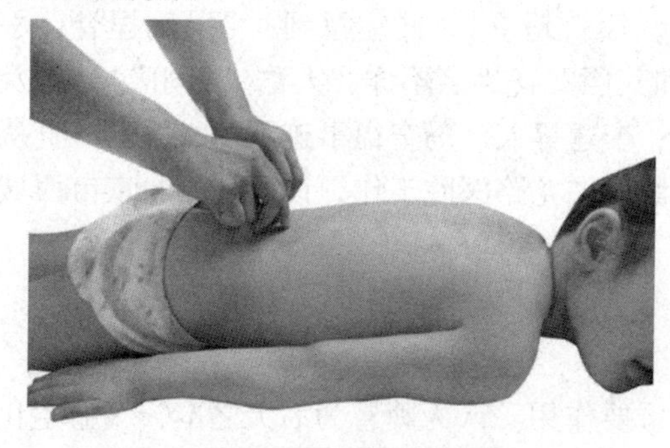

图7－1　常用捏脊术

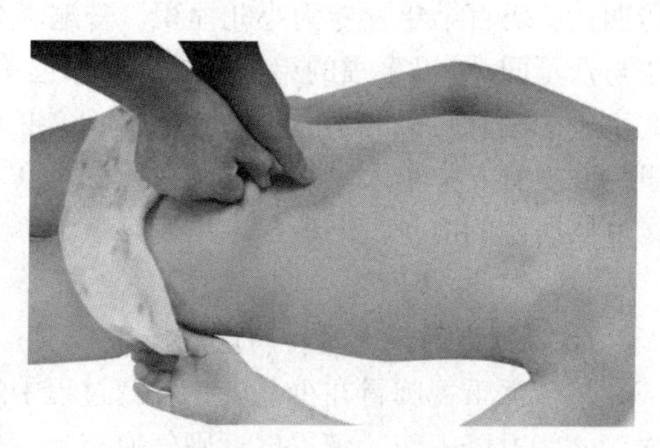

图7－2　冯氏捏脊疗法

此外，冯氏捏脊对操作次数也有统一规定。如操作20遍，19遍都轻，唯最后一遍捏3提1（每捏3次，上提1次），提时手法较重，常致局部筋膜分离弹响。术毕，以拇指指腹按揉两肾俞穴数次。

2. 同中有异，辨证施法

看似简单的冯氏捏脊术，其实含有推、拿、捏、捻、放、提、揉、按八种手法。其辨证施术主要体现在两方面：一是对参数的选择。如李志明所著《小儿捏脊》指出："凡小儿虚弱的，或虚寒性疾病用补法；凡小儿体质健壮的，或是实热的疾病用泻法。"在解释具体补法与泻法时，又说："提放的次数少，捏拿的皮肤薄，指力轻，推捻的速度慢，遍数由少增多，这就是补。反过来，就是泻。"二是在同一套路中，针对不同疾病，于相关背俞穴处重点刺激，或在捏脊结束之后，于相应背俞穴处点按。如厌食、腹泻、呕吐、便秘等脾胃病证，重点提捏大肠俞、胃俞、脾俞、三焦俞、肝俞、膈俞等；上焦病证，如烦躁、夜啼、多汗、咳嗽、哮喘等，重点提捏肝俞、心俞、厥阴俞、气海俞、肺俞等；肾、膀胱病证则重点提捏肾俞、肺俞、膀胱俞等。

3. 内外治疗结合

除捏脊外，外治有冯氏化（消）痞膏（三棱、莪术、阿魏、秦艽、穿山甲、龟甲、皮硝、大黄、官桂、乳没、当归、黄柏、川贝、木鳖子、荆芥、麝香、黄丹与香油炼为膏，外贴肚脐），内治有冯氏消积散（三棱、莪术、生军、熟军、黑白丑、砂仁共为细末，空腹服用)。内外治疗结合，捏脊术与药物并举，为获得更好疗效奠定了基础。

【流派手法】

特殊的捏脊术和特殊的程序（见上)。

【代表著作】

1. 李志明．小儿捏脊．北京：人民卫生出版社，1963

2. 余继林．冯氏捏积疗法．北京：北京知识出版社，1985

3. 郑军，余继林，钱进，等．冯氏捏积手法治疗小儿缺铁性贫血（脾胃虚弱型）临床研究（国家中医药管理局2004年重点科研项目）．北京中医，2007，(2)

【地域】

主要流行于北京、天津和河北地区。北京中医医院保存较好。

二、湘西小儿推拿流派

【传承链】

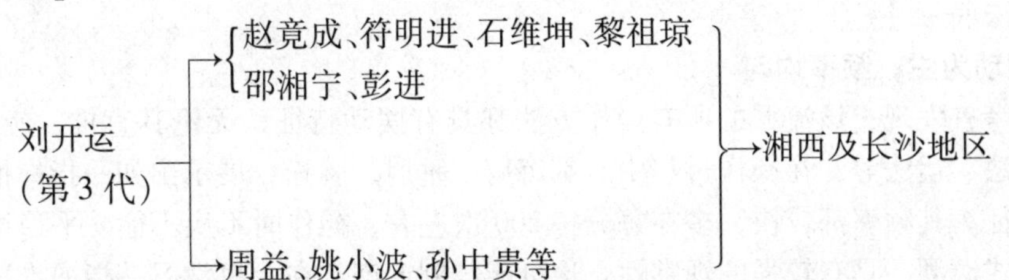

刘开运（1919－2003年)，男，苗族，湖南省花垣县人，退休前为吉首大学副教授，中华全国中医推拿学会副主任委员，湖南省推拿学会主任，《中华医学百科全书·少儿推拿》主编，全国名老中医。传其为御医后代，至刘开运已业医三代。他融汉、苗医药为一体，除精通中医儿科和草医外，尤擅长儿科推拿。青年时期即名扬湘西地区。1960年，湖南省卫生厅指派其参加卫生部举办的上海中医推拿师资培训班，培训期间，展示出高超的少儿推拿技艺，促进了少儿推拿的发展。

邵湘宁（1956年－)，男，汉族，教授，辽宁抚顺人。湖南中医学院医疗专业毕业。长期师从刘开运。曾担任湖南省中医药学校副校长、校长，现为湖南省中医药管理局局长。潜心研究少儿推拿，发起成立吉首大学“刘氏针灸推拿研究所”。

【学术思想】

1. 万变不离其宗，症状总归五脏，以不变套路应无穷变化

该流派重视辨证施治，强调脏腑与八纲辨证。擅长将少儿常见症状归于心、肝、脾、肺、肾五脏，即五脏归经。如：咳嗽、流涕、气喘、痰鸣、发热等归肺经；抽搐、烦躁、胁痛、气逆、口苦归肝经；食少、腹胀、呕吐、腹泻、疳积、发育与营养障碍等归于脾胃等。在操作上只运用一个套路。但不同少儿所操作的部位与穴位不同，推拿的次数、力度不同，同一穴位与部位的补泻方法也不同。对于高热和脘腹病变还提供了可供选择的数种方法。总之，其于同一套路中蕴藏着无穷变化，以套路之“不变”应疾病之“万变”。

2. 五脏生克，全面调理

该流派治疗儿科疾病不论少儿性别、年龄，五经必推。刘老认为虽然疾病归于五经，但五脏生克，相互影响，使临床证候虚实错综复杂。如气喘主要与肺肾相关，也涉及肝脾，甚至于心。故为提高疗效，防止疏漏，五经必推；并确立了本经抑强扶弱，他经补母、泻子的五经推法。

3. 根据少儿生理病理特点定制补泻

该流派根据少儿“心肝多有余，脾肾常不足”提出“补肝易动风，补心易动火”。创“肝经只清不补，心经补后加清，脾经以补为主，肾经只补不清”的特色推法。

4. 有开有阖，开阖得宜

“开”即开窍，“阖”即关门。开则开通经穴，激活气血，调动少儿自身的抗病能力。湘西少儿推拿流派的套路在头部总以“头部三法”为起式，在手则以总筋、阴阳穴为起式。阖则关闭穴位及经络，使之相对独立，少受或不受外界干扰，让治疗信息持续保留；该流派常用拿肩井为阖，作为总收式。

【技法特征】

1. 摆动为主，频率均匀

实地考查发现，该流派的所有操作方法都具有摆动特征，无论其直推、旋推、揉法、按法、摩法、运法等，在操作过程中，都沉肩、垂肘，腕松，展示出如一指禅推法般的摆动技法特征。其频率都较快，多在每分钟200次左右，操作时不疾不徐、平稳均一；招招着实，式式潇洒，具有较强的观赏性。这可能与刘老当年在上海学习一指禅推法，将其摆动特征融入湘西少儿推拿手法之中有关。

2. 轻快柔和，以数为度

该流派手法轻快柔和，少儿很少因此而哭闹。操作的刺激量以次数为标准，如补脾经操作400次，清肺经300次等。

3. 创刘氏小儿推拿十法——推揉为主，拿按次之

该流派手法以推揉为主，拿按为次，兼以摩、运、搓、摇、掐、捏，共称为“刘氏小儿推拿十法”。其中，揉法舒适和缓，其方向、力度和频率可据证而施；推法顺经理筋；拿法轻快，方向向外；按法定力性强，方向向内，于穴位尤宜。上述四法无不体现柔和平稳之性，较好切合了少儿的生理病理特点。在临床操作中，多将揉法与掐、按法相结合，形成揉按，或掐揉复合手法，使柔中有刚，刚中有柔，此起彼伏，动态感强。

4. 旋推为补，直推为泻

该流派临床五经必推，推五经有补有泻。补为顺时针旋推，泻为从指尖直推向指根。

【流派手法】

创立基本套路。无论少儿年龄大小，无论男女，均采用基本同一的操作套路，但常常根据少儿体质、疾病虚实寒热等不同情况于套路之中进行变化与加减。

1. 起式

（1）头部开门三法：开天门、推坎宫、推太阳各24次。

（2）上肢开门：掐总筋、分推手阴阳各24次。

2. 五经

（1）旋推：为补法。医者以大拇指指腹在少儿手指指腹做顺时针方向推动（图7－3）。

（2）直推：为泻法（或清法）。医者以大拇指指腹从少儿手指指尖向指根方向做直线推动，去重回轻（图7－4）。

（3）程序：每穴操作100～500次，具体补泻和次数由辨证论治确定。

脾经多用补法，肝经多用泻法，心经多用泻法（若欲用补，应补后加清），肺经可补可清，肾经只用补法。若少儿小便赤涩、淋漓作痛、癃闭等需要清肾时，多以后溪穴代之。

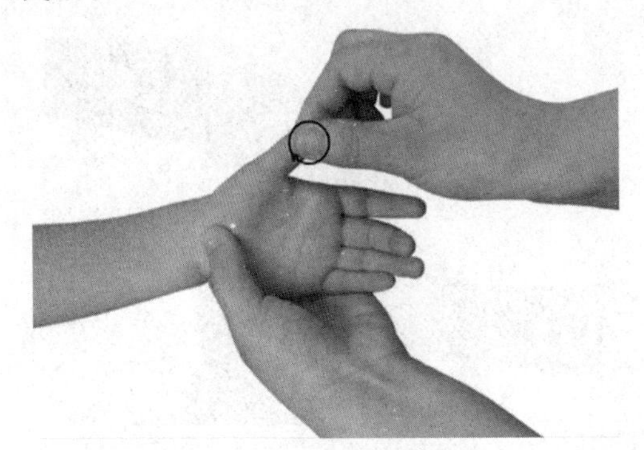

图7－3　旋推

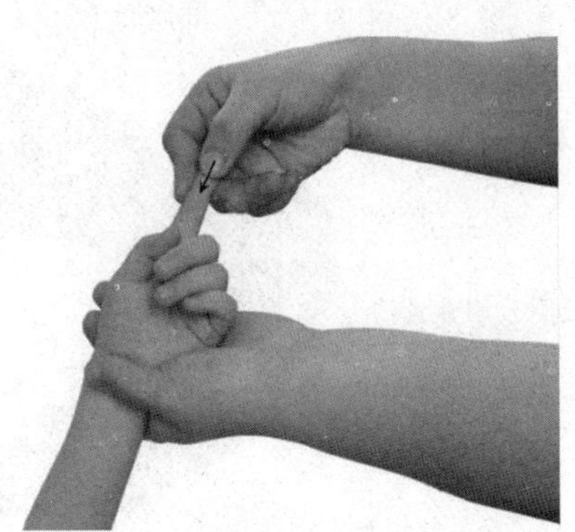

图7－4　直推

3. 上肢其他穴位

推大肠治内热便秘、泄泻痢疾（图7－5）。推后溪治小便赤涩、疼痛、癃闭等（图7－6）。推板门治腹泻（图7－7）。推总筋治疗呕吐（图7－8）。掐内劳宫发汗退热，揉之去心火（图7－9）。掐四横纹治消化不良、疳积腹痛、腹胀肠鸣（图7－10）。运土入水治腹泻呕吐、口渴，或大便干燥（图7－11）。运水入土治脾胃虚弱、食谷不化（图7－12）。揉外劳宫，揉后加按，治疗头痛、腹痛、寒热往来（图7－13）。男三关推上，女三关推下，治疗风寒感冒、发热恶寒（图7－14）。男六腑退下，女六腑退上，治疗实证，高热汗出（图7－15）。

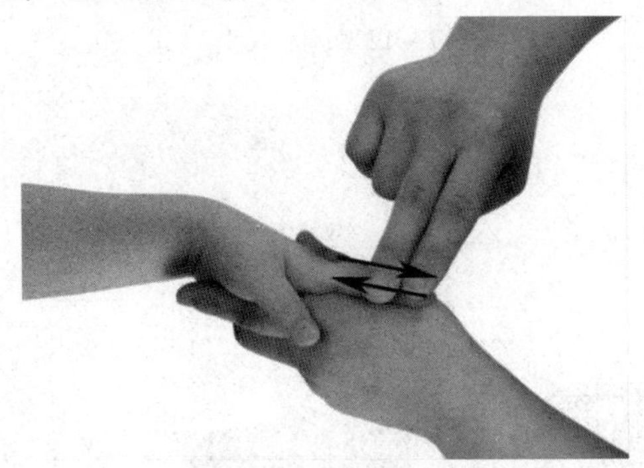

图7－5　推大肠

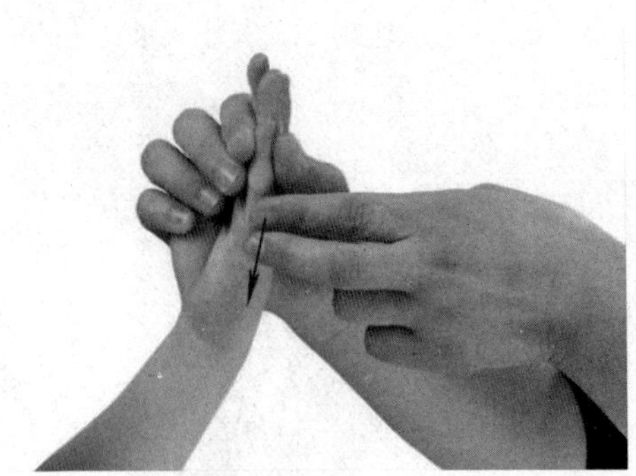

图7－6　推后溪

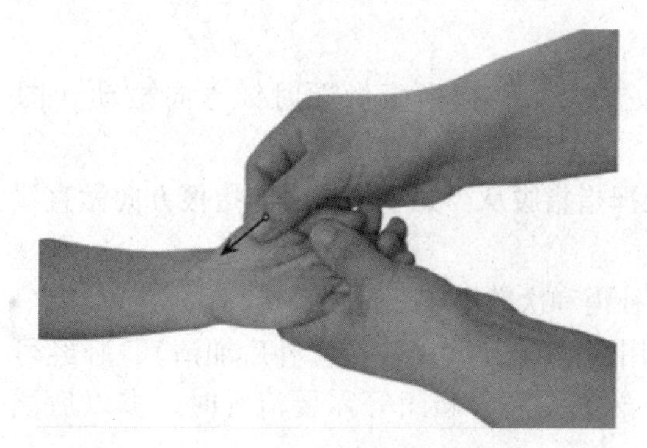

图7－7 推板门

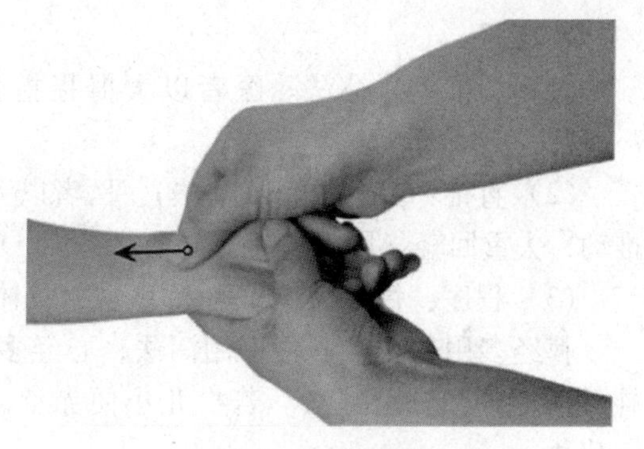

图7－8 推总筋

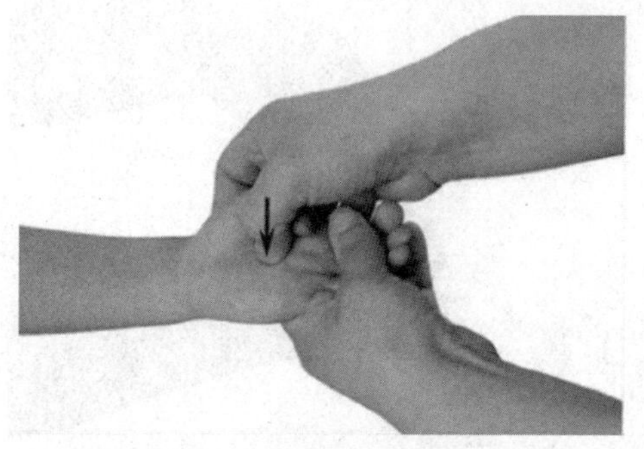

图7－9 掐内劳宫

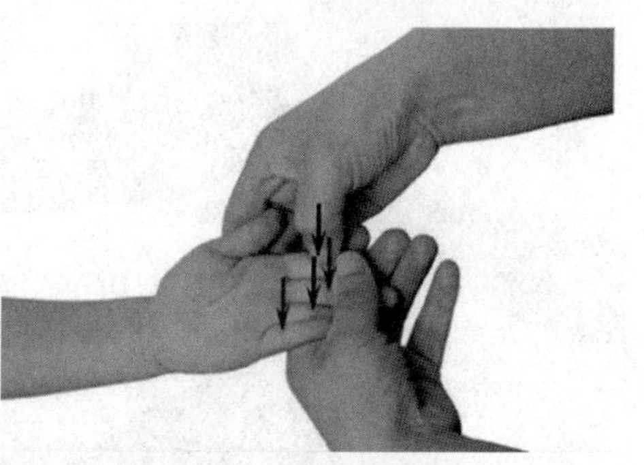

图7－10 掐四横纹

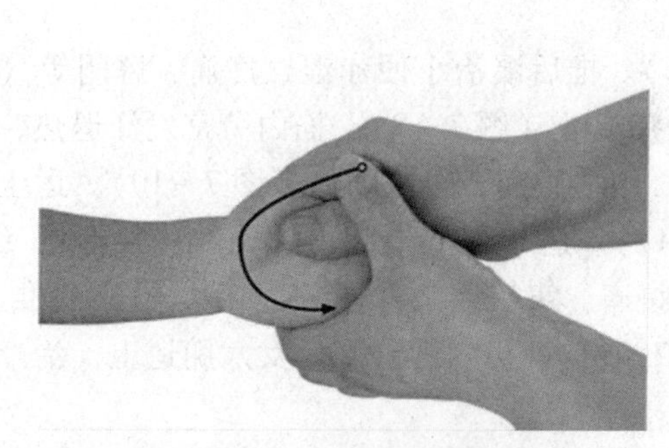

图7－11 运土入水

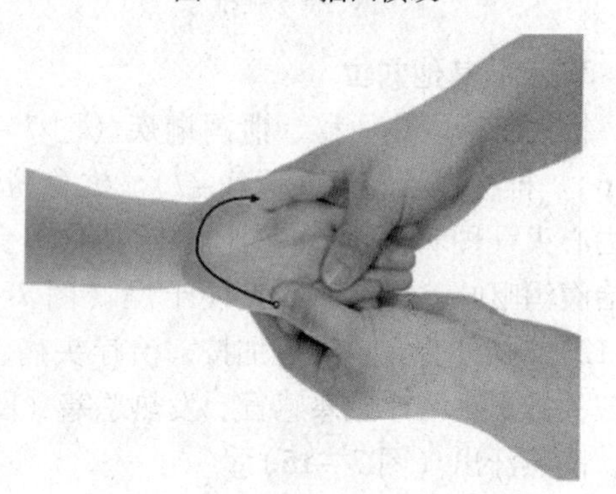

图7－12 运水入土

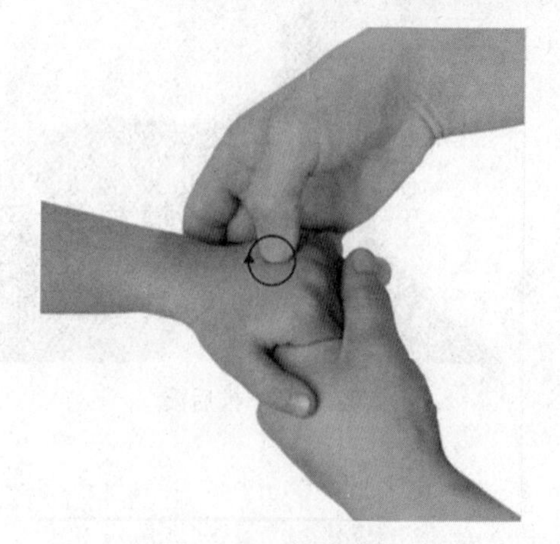

图7－13 揉外劳宫

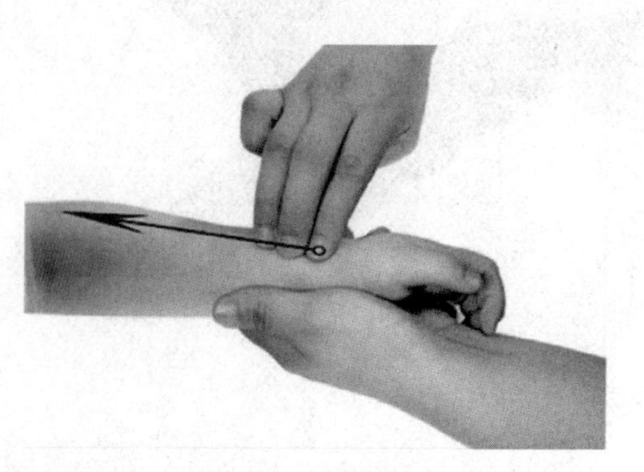

图7－14 推三关

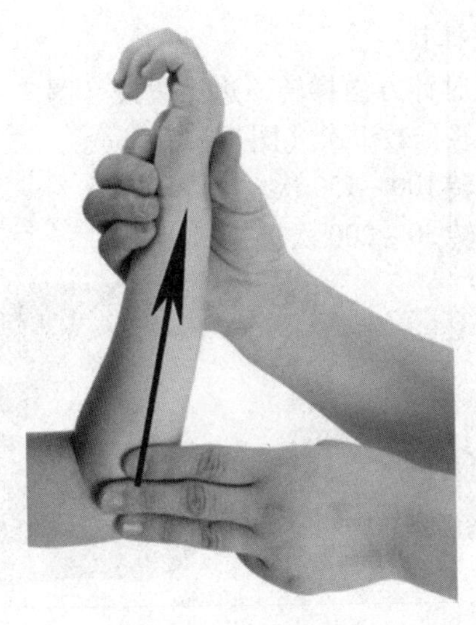

图7－15　退六腑

4. 三大退热手法

对于热病、实证，多根据热势分别选择操作水底捞明月、大推天河水、打马过天河。

5. 胸腹部穴位

（1）全推胸：以拇指指腹或中指指腹按揉膻中穴数十次，继用两手中指横向左右分推数十次（图7－16－a），后用食、中、无名指由上往下直推数十次（图7－16－b），最后用中、食二指分开按压胸部第一至五肋间的前正中线与锁骨中线部位3～5次（图7－16－c）。用于治疗咳嗽、呕逆、胸闷、气短等病证。

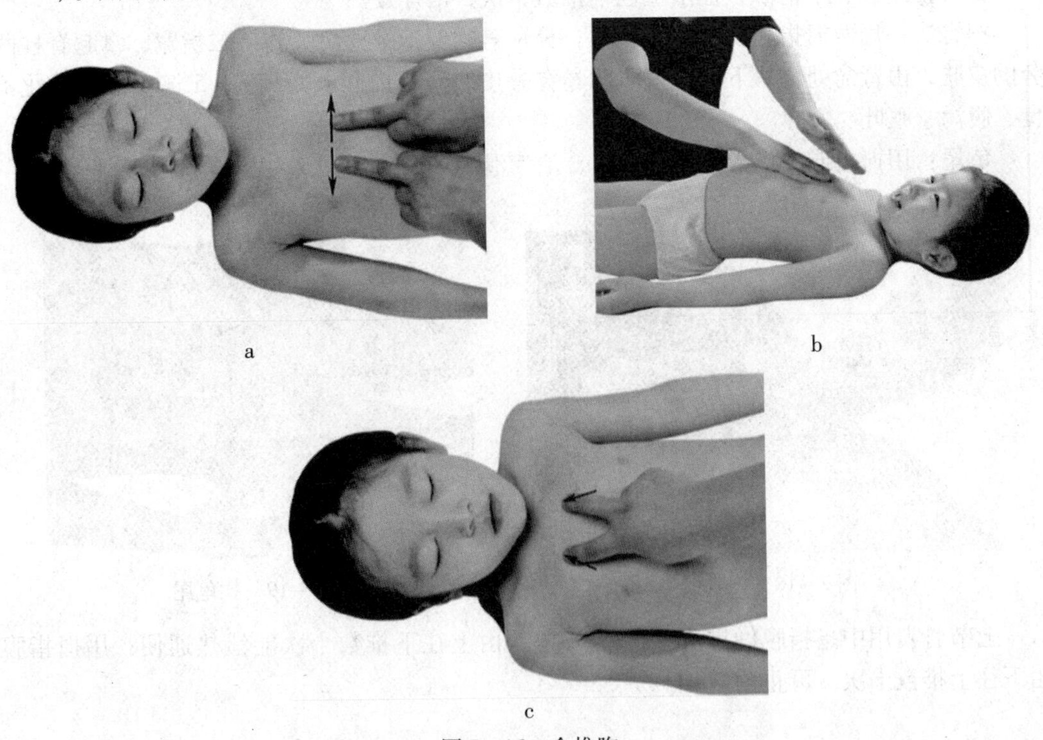

a　b

c

图7－16　全推胸

（2）中脘：根据病情选择其一：

消导法：以中指指腹顺时针方向揉转，边揉边按（图 7－17－a），100～150 次，再用食、中、无名指由上往下轻推数十次（图 7－17－b）。

安中法：顺时针方向揉转 100～150 次。

补中法：逆时针方向揉转 50～200 次。

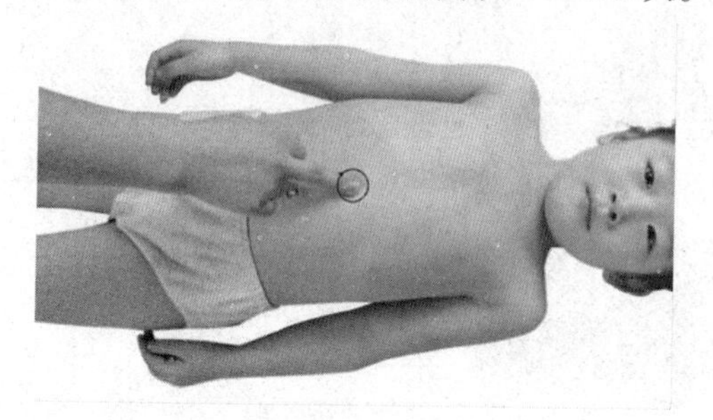

a. 揉中脘

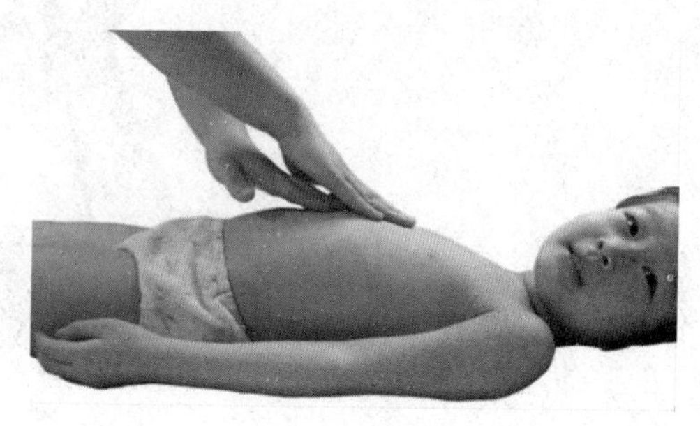

b. 推中脘

图 7－17　消导法

6. 腰背部操作

创新：位于第一至二胸椎旁开约 1.5 寸许，有咳嗽者此处多寻得压痛点。用拇指或中指指腹按揉，以皮肤发红为度，治疗咳嗽、气喘。

肺俞：在第三胸椎旁开 1.5 寸处，以中指指腹按揉之，推拿路径如“介”字形，推揉后，用盐粉或姜汁擦之，以皮肤发红为度（图 7－18）。治疗发热、咳嗽、气喘、痰迷心窍等。

推脊：用食、中指沿脊柱由上往下推数十次，治疗发热。

捏脊法：用两拇指和食中、指相对，分别对称置于脊柱两旁约一二指宽，拿起脊柱两旁的皮肤，由肾俞处，从下向上捏拿翻卷脊旁皮肤至肺俞间，共捏 3～5 遍。治疗消化不良、腹泻、呕吐、发热。

龟尾：用拇指或中指指腹揉数十次，治疗泄泻、痢疾（图 7－19）。

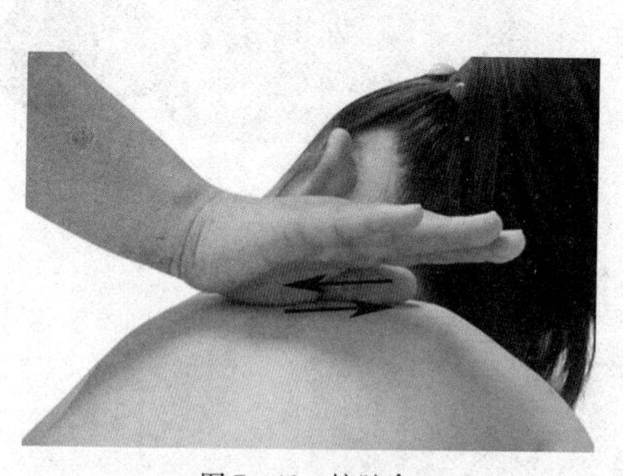

图 7－18　擦肺俞

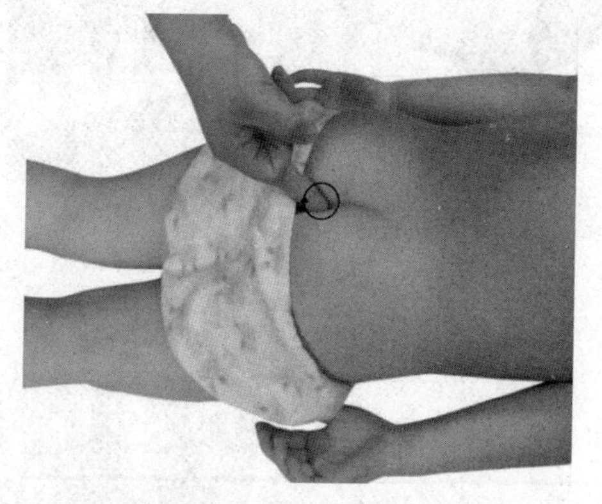

图 7－19　揉龟尾

七节骨：用中指指腹做推法（图 7－20），由上往下推数十次能泄热通便；用拇指腹由下往上推数十次，可止泻。

7. 下肢部操作

足三里：原位吸定，按揉不转，以除机体内热，引火归元（图 7－21）。

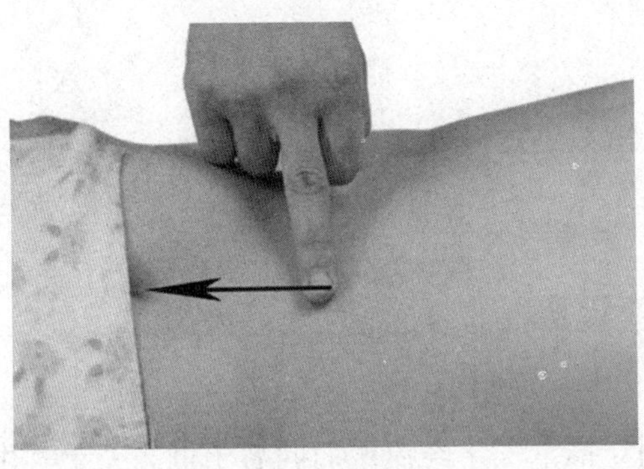

图 7－20　推七节骨

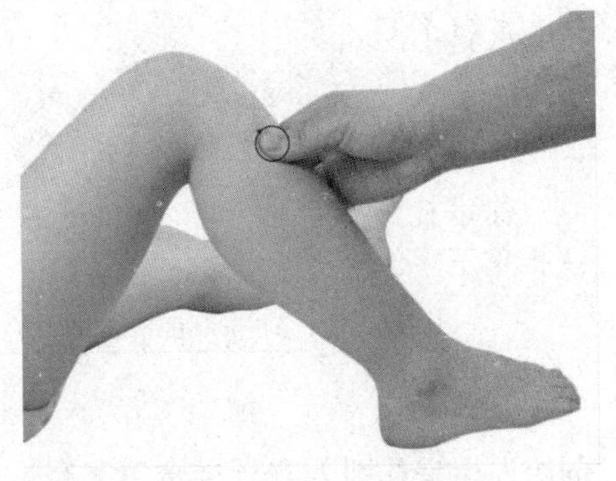

图 7－21　按揉足三里

8. 收式

肩井：用拇指或中指按之（图 7－22），此穴在所有手法结束后操作。

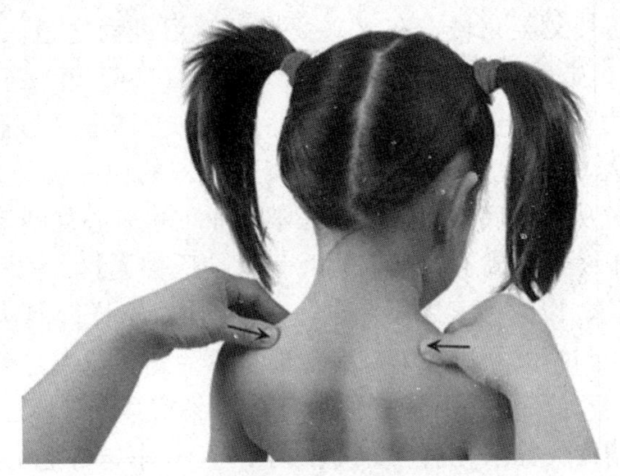

图 7－22　按肩井

【代表著作】

1. 刘开运. 小儿推拿疗法. 北京：人民卫生出版社，1978

2. 刘开运. 中国医学百科全书推拿学・小儿推拿. 上海：上海科学技术出版社，1987

3. 符明进. 小儿推拿. 长沙：湖南科学技术出版社，2004

另外，1988 年，刘开运拍摄四集电视系列科教片《推拿奇葩》。刘开运还参加编写湖南中医学院函授教材《推拿按摩讲义》成人推拿和少儿推拿部分，全国中医学院教材《中医推拿学讲义》少儿推拿部分，湖南中等卫生职业技术学校教材《中医推拿学》、《中医针灸推拿学》。

【地域】

湖南省湘西地区、吉首大学医学院附属医院、怀化医学高等专科学校附属医院、湖南中医药大学附属医院。

三、小儿推拿三字经流派

【传承链】

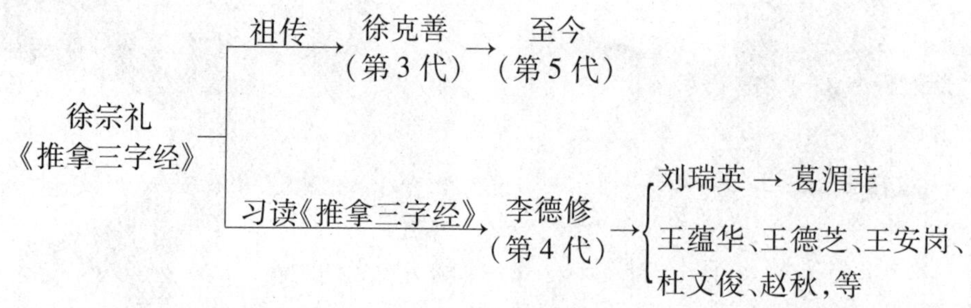

创始人徐宗礼因著有《推拿三字经》、创立推拿三字经流派而闻名于世。关于其生平记载却不详。对此，以葛湄菲为代表的后继者进行了深入调研，尤其是在其家乡走访时意外获得由徐宗礼本人编撰的“徐氏家谱”，使其生平事迹大白于天下。

据家谱中记载：徐宗礼，字谦光，号秩堂，登郡宁邑人（现山东省牟平宁海镇），生于1820年。18岁时随其父至京城，在永兴贸易行学习经商之道。道光二十二年（1842年）23岁时回家娶亲，婚后仍住京都。道光二十七年（1847年）至烟台，独立经商，开设并主持贸易局。虽为商贾，但爱好广泛；经商之旅，亦即学医与悬壶济世之途，这对他以后著书立说帮助甚大。同治五年（1866年）已46岁的他因长子妄为逆行，不尽孝道，愤而回家，专事训子，从此彻底弃商，惟以医学为业。每有心得则笔耕不辍，同治十三年（1874年）他历经五年终于完成了数万字的巨著《徐氏锦囊》。考虑子孙无能，在书后特注“徐氏锦囊万两不售，以为传家之至宝也”。卒于何年不详，但从光绪七年（1881年）二月十二日由他所组织与续修家谱封笔来看，他至少活到了花甲之年。

李德修（1893～1972），男，山东威海人。17岁染疾耳聋，幸遇威海清泉学校校长戚经含，戚怜其疾苦，赠清代徐宗礼著《推拿三字经》一书，并悉心点拨，历经8年，始独立应诊。1920年，在青岛鸿详钱庄设推拿诊所。1955年应聘为青岛市中医院小儿科负责人。1958年确定为山东省继承抢救之名老中医。

【学术思想】

1. 辨证论治，突出主穴

该流派在临床并无固定程式，时时强调辨证论治。有此证用此推，无此证不用此穴。在临床辨证分型很仔细，各种疾病的证型基本与中医儿科和中医内科相同。辨证之后，根据具体少儿病机、症状和体质等情况确定主要穴位，并围绕主穴进行加减，较完整地体现了传统中医“理—法—方—推（穴）”和“君臣佐使”的思路与原则。因为推拿之方建立在辨证基础之上，故将少儿推拿处方（穴位）类比方药。如《推拿三字经》“今定独穴以抵药方：推三关为参附汤；退六腑为清凉散；天河水为安心丹；运八卦为调中益气汤；补脾土为六君子汤：平肝为逍遥散”。

2. 少儿体为“纯阳”，以清见长

该流派根据《内经·异法方宜论》“故东方之域，天地之所始生也，鱼盐之地，海滨傍水。其民食鱼而嗜咸，皆安其处，美其食，鱼者使人热中，盐者胜血。”结合青岛地区少儿实际情况，总结出少儿体质阳热太盛，疾病易于热化的特点，尤其重视对热病与热证的防治，临床以清法见长。例如，该流派将天河水确定为少儿感冒的基本方。风热用之，清热透达；风寒亦用之，防其热化。徐宗礼留下的常用28个穴位中，属于凉穴12个，平性12个，温穴仅4个。

3. 重脾胃，调中土，消补结合

少儿脏腑娇嫩，形气未充，其出生后的生长与发育全赖后天水谷，而水谷的化生由脾胃完成。该流派强调后天脾胃，处处以固护脾胃之气为本。临证补脾经多推，久推。中焦虚证推，中焦实证也创造性地将补脾经与清胃经同推。通过补脾以助运化，清胃以消导积滞，消补结合，明显提高了对消化系统疾病和一些全身性疾病的治疗效果。

4. 培土生金，后天养先天

脾为肺之母，肺气源于脾土，脾胃健运则肺卫自固。该流派在肺卫不足时，不补肺而专补脾，取培土生金之义。同时，理论和临床都有“先天难补，后天易调”之说。对此，该流派常常通过温补脾土以补肾，形成后天养先天的定式。脾虚补脾，肺虚也补脾，肾虚还是补脾。以至于该流派在临床上肺与肾的补益操作基本上形同虚设。

【技法特征】

1. 穴位少，善于运用独穴

该流派对于少儿具体病证，用穴较少。可以1~2个，最多不超过5个。特别是急性病，更主张用独穴。所谓独穴，即一个穴位。把持之，多推、久推，有时甚至推数十分钟。穴位少，干扰少，主攻明确，其力专，其效宏。如《推拿三字经》载：“若泻肚，推大肠，一穴愈，来往忙。”

2. 推时长，频率快

与取穴少相适应，每个穴位的推拿时间相对较长。该流派一般的穴位推时都在3~5分钟，重点穴位常常达到8~15分钟。频率快也是该流派的特征。其常规操作频率多在160次/分左右，经常达到200次/分。

3. 与众不同的特定穴

（1）四横纹：位于食、中、无名和小指的掌指关节横纹，而不是四缝穴（现行推拿学教材将四横纹定位于四缝穴，即第一指间关节纹路处）（图7－23）。

（2）胃经：位于第一掌骨桡侧缘赤白肉际处。临床只用清法。穴位定位与传统少儿推拿胃经位于手掌面拇指第二节不同（图7－24）。

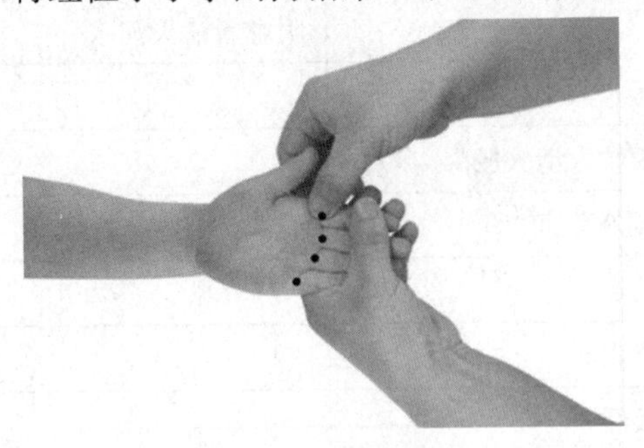

图7－23　四缝纹

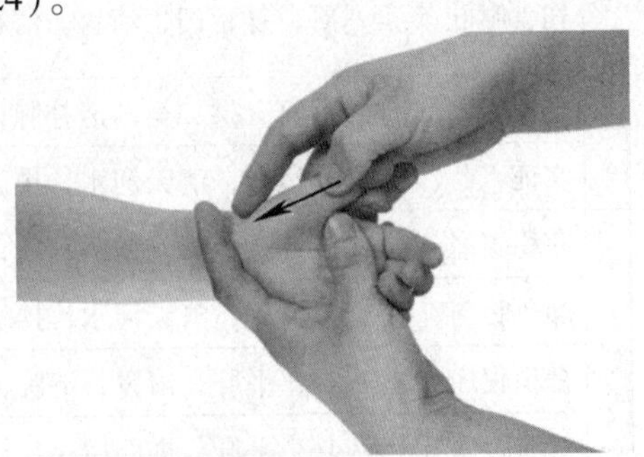

图7－24　胃经

（3）阳池：位于手背一窝风穴上3寸，尺、桡骨间中点（图7－25）。与腧穴学和传统少儿推拿定位不同。

（4）列缺：在掌根连腕处尺、桡两侧凹陷内，非针灸之列缺（图 7－26）。

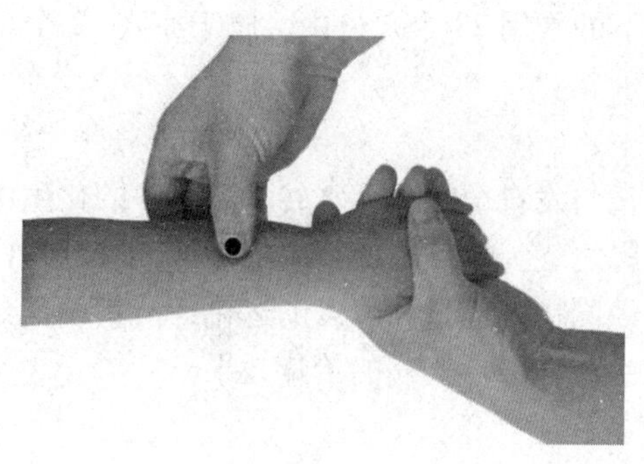

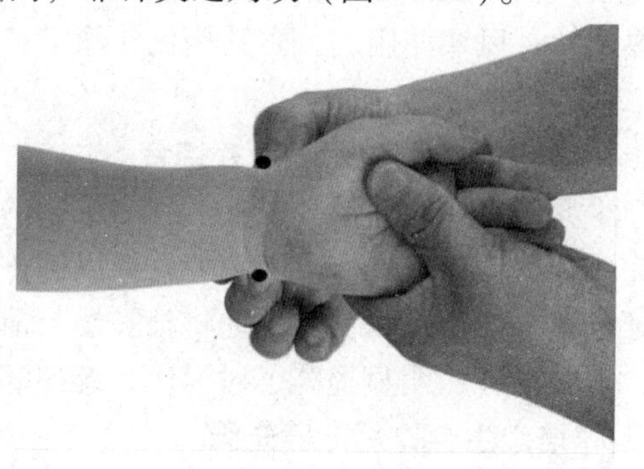

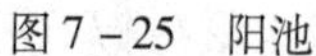

图 7－25　阳池

图 7－26　列缺

4. 上推为补，下推为泻

该流派的五经穴亦位于手指螺纹面。但其推法规定为：上推（从指尖推向指根）为补，下推（从指根推向指尖）为泻。注意其补法的上推刚好同湘西少儿推拿流派的泻法相同。这是学术上补泻混乱的重要原因。

5. 少儿推拿特定穴与脏腑点穴相结合

该流派对于 3 岁以下少儿只推特定穴位。对于 3 岁以上少儿则配合脏腑点穴法。该流派将整体的“脏腑图点穴法”（河北王雅濡传授的成人推拿套路）分解成局部套路，如腹部、背部等。临床根据辨证需要，选取某一部位的脏腑点穴套路操作。

【流派手法】

辨证			取穴	备注
脾胃病	泄泻	寒湿泻	揉一窝风，揉外劳宫，清补大肠	善后清补脾
		湿热泻	运八卦，平肝，清胃，清天河水，清小肠	善后清补脾
		伤食泻	运八卦，清胃，清天河水，清补大肠	
		脾虚泻	清补大肠，清补脾，揉外劳宫	脾肾阳虚加揉二马
	呕吐	胃热呕吐	运八卦，清胃，平肝，清天河水	腹痛加揉板门 便秘加清大肠
		胃寒呕吐	揉外劳宫，揉板门，平肝，清胃，运八卦	腹痛加揉一窝风
		伤食呕吐	运八卦，揉板门，清胃，清补脾	夹惊者加平肝 阴虚者清天河水
	便秘	虚证	揉外劳宫，揉二马，清补脾，运水入土，清补大肠	
		实证	平肝，清胃，清天河水，推四横纹，清大肠	
	腹痛	寒积腹痛	运八卦，揉板门，揉一窝风，揉外劳宫	
		燥热腹痛	平肝，清胃，清天河水，揉板门	
		食积腹痛	运八卦，平肝，清胃，清脾，清大肠	
		气滞腹痛	运八卦，平肝，推四横纹，揉板门	
		虚寒腹痛	揉外劳宫，清补脾，揉板门，推四横纹	
	口疮	虚证	清胃，清天河水，揉二马	发热去天河水加退六腑 流口水重加揉小横纹
		实证	清胃，清天河水	

续表

辨证			取穴	备注	
肺脏疾病	感冒	风寒感冒	平肝，清肺，揉一窝风	发热重去天河水改退六腑，伴呕吐者加清胃，头痛者加揉阳池	
		风热感冒	平肝，清肺，清天河水		
		兼夹证	在风热感冒基础上，夹痰者加运八卦，夹滞者加清脾，夹惊者加重平肝、清天河水		
	咳喘	虚证咳喘	清肺，清补脾，运八卦	主穴	
			清补脾，揉二马，运八卦	阳虚咳喘	专用穴
			清天河水，揉二马，运八卦	阴虚咳喘	
			清肺（重用），清补脾，揉二马	肺燥干咳	
		实证咳喘	推四横纹，运八卦，清肺	主穴	
			清天河水，或退六腑	热盛或热甚	加穴
			清胃	胃热上蒸	
			平肝，下捣小天心	气逆喘甚	
	肺炎	早期	平肝清肺，清天河水，运八卦	兼呕者加清胃	
		中期	平肝清肺，退六腑，运八卦	痰壅气郁揉小横纹，喘逆直捣小天心	
		恢复期	清肺，补脾，清天河水，揉二马		
其他	百日咳	初咳期	平肝清肺，运八卦，清天河水，揉一窝风		
		痉咳期	逆运八卦，平肝清肺，退六腑，清胃，捣小天心		
		恢复期	运八卦，清补脾，揉二马		
	麻疹顺证	初热期	平肝清肺，清天河水	呕吐加清胃	
		出疹期	平肝清肺，清胃，退六腑	咳重加运八卦，目赤加重平肝	
		恢复期	补脾，清天河水，揉二马		
	惊风	急惊风	发作时：拿列缺，掐人中，掐百会，拿精宁、威灵		
			抽风缓解后：平肝，清肺，退六腑，捣小天心		
		慢惊风	平肝，清补脾，运八卦，揉二马，揉阳池		
	夜啼	脾寒	揉外劳宫，平肝，补脾，捣小天心，掐五指节		
		心热	平肝，清胃，清天河水，捣小天心，掐五指节		
		惊恐	平肝，清补脾，清天河水，捣小天心，掐五指节		
	脱肛	气虚	揉外劳宫，清补脾，清补大肠		
		湿热	清补脾，清胃，清天河水，清补大肠，揉二马		

【代表著作】

1. 徐谦光．推拿三字经（手抄本）．1877
2. 王蕴华．李德修小儿推拿技法（青岛市中医医院内部刊物）．1984
3. 赵鉴秋．幼科推拿三字经派求真．青岛：青岛出版社，1992
4. 葛湄菲．小儿推拿（汉英对照）．上海：上海科学技术出版社，2008

【地域】

主要流传于山东省，尤以青岛、威海等市较普及。青岛市中医医院保存完好，并成功申报“青岛市非物质文化遗产项目”。

四、孙重三小儿推拿流派

【传承链】

林椒圃→孙重三→毕永升→程本增→张素芳→王道全、李静等

孙重三（1902～1978），男，山东荣城县人。20岁拜山东名中医林椒圃为师学习少儿推拿。后潜心研习，认真总结，使其发扬光大。1957年，进入山东中医进修学校学习，后留校任教。1959年任山东中医学院中医儿科副主任，从事医疗、教学五十余年。孙老继承了林椒圃的少儿推拿学术思想，并结合自己的临床经验，加以发挥，成为该流派的核心人物。

张素芳（1940～），女，教授，主任医师。1958年于上海中医学院学习推拿，毕业后在山东中医学院附属医院推拿科工作。先后任山东中医药大学附属医院推拿科主任、推拿教研室主任、山东省推拿学会副主任委员、山东省中医药学会推拿专业委员会顾问。长期从事少儿推拿教学，坚持少儿推拿临床数十年，编著《中国小儿推拿学》。

【学术思想】

1. 重望诊，巧施法

少儿不会叙述病情，民间有儿科为“哑科”之说，医生闻诊、问诊和切诊均有局限，故该流派重视少儿望诊。孙老就诊时，从少儿被家长带入诊室起就已经进行观察；接诊时更仔细观察少儿整体的状态与姿势，观察面部、舌头、指纹的神、色、形、态，观察耳廓、山根、明堂等特殊部位。常常根据望诊就作出大致诊断，并结合其他诊法。明确诊断后，本着“寒者热之，热者寒之，虚者补之，实者泻之”原则，依法施治。

2. 效验穴位组成基本方

孙氏特别强调临床疗效，特别注意总结临床经验。通过长期临床，他对很多穴位的功效有感悟，形成了特殊的效验穴位，如天门穴、坎宫穴治外感，太阳穴治头目诸疾，耳背高骨定惊，天柱骨治呕吐，肚脐治脾胃病证，龟尾调节大便，胸八道治疗肺系疾病，箕门利小便等。并将此效验穴位纳入相关证型治疗的基本方中，使其成为基本方的重要内容。然后随证加减，为取得好的疗效奠定了基础。

3. 少儿两掌特定穴位与腧穴学中穴位相配合

该流派将少儿两掌的常用穴位称为少儿手穴（即少儿推拿特定穴）。将腧穴学中位于两掌以外的穴位称为体穴。该流派取穴推拿时，一定会选取手穴和体穴。手穴（少儿推拿特定穴）和体穴（传统腧穴）相结合是该流派的特征。

少儿上肢常用穴位约70多个，除了少儿特定穴外，还包括十四经分布于上肢的一些穴位；体穴则远离上肢，常位于胸腹和腰背，是成人穴位的少儿运用。手穴易于操作，取效快，体现传统少儿推拿特点；体穴离脏腑更近，近治作用明显。手穴配合体穴，传统少儿推拿与针灸腧穴相结合，增强了临床疗效。

【技法特征】

以“十三大复式手法”见长。包括摇㪨肘、打马过天河、黄蜂入洞、水底捞月、按弦搓摩、二龙戏珠、猿猴摘果、擦脐、擦龟尾并擦七节骨、按肩井、飞经走气、苍龙摆尾、赤凤点头。

考其十三大手法：黄蜂入洞、水底捞月、按弦搓摩、二龙戏珠、猿猴摘果、擦脐、擦龟尾并擦七节骨、按肩井八大手法与《幼科推拿秘书》相同或相似；飞经走气、苍龙摆尾、赤凤点头与《小儿推拿方脉活婴秘旨全书》基本相同；摇㪨肘与《厘正按摩要术》相似；打马过天河与《小儿按摩经》相似。

附

江静波（江苏人，曾为《江苏中医》主编，著名中医文献学家，著作颇丰）于1958年校订《小儿推拿方脉活婴秘旨全书》时，对十二大复式操作手法进行了整理。

在每一大复式操作手法之后，详细罗列了其他著作对该复式手法的认识和记载。以下为该书原文：

1. 黄蜂入洞法

大热。一掐“心经”，二掐“劳宫”。先开“三关”，后做此法。将左右二拇指先“分阴阳”，二拇指并向前，众小指随后，一撮，一上，发汗可用。

（1）先屈儿之小指，后用右拇指腹在外劳宫穴上揉之，能祛风寒（见《小儿按摩经》及《推拿指南》）。

（2）将两拇指背跪按两耳门（《推拿指南》作：两风门穴），能通气，发汗（见《厘正按摩要术》及《推拿指南》）。

（3）用右手食、中二指，伸入小儿两鼻内揉之，能发汗（见《幼科推拿秘书》及《推拿指南》）。

2. 水底捞明月法

大凉。做此法，先掐“总筋”，“清天河水”，后以五指皆跪，中指向前，众指随后，如捞物之状，以口吹之。

（1）以我手拿住小儿手指，将我拇指自小儿小指旁尖，推至坎宫，入内劳，轻拂起，如捞明月之状，能退热（见《幼科推拿秘书》）。

（2）用左手拇指屈儿中指，以冷水滴于内劳宫，用右四指扇七下，再滴冷水于总经、天河穴，以冷气吹之。又将中指节，自总筋按摩至曲池，在臂外侧按摩，凉行背上，性大凉，除大热（见《推拿指南》，又名水中捞月法）。

3. 飞经走气法

化痰，动气。先运五经纹，后做此法。用五指关张，一滚，一笃，做至关中，用手打拍乃行也。

（1）先运五经后，五指张开，在关中用手拍打（见《小儿按摩经》）。

（2）医将拇指到病者总心位，立住，却将食、中二指一站，彼此退向前去，至手弯止，如此者数次，为传送之法（见《秘传推拿妙决》）。

（3）先运五经纹后，五指开张，在内关打拍，再推心经、揉气关（见《保赤推拿法》）。

4. 按弦走搓摩法

先"运八卦"，后用二拇指搓病人掌、三关各一搓，二指拿病人掌，轻轻慢慢如摇，化痰甚效。

（1）用右手持儿四指；以左拇指腹，由阳池穴起，搓摩至曲池穴。又由曲池回下，搓摩至阴池穴。如此一上、一下，凡九次。阳证：关轻、腑重；阴证：关重、腑轻。再由曲池搓摩至三关三四次，复由曲池搓摩至六腑三四次。末将右手大、食、中三指持脾（即拇指腹），左手持抖肘，往外摇之，治痰滞（见《推拿指南》）。

（2）弦者，勒肘骨也，在两胁上。其法：着一人抱小儿坐在怀中，将小儿两手抄搭少儿两肩上；以我两手对少儿两胁上搓摩至肚角下，能消痰积、气积、痞块。若久痞，则非一日之功，须久久搓摩，方效（见《幼科推拿秘书》及《推拿指南》）。

5. 二龙戏珠法

用二拇指、二将指并向前，小指在两旁，徐徐向前，一进、一退，小指两旁掐穴，半表里也。

（1）此止小儿四肢掣跳之良法也。其法性温。以我食将二指，自儿总经上，参差以指头按之，战行直至曲池陷中，重揉，其头如圆珠乱落，故名戏珠，半表半里（见《幼科推拿秘书》）。

（2）此法性温，治四肢抽搐。用右手大、食、中三指，持儿肝肺二指。又用左手大、食、中三指，由阳阴二池穴，渐渐向上，按至曲池穴上。寒证：阳池穴宜重按；阴证：阴池穴宜重按。末以肝、肺二指摇之（见《推拿指南》）。

6. 赤凤摇头法

此法，将一手拿小儿中指；一手五指攒住少儿抖肘，将中指摆摇，补脾，和血也（中指属心、色赤，故也）。

（1）以两手托儿头，于耳前少上处，轻轻摇之，治惊风（见《小儿按摩经》及《厘正按摩要术》）。

（2）用左手大、食、中三指持儿抖肘；以右手大、食、中三指，依次将心、肝、脾、肺、肾五指，往上、向外，各摇二十四下。此法治寒热均宜；能通关、顺气（见《推拿指南》）。

（3）以我左手食、中二指，掐按小儿曲池内作凤二眼；以我右手仰拿儿小、食、中、无名四指摇之，治膨胀、哮喘（见《幼科推拿秘书》及《推拿指南》）。

7. 乌龙摆尾法

一手拿小儿小指，一手五指攒住抖肘，将小指摇动，如摆尾之状，能开闭结也（小指属肾水，色黑，故也）。

此法除本书所述外，尚有《保赤推拿法》及《推拿指南》两书所述，与此大致相同，不再赘述。

8. 猿猴摘果法

左手拇指、食指交动，慢动；右手拇指、食指快动，上至关中，转至总筋左边，右上至关上。

（1）以两手摄儿螺蛳骨上皮，摘之，消食可用（见《小儿按摩经》及《保赤推拿法》）。

（2）医将手牵病人两手，时伸时缩，如猿猴摘果状（见《小儿推拿秘诀》）。

（3）以我两手大、食二指，提孩儿两耳尖，上入若干数；又扯两耳坠，下垂若干数，如猿猴摘果之状。此法能治疟疾；亦能治寒气、退热、除痰（见《幼科推拿秘书》）。

（4）用左手食、中二指，按于阳池，拇指按于阴池穴。属寒者，将右拇指指腹，由阳池往上揉至曲池，转下揉至阴池，名转阳过阴。属热者，由阴池往上揉至曲池，转下揉至阳池，名转阴过阳。揉毕，再将右手持儿心、肝、脾三指，各按一下，各摇二十四下。寒证往里摇；热证往外摇。此法性温，治痰，理气，除寒，退热（见《推拿指南》）。

9. 凤凰单展翅法

用拇指掐总筋，四指皆伸在下，拇指又起，又翻四指，如一翅之状。

（1）医将右手食指拿病人拇指，屈压内劳宫，拇指拿外劳宫。又将左手拇指跪顶外一窝风；并食、中二指，拿住内一窝风，右手摆动（见《小儿推拿秘诀》）。

（2）用我右手单拿儿中指，以我左手按掐儿㪂肘穴圆骨，缓慢摇之。能健脾，和血；除虚气，虚热，治喘、胀、打噎（见《幼科推拿秘书》及《推拿指南》）。

10. 打马过天河法

温凉。以三指在上马穴边，从手背推到天河头上。与捞明月相似（俗以指甲弹响过天河者，非也）。

（1）右运劳宫毕，屈指向上，弹内关、阳池、间使、天河数穴，治寒热往来（见《小儿按摩经》及《保赤推拿法》）。

（2）用右手食、中二指，由二人上马穴，打至天河穴止，至天河时，须复在曲池穴上一弹，去四次，回三次。此法性凉，治热病，活血脉，通关节，治麻木（见《推拿指南》）。

（3）先用右大指腹运内劳宫穴，再将小儿四指之第二节屈之，于是儿指尖均向上，复以右拇指甲由总经穴弹至天河穴止（见《推拿指南》）。

（4）用左拇指按于总经上穴，以右手大、中二指，如弹琴状弹之，由天河弹至曲池九次，复以右拇指甲在肩井、琵琶、走马三穴上，各掐五次（见《推拿指南》）。

11. 天门入虎口法

右手拇指掐少儿虎口，中指掐住天门，食指掐住总筋，以左手五指攒住㪂肘，轻轻摇动，效。

此法除本书所述外，《小儿按摩经》及《小儿推拿广意》、《推拿指南》三书，亦有此法，与本书所述略同。此外，在《幼科推拿秘书》中，尚有一法云：“以我左手托儿㪂肘；复以我右手大指叉入虎口；又以我将指管定天门，是一手拿两穴，两手三穴并做也。然必屈少儿手揉之，庶㪂肘处得力；天门、虎口处又省力也。”

12. 老汉扳罾法

本书所述“十二手法决”，其实，仅有上述之十一法。惟前述“十二手法主病赋”

中，尚有“老翁绞罾”一法，此法别书皆称“老汉扳罾法”，将其手法介绍如下，以成十二法：“用左拇指甲掐于病儿拇指根骨处；右拇指甲掐于脾经穴上，同时掐而摇之。能消痞块；治食积”（见《小儿按摩经》及《保赤推拿法》、《推拿指南》等书）。

【流派手法】

1. 顺气、和血、通经、活络用摇㪵肘法。退热、活络、通关节用打马过天河法。发汗、通气、祛风寒用黄蜂入洞法。退热用水底捞月法。行气、清肺、化痰用飞经走气法。顺气、化痰、除胸闷、开积聚用按弦走搓摩法。镇惊定搐、调和气血用二龙戏珠法。退热、开胸、通便用苍龙摆尾法。定惊悸、除寒积用猿猴摘果法。止泄、止痢、脱肛用揉脐及龟尾并擦七节骨法。消膨胀、定喘息、通关顺气、补血宁心用赤凤点头法。救暴亡、舒喘胀、除噎、定惊用凤凰展翅法。行气血、收功之法为按肩井。

2. 效验穴位：外感，头面四大手法。咳嗽，运内八卦、按弦走搓摩、推揉膻中、推胸八道、揉肺俞。呕吐，退下六腑、逆运内八卦、清补脾经、推天柱骨、按弦走搓摩、分腹阴阳。中焦虚寒所致之呕吐、腹泻、脘腹疼痛，推上三关、推补脾土、运内八卦、揉足三里。腹泻属湿热、外感、中毒等，通因通用，退下六腑、清补脾、清小肠、清大肠、揉脐及龟尾、苍龙摆尾、拿肚角。腹泻属虚寒，以擦脐、擦七节并揉龟尾、补大肠为主。

【代表著作】

1. 孙重三．通俗推拿手册（内部资料）
2. 山东省中医进修学校．儿科推拿疗法简编．第1版．济南：山东人民出版社，1959
3. 张素芳．中国小儿推拿学．第1版．上海：上海中医学院出版社，1992
4. 王道全．小儿推拿图解．第1版．济南：山东科学技术出版社，1998

【地域】

山东济南地区，尤以山东省中医医院保存较好。

五、海派小儿推拿流派

所谓“海派小儿推拿流派”指上海地区的少儿推拿。目前对于是否存在这一流派，学术上有争论。大多数学者认为，上海的少儿推拿本身存在，但并未形成独有的特殊体系。考当今上海的少儿推拿临床，发现该为山东少儿推拿和湘西少儿推拿的综合体。这与上世纪50年代，上海开办全国推拿师资培训，各地学员齐聚上海，互相交流，使之融合有关。

第三节　少儿推拿名医介绍

本节对于部分不完全符合流派标准，但的确在少儿推拿领域有较大影响的人物，特别给予介绍。

一、张汉臣

原名贻桐，字新棠、赓戊，山东省蓬莱县人（1910.4～1978.11）。生前系山东省青岛医学院中医教研室教师及附属医院少儿推拿医师。1925 年拜本县少儿推拿名医艾老太为师，致力于少儿推拿事业。在长期临床实践中，积累了丰富的经验，逐步形成了自己的推拿风格。生前著有《小儿推拿学概要》，再版名为《实用推拿学》（人民卫生出版社出版）。1974 年山东中医学院以其为蓝本录制了少儿推拿教学片。1981 年山东省卫生厅和山东中医学院录制《山东推拿集锦》中有《张汉臣小儿推拿》分集。

张汉臣将少儿推拿概括为一掌四要。一掌即掌握少儿无七情六欲之感，只有风寒暑湿外伤和饮食之证的生理病理特点。四要是："一要辨证细致，主次分明；二要根据病情，因人制宜；三要取穴精简，治理分明；四要手法熟练，轻重适宜"。1962 年在学院支持下，张汉臣对少儿推拿常用穴位，进行了解剖定位及实验研究，如"中医推拿补脾土穴对正常人体胃液分泌的初步观察"，"推拿补脾土穴和逆运内八卦穴对正常人体胃运动影响的初步观察"，"推拿正常人体补脾土穴对蛋白质和淀粉消化能力影响的初步观察"，对当时的学术界产生过巨大影响。在治疗上，他强调扶正，严守"补虚扶弱"和"补泻兼治"的原则。虽然取效较慢，但疗效巩固、持久，尤其对虚寒证候适宜。选穴上，基本沿用三字经流派穴位，以左手及前臂穴位为主。体质好、实热证，则手法重，速度快，时间短；体质差、虚寒证，则手法稍轻，速度稍慢，时间稍长；危重病儿手法尤轻，速度慢，治疗时间可长达 1 小时之久。

二、马君淑

字玉书，自号耕心斋主人，江苏无锡人，生于 1889 年。父母早亡，12 岁被同族长辈马颐之夫妇收养。马颐之时任苏州太守，先世均精于医道，故马君淑在其教导下广泛阅读各种医书。14 岁时患病，访医多年无效，后经张静莲推拿而愈，遂拜其为师，学习推拿。此后，她应朋友之邀去上海设诊，主攻少儿推拿，声誉渐隆。20 世纪 30 年代初，她参照古籍并结合 20 余年的临床实践撰写了《推拿捷径》一书，在沪发行（详见第一章少儿推拿传统文献相关内容）。

三、戚子耀

戚子耀（1889 ~ 1968）为江苏武进人。曾随父学医 12 年，一度出家为僧，法名远渊。1932 年在上海设诊行医。1934 年，任上海市国医学会第十二届执行委员会候补执行委员。1948 年，在金陵西路 60 弄 4 号正式注册开业推拿门诊。1949 年油印出版《推拿抉微》。1957 年 12 月选举为上海市中医学会推拿科学术研究组核心 7 人组成员（另有叶大密、朱春霆、王东林、钱福卿、吴仁康、汪春涵）。1958 年与叶大密、戴祖纯共同创建上海市黄浦区推拿门诊部。戚子耀精通推拿术，善治急性肾功能衰竭（推拿三关六腑）、少儿杂症，对麻疹、疳积、腹泻、哮喘、斜颈等有显效，闻名于世。存有《推拿抉微》（仅存二卷）油印本（1949 年出版）。

（廖品东、王婷、王建红、师晓乐）

第八章　少儿推拿手法操作及穴位手法实训

过硬的手法操作技术是临床取得疗效的前提。本章根据临床少儿推拿实际情况，介绍常用手法的常规临床运用和一般变化。同时，将手法与部位和穴位相结合，使学生在实训中感受临床，从而提高运用少儿推拿手法的能力。

第一节　常用少儿推拿手法实训

少儿推拿手法实训以手法为核心，将每一种手法的同一术式施于不同穴位。要求学生掌握该手法的手形、基本术式，掌握操作该术式的正确体位和一般的技术参数。

一、揉法

临床有单指揉、多指揉和对称揉三种情形。单指与多指揉特指一手的手指揉；对称揉则用两手手指揉，以正中线为轴对称揉其两侧穴位或部位。

（一）单指揉

1. 拇指或中指揉神阙

（1）体位：医者立于少儿右侧，以拇指或中指置于神阙（少儿肚脐）（图8－1）。若少儿被母亲抱卧，辅手可置于其背部支撑。

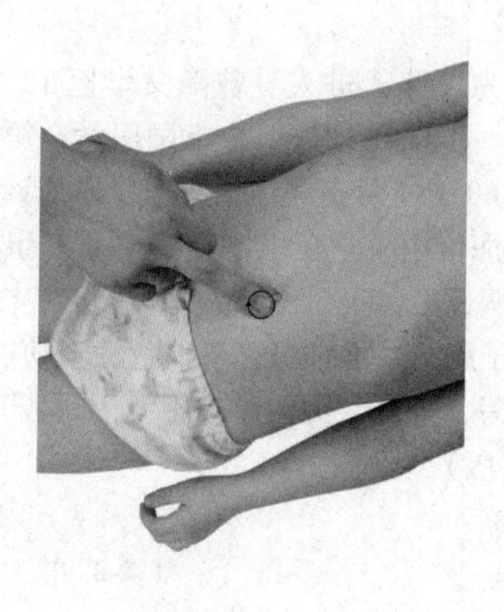

图8－1　中指揉神阙

（2）练习：先顺时针，后逆时针方向，缓缓揉动。要求手指平直，沉肩垂肘，动作自然。

（3）时间：操作约 3 ~ 10 分钟。

2. 中指揉二人上马（图 8 – 2）

（1）体位：医者与少儿面对而坐，辅手托其手掌，推手中指置于二人上马穴。

（2）练习：缓缓揉动，可顺时针与逆时针交替，可练习轻揉与重揉。

（3）时间：轻与重，顺与逆各揉 1 ~ 2 分钟。

（二）多指揉

1. 食、中二指揉天枢（图 8 – 3）

（1）体位：少儿卧位，医者以一手食、中二指分开，分别置于两侧天枢穴。

（2）练习：食、中二指同时发力，顺时针或逆时针方向揉动。

（3）时间：顺与逆时针各操作 3 ~ 5 分钟。

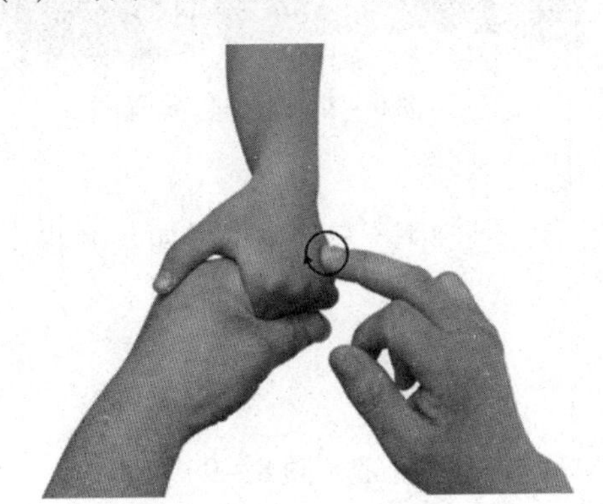

图 8 – 2　中指揉二人上马

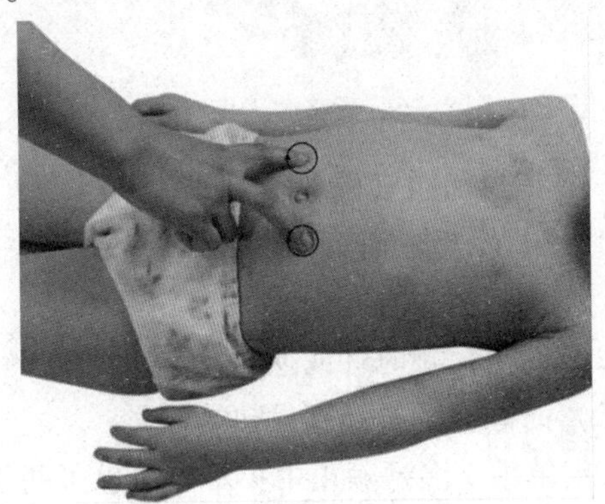

图 8 – 3　食、中二指揉天枢

2. 食、中二指揉攒竹（图 8 – 4）

（1）体位：少儿仰卧位，医者立其头侧，推手食、中二指分开，揉两攒竹穴。

（2）练习：二指同时顺时针或逆时针方向揉动。或 3 揉 1 按。

（3）时间：揉 3 ~ 5 分钟。3 揉 1 按 2 ~ 3 分钟。

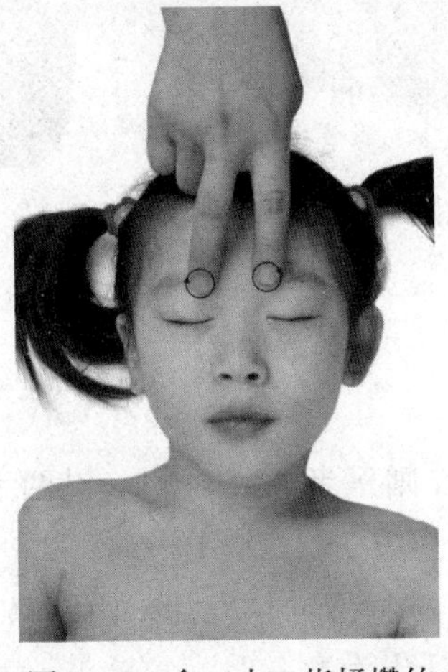

图 8 – 4　食、中二指揉攒竹

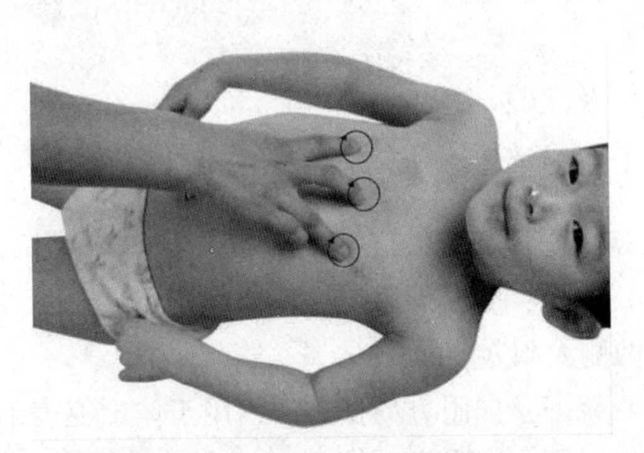

图 8 – 5　食、中、无名三指揉膻中并乳根

3. 食、中、无名仰三指揉膻中并乳根（图8－5）

（1）体位：少儿仰卧位或坐位，医生中指置于膻中穴，食指和无名指分别置于两侧乳根穴。

（2）练习：三指同时顺时针或逆时针揉动。

（3）时间：顺、逆时针各操作约3分钟。

该法也用于揉脐并天枢（图8－6），揉大椎并创新（图8－7）。

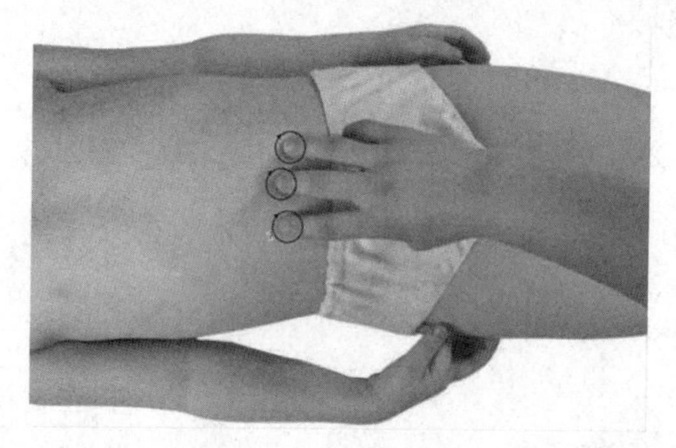

图8－6　揉脐并天枢

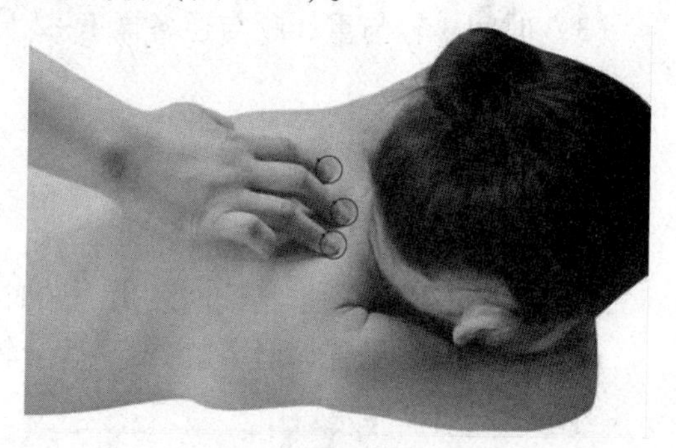

图8－7　揉大椎并创新

4. 多指揉前额（图8－8）

（1）体位：少儿仰卧位，医者立于其头侧。以食、中、无名和小指四指并拢，置于前额。

（2）练习：顺时针或逆时针方向揉动。

（3）时间：揉至局部发热。

若用单手，多揉额正中央。该法也可两手对称揉两侧额部（图8－9）。

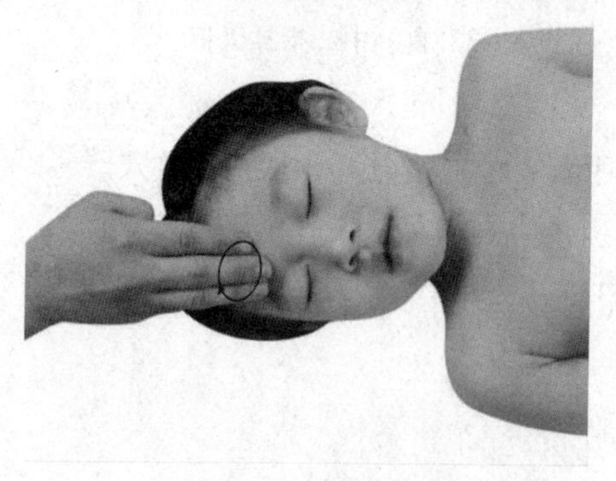

图8－8　多指揉前额

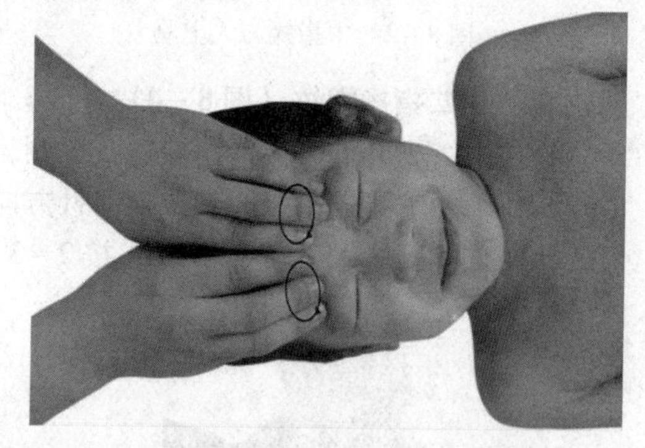

图8－9　两手对称揉两侧额部

（三）对称揉

1. 两拇指揉太阳穴（图8－10）

（1）体位：少儿仰卧位，医者立于其头侧；坐位，则医者立其对侧。以两手拇指分别置于两侧太阳穴。

（2）练习：向眼方向揉止汗，用于体虚卫表不固；向耳方向揉发汗，治外感。

（3）时间：向眼方向揉2～3分钟；向耳方向揉以汗出为度。

2. 揉涌泉（图8－11）

（1）体位：少儿仰卧位，医者立于其足侧，两手拇指置于两涌泉穴。

（2）练习：两拇指同时轻轻揉动。

（3）时间：1分钟左右。

该法亦应用于揉三阴交（图8－12），揉内关（图8－13），揉板门（图8－14）。

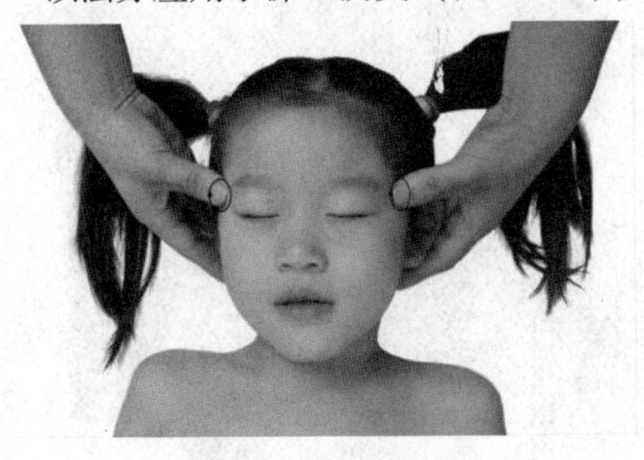

图8－10　揉太阳穴

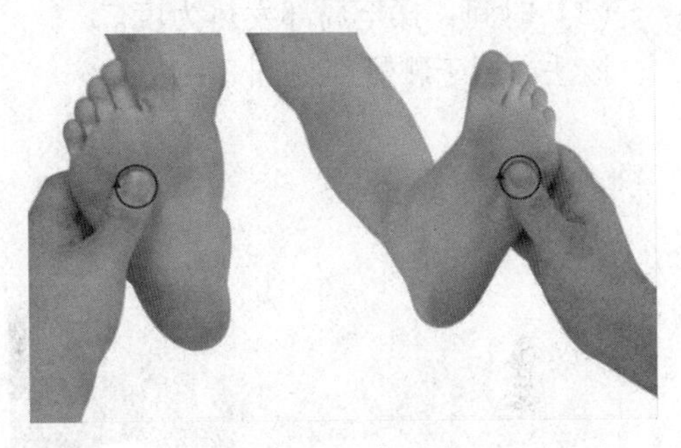

图8－11　揉涌泉

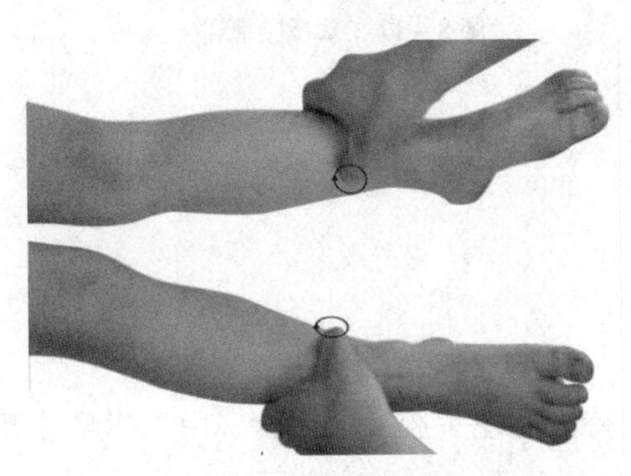

图8－12　揉三阴交

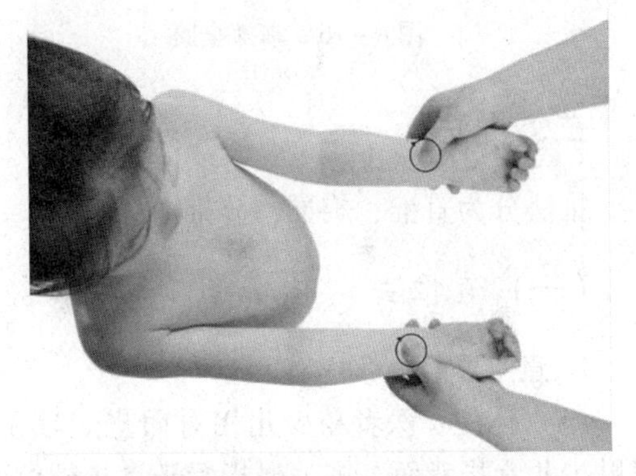

图8－13　揉内关

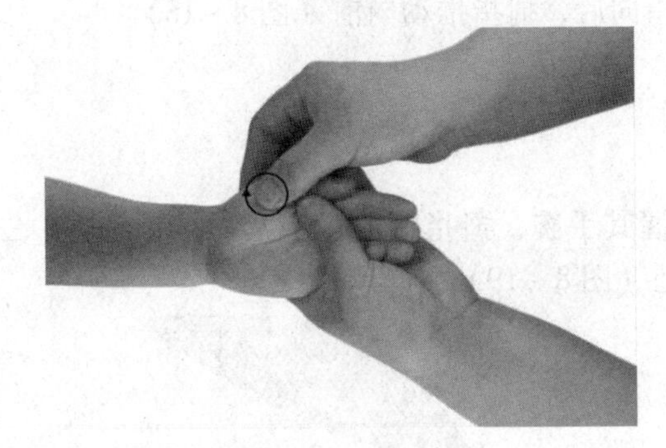

图8－14　揉板门

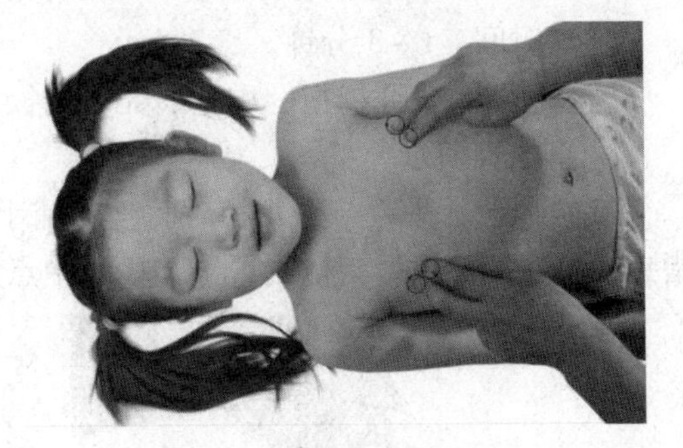

图8－15　揉乳旁与乳根

3. 揉乳旁与乳根（图8－15）

（1）体位：少儿仰卧位，医者立于其右侧，以两手食、中二指分别置于两侧乳旁与乳根穴。

（2）练习：两手四指同时对称揉动。

（3）时间：2～3分钟。

（四）掌揉法

掌揉全腹（图8－16）

（1）体位：少儿仰卧位。医者位于其右侧，以推手全掌平置于整个腹部。

（2）练习：略下压，并揉动。要求顺时针与逆时针交替揉动。

（3）时间：揉至局部发热为度。

该法亦用于腰骶部（图8－17）。

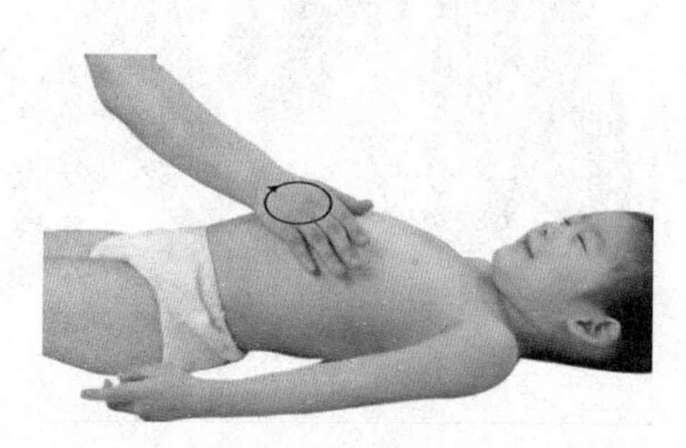

图8－16　掌揉全腹

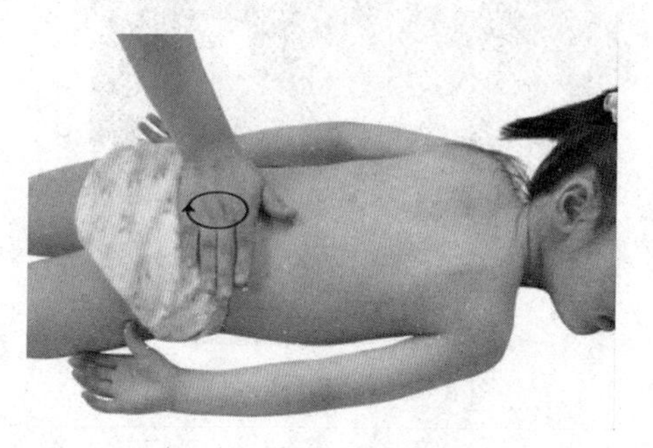

图8－17　掌揉腰骶部

二、推法

推法分为直推、旋推、分推。

（一）直推法

1. 直推肝经

（1）体位：医者与少儿相对而坐。辅手握持少儿左手腕，推手食、中二指略分开，紧贴少儿食指背面，推手拇指置于食指螺纹面。

（2）练习：沉肩、垂肘，食、中二指屈指向后，拇指推动向前（图8－18）。

（3）时间：1～3分钟。

该法也可在少儿拇指、中指、无名指操作。

2. 直推天河水

（1）体位：医者与少儿相对而坐，辅手握其手腕，拇指按于内劳宫，推手食、中二指夹持少儿肘部，拇指桡侧置于腕横纹中点处（图8－19）。

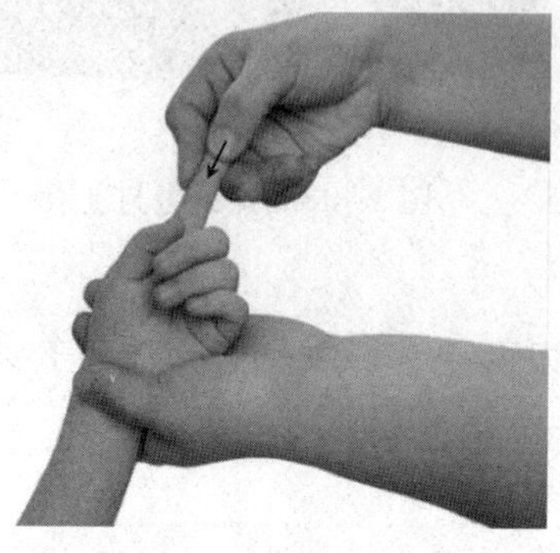

图8－18　直推肝经

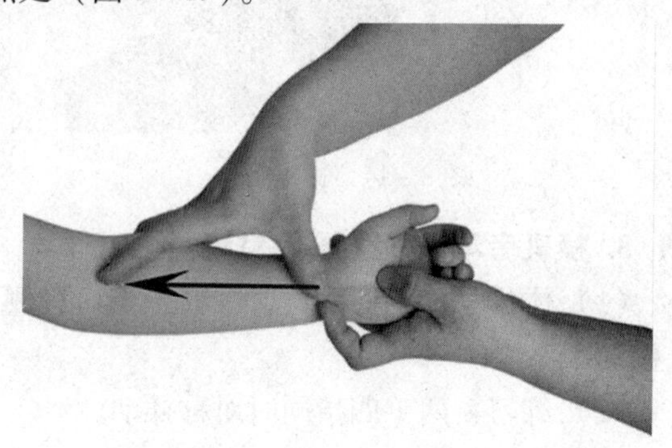

图8－19　直推天河水

（2）练习：由腕横纹中点快速向肘横纹中点推动。操作时可用凉水为介质。

（3）时间：临床以局部潮红为度。

该法亦用于推上三关（图 8－20），板门推向横纹（推手食、中二指夹持腕横纹，拇指桡侧推动）（图 8－21）。

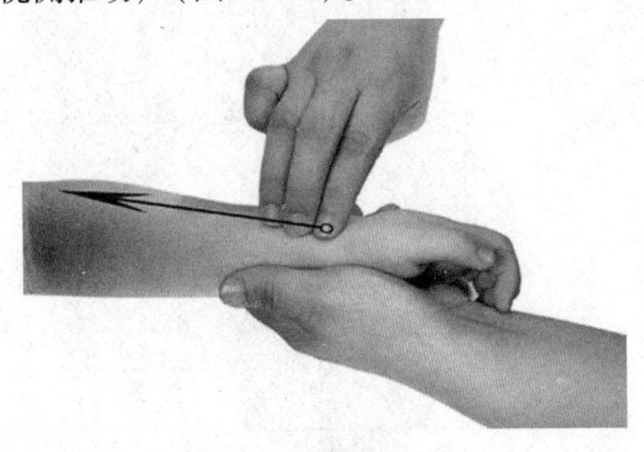

图 8－20　推上三关

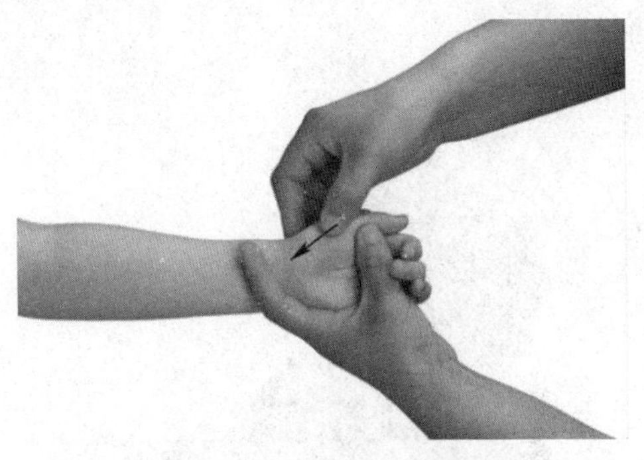

图 8－21　板门推向横纹

3. 直推箕门穴

（1）体位：少儿仰卧位，下肢伸直。医者两手拇指与其他四指分开，虎口卡于大腿前面，两拇指分别置于膝上大腿内侧。

（2）练习：两手快速从下（血海穴处）向上推至大腿根部内侧（图 8－22）。

（3）时间：局部潮红为度。

4. 直推前额

（1）体位：少儿仰卧位，医者位于头侧。两手拇指置于两眉正中。

（2）练习：两手拇指交替从眉中推至前发际，该法名为开天门。

（3）时间：从眉心至前发际为 1 遍，操作 24 遍（图 8－23）。

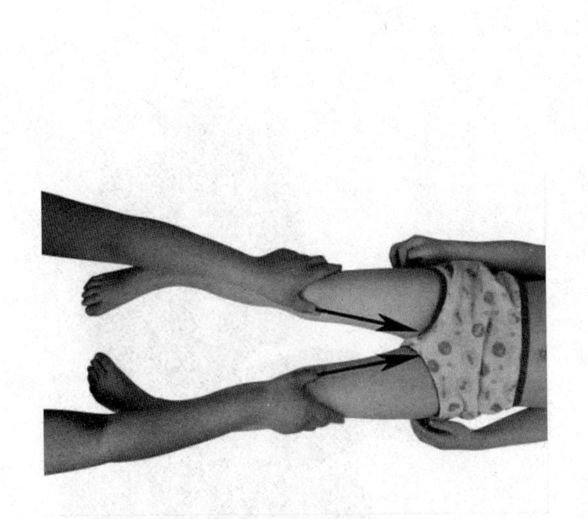

图 8－22　直推箕门穴

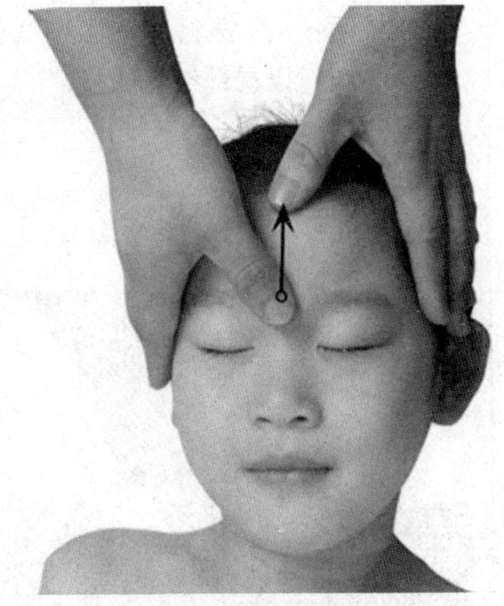

图 8－23　直推前额

5. 直推六腑穴

（1）体位：医者与少儿同向，并位于其左侧，右手握其左手手腕，使屈肘 90°，左手食、中、无名三指指腹紧贴肘部尺侧。

（2）练习：左手快速从肘部尺侧上推至腕横纹尺侧（此时屈肘，推的方向看似向上，但在人体实为从肘推至腕，属向下推动）（图 8－24）。

（3）时间：1～3 分钟。

此法也用于三关（图 8－25）和天河水（图 8－26）。推时少儿前臂伸直，从下向上推。

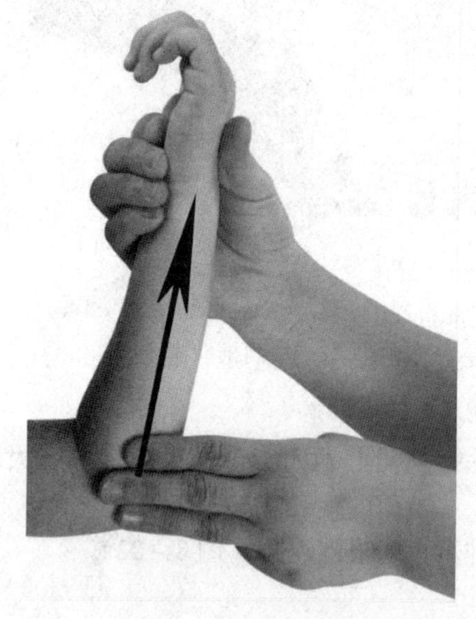

图 8－24　直推六腑穴

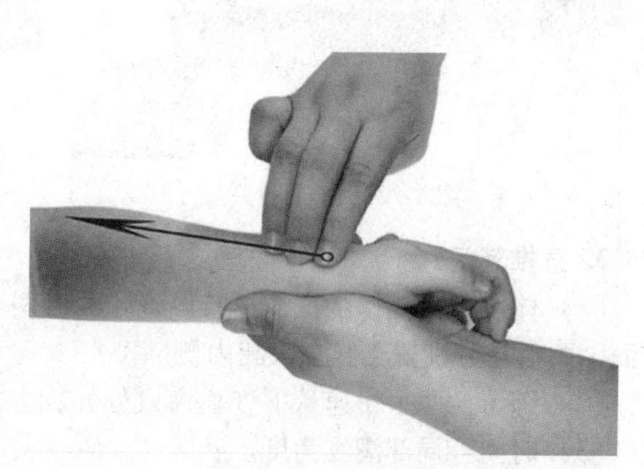

图 8－25　直推三关

6. 直推天柱骨

（1）体位：少儿取坐位，医者辅手置于头后枕部，使少儿头略向前倾，推手食、中、无名三指并拢，紧贴后发际。

（2）练习：从后发际，沿正中线推至大椎（图 8－27）。

（3）时间：以局部红赤为度。

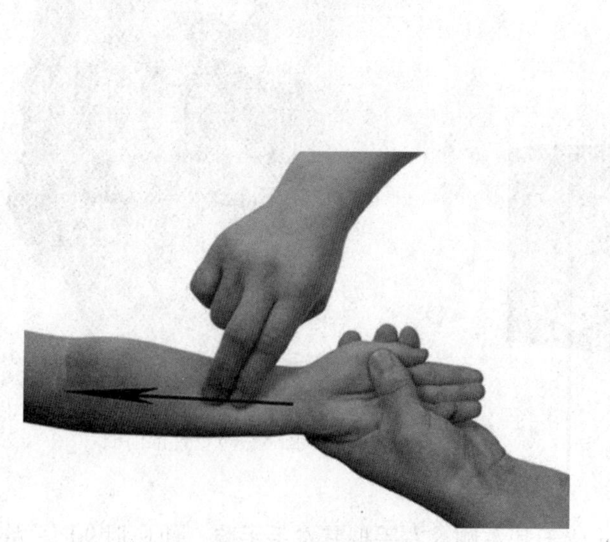

图 8－26　直推天河水

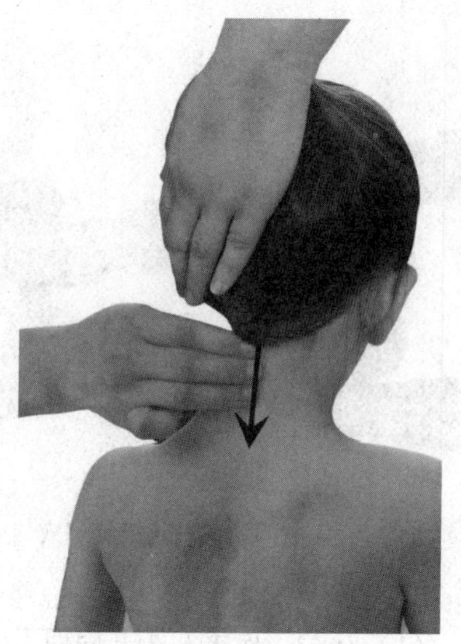

图 8－27　直推天柱骨

7. 直推脊柱和膀胱经（图 8－28）

（1）体位：少儿俯卧位，医者位于头侧，辅手扶于肩背部，推手置于背部脊柱正中或一侧的膀胱经。

（2）练习：先推脊柱正中，后推脊柱之两侧。

（3）时间：2～3 分钟，或以局部皮肤潮红为度。

该法医者亦可位于一侧，从下向上推动。

8. 直推腹部

（1）体位：少儿仰卧位，医者位于其右侧，两手掌置于剑突下，中指置于前正中线上，其余手指与前正中线平行。

（2）练习：两手交替，沿正中线，从上（剑突下）至下推至肚脐（图 8－29）。

（3）时间：两手各推 20～30 次。

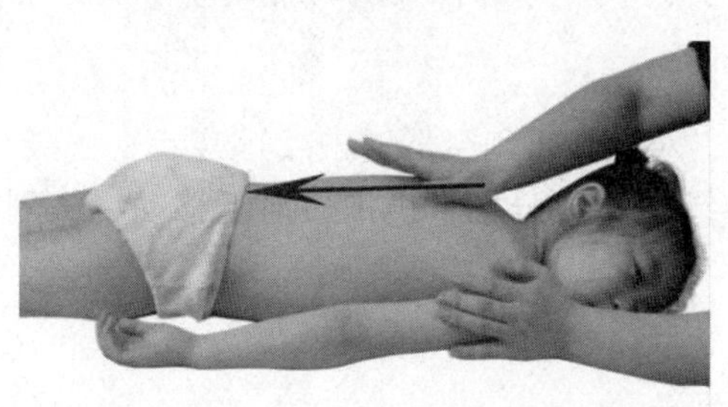

图 8－28　直推脊柱和膀胱经

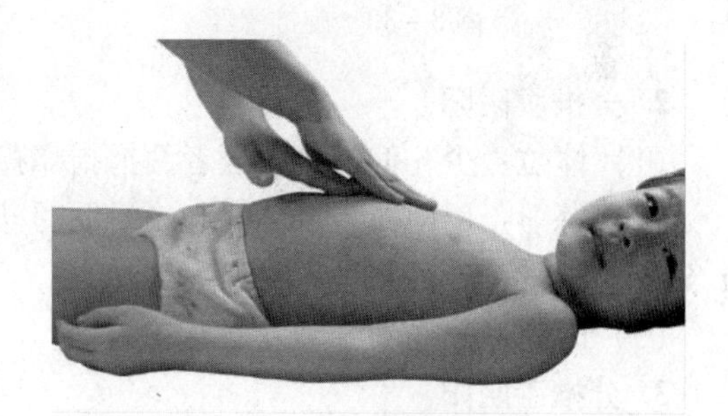

图 8－29　直推腹部

（二）旋推法

旋推脾经

（1）体位：医者与少儿相对而坐，辅手握少儿手腕，推手食、中二指置于少儿拇指背，拇指置于少儿拇指螺纹面。

（2）练习：前臂摆动，手腕放松，蓄力于指，顺时针推动（图 8－30）。

（3）时间：3～10 分钟，120～160 次/分。

该法亦用于无名指肺经、小指肾经。

（三）分推法

1. 分推坎宫

（1）体位：少儿仰卧位，医者位于其头侧，双手拇指置于眉心。

（2）练习：两拇指自眉心沿眉梢同时向两侧快速分推，直到太阳穴。要求两侧的动作协调均匀（图 8－31）。

（3）时间：1～3 分钟，作为起式操作 24 次。

亦可坐位操作。

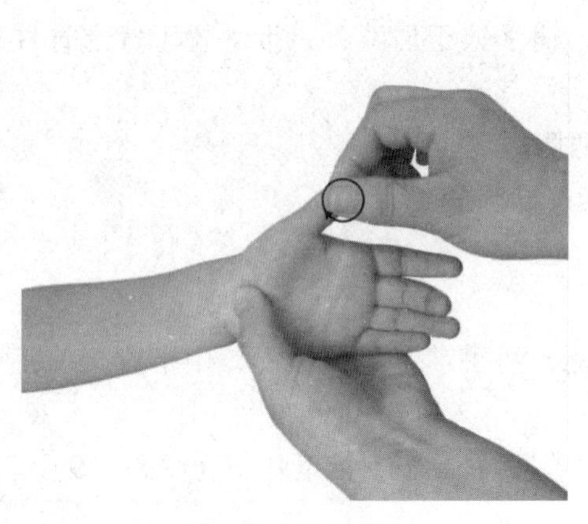

图 8－30　旋推脾经

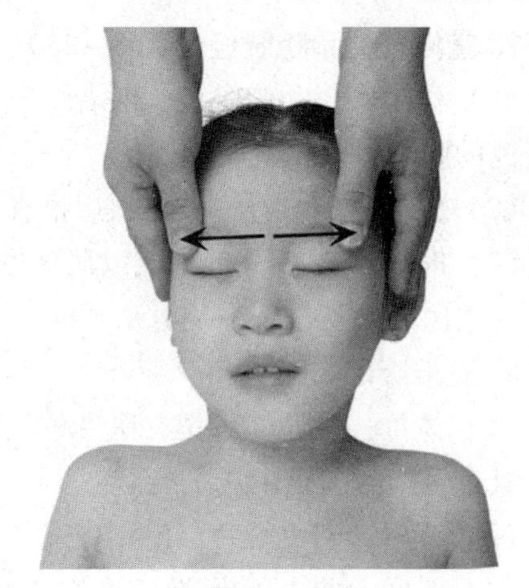

图 8－31　分推坎宫

2. 分推腹阴阳

（1）体位：少儿仰卧位，医者两拇指靠拢，对称置于剑突下（中点）。

（2）练习：用两拇指自剑突起，沿肋弓边缘向两旁分推，边推边向下移动，从剑突下至脐，分推完毕为 1 遍（图 8－32）。

（3）时间：操作 1 分钟左右，约 10 遍。

3. 分推手阴阳

（1）体位：医者与少儿相对而坐，两手握其手腕，两拇指置于总筋穴处（图8－33）。

（2）练习：从总筋向两侧分推。

（3）时间：24 次。

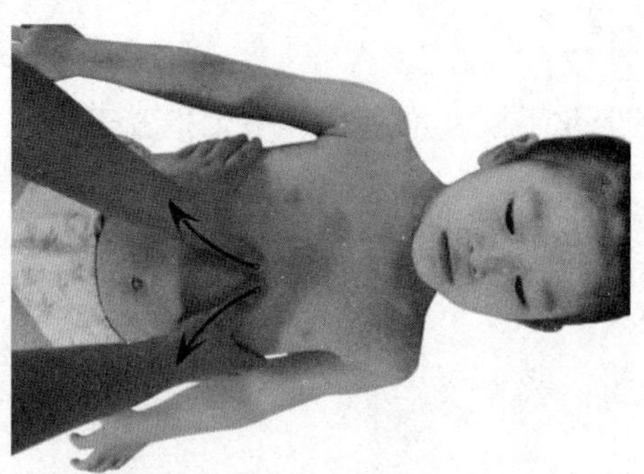

图 8－32　分推腹阴阳

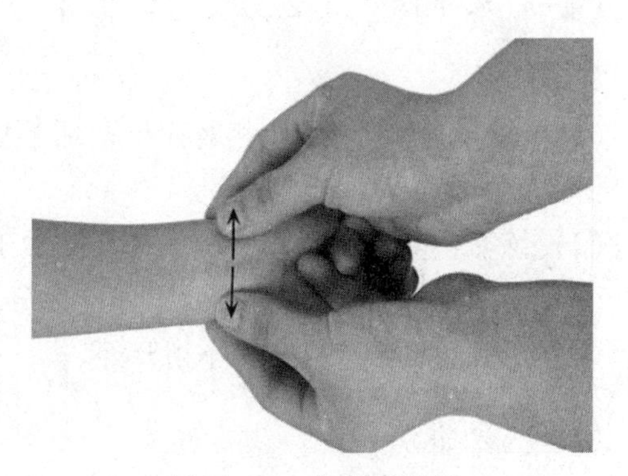

图 8－33　分推手阴阳

三、摩法

摩法分为指摩法和掌摩法。

（一）指摩法

1. 单指摩神阙

（1）体位：少儿仰卧位，医者拇指或中指置于少儿神阙穴处（图 8－34）。

（2）练习：先顺时针，后逆时针方向，缓缓摩动。

（3）时间：3~5 分钟。

该法广泛用于全身各处穴位，尤以腹部穴位为宜。

2. 三指摩囟门

（1）体位：少儿取坐位或仰卧位，医者并拢食、中、无名三指，以其指腹置于少儿囟门。

（2）练习：缓缓摩动，顺、逆时针交替进行。要求力度与速度均匀（图 8-35）。

（3）时间：1~3 分钟。

该法也用于百会（稍大少儿）、大椎、中脘、丹田、命门等。

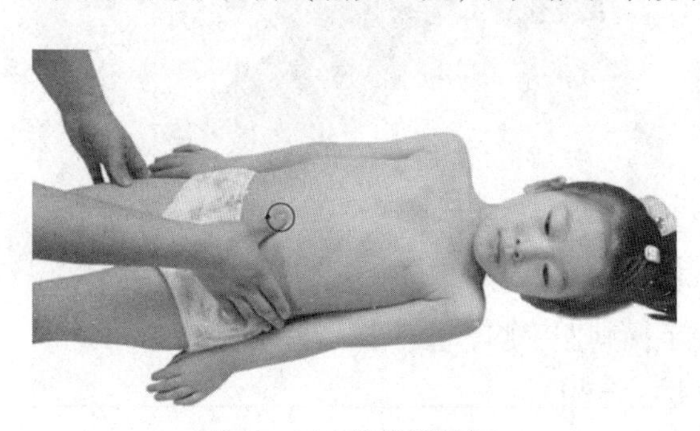

图 8-34　单指摩神阙

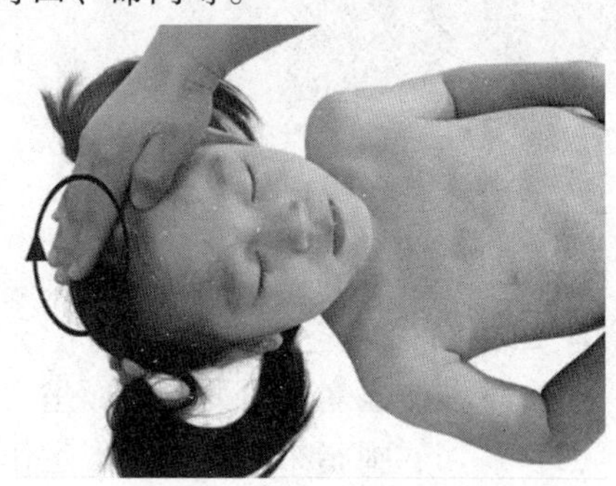

图 8-35　三指摩囟门

（二）掌摩法

掌摩全腹

（1）体位：少儿仰卧位，医者将手掌平置于腹部。

（2）练习：顺时针与逆时针交替摩动（图 8-36）。

（3）时间：3~5 分钟。

对于稍大少儿，可左右手重叠推动，名叠掌摩法（图 8-37）。

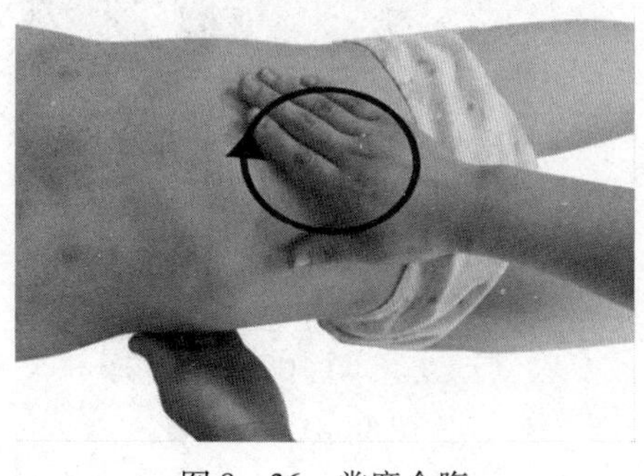

图 8-36　掌摩全腹

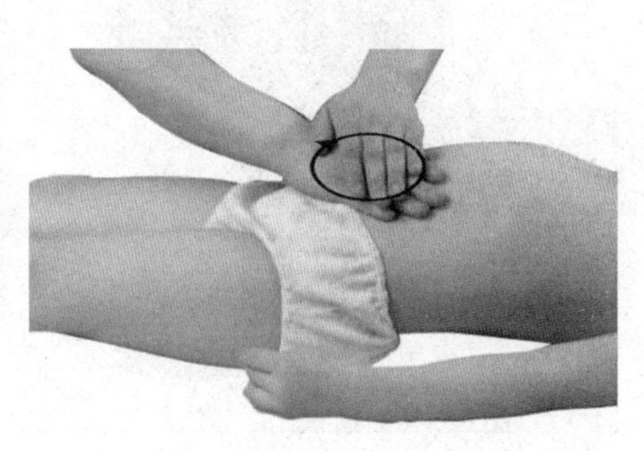

图 8-37　叠掌摩法

四、运法

1. 运内八卦

（1）体位：医者与少儿相对而坐，辅手握其左手，辅手拇指与食指围成圆，罩住少儿内八卦，推手拇指指腹紧靠圆周边缘（图 8-38）。

（2）练习：沿圆周边缘快速推动。先顺时针，后逆时针方向。

（3）时间：顺时针与逆时针各运 1~3 分钟。

另一法为辅手拇指按住少儿中指根下（离位），推手沿圆周运作，至中指根时从辅手拇指背上滑过，称“离位不推”（图 8－39）。

该法也用于外八卦。

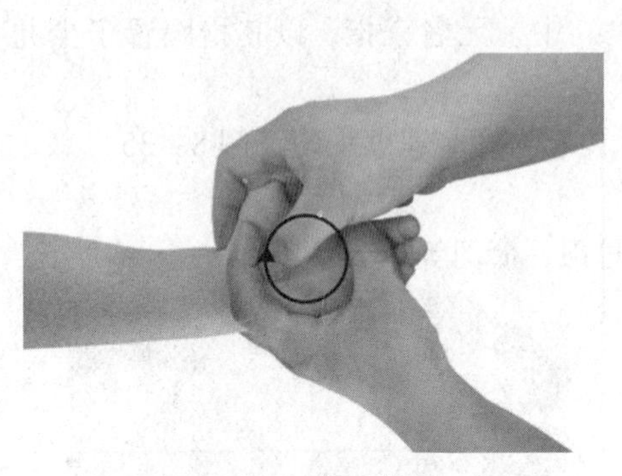

图 8－38　运内八卦（一）

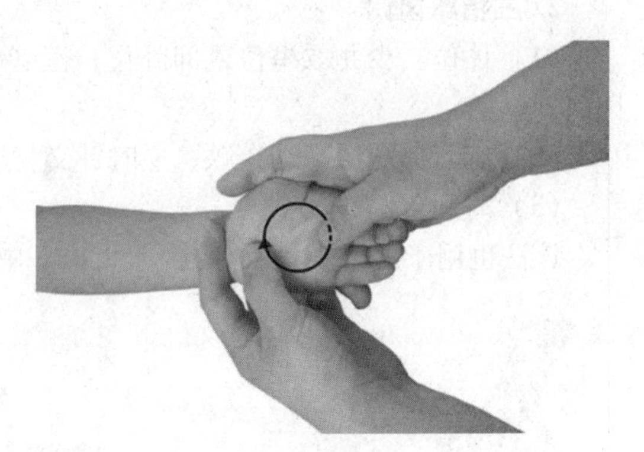

图 8－39　运内八卦（二）

2. 运板门

（1）体位：医者与少儿相对而坐，辅手握其左手腕，推手拇指置于板门。

（2）练习：拇指来回呈椭圆形运作（图 8－40）。

（3）时间：3～5 分钟，频率 80～120 次/分。

3. 运太阳

（1）体位：少儿仰卧位或与医者相对而坐，医者两拇指或中指指腹置于两太阳穴（图 8－41）。

（2）练习：以太阳穴为中心圆形运作。

（3）时间：3～5 分钟。

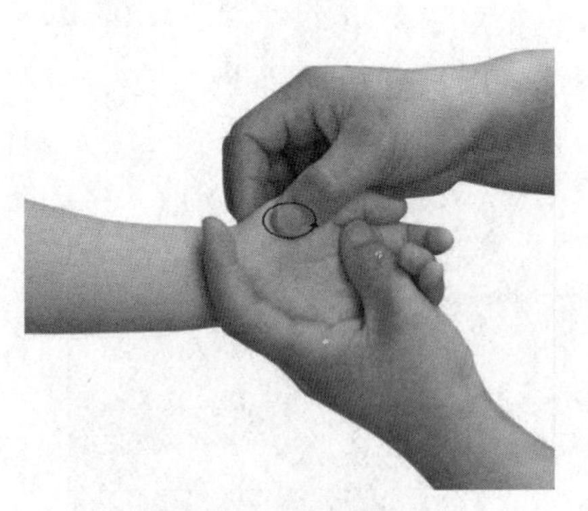

图 8－40　运板门

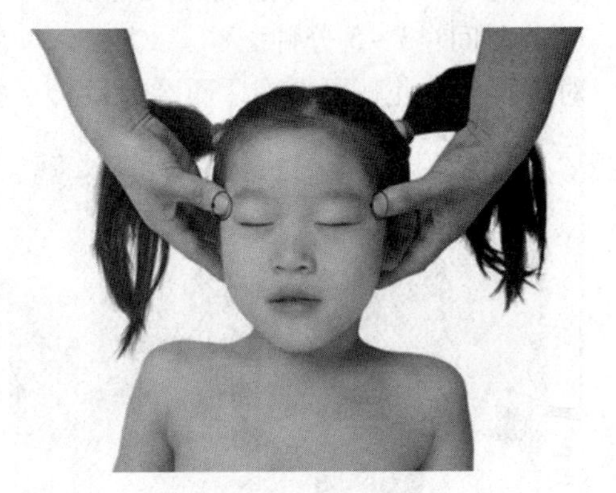

图 8－41　运太阳

4. 运小腹

（1）体位：少儿仰卧位，医者立于其右侧，一手全掌置于小腹（图 8－42）。

（2）练习：快速而有力地围绕肚脐运作。

（3）时间：局部透热为度。

五、按法

按法分为指按法和掌按法。

（一）指按法

1. 拇指按百会

（1）体位：少儿仰卧位，医者立于头侧，两拇指重叠置于百会（图 8 -43）。

（2）练习：逐渐用力至少儿最大忍受度，停留片刻，放松（放松时指不离肤），再用力按压，再放松。

（3）时间：10 ~20 次。

该法可用于全身穴位。

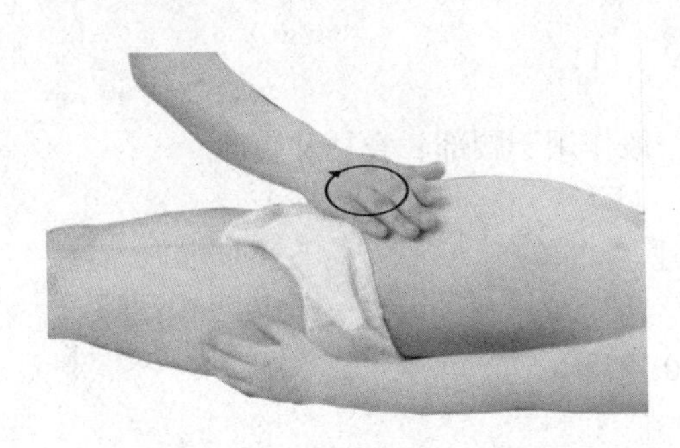

图 8 -42　运小腹

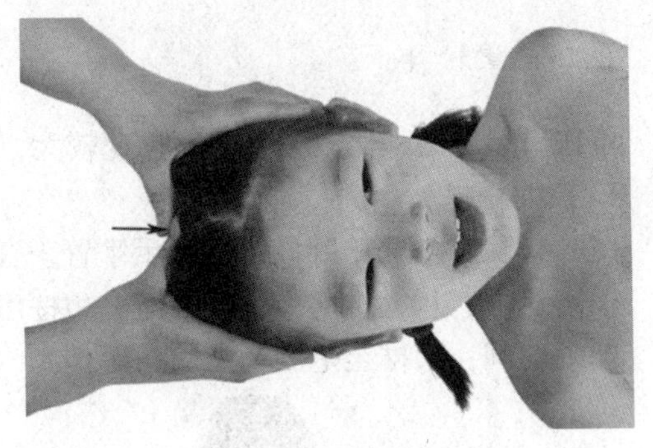

图 8 -43　拇指按百会

2. 中指按迎香

（1）体位：少儿仰卧位，医者立于其头侧，两中指置于迎香穴，两食指指腹紧贴中指背（图 8 -44）。

（2）练习：两中指用力向下方按压，得气后停留片刻，放松，再按。

（3）时间：反复按压 10 ~20 次。

对称按压还用于四白、攒竹、颊车。

3. 三指按目上眶

（1）体位：少儿仰卧位，医者立于其头侧，两手食、中、无名三指并拢置于目上眶（图 8 -45）。

（2）练习：同时用力斜向一侧按压，得气时，停留片刻，放松，再按。

（3）时间：20 次左右。

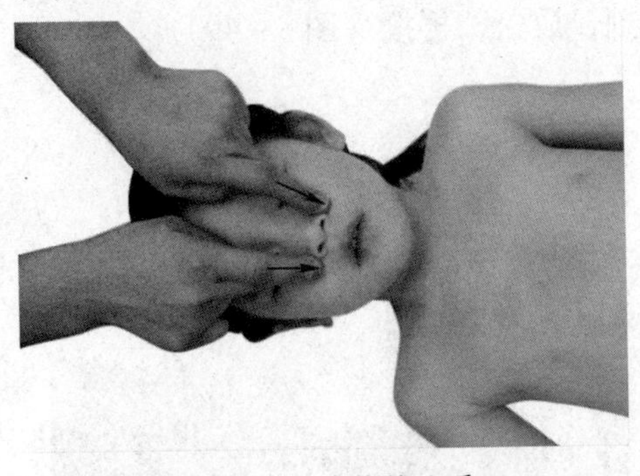

图 8 -44　中指按迎香

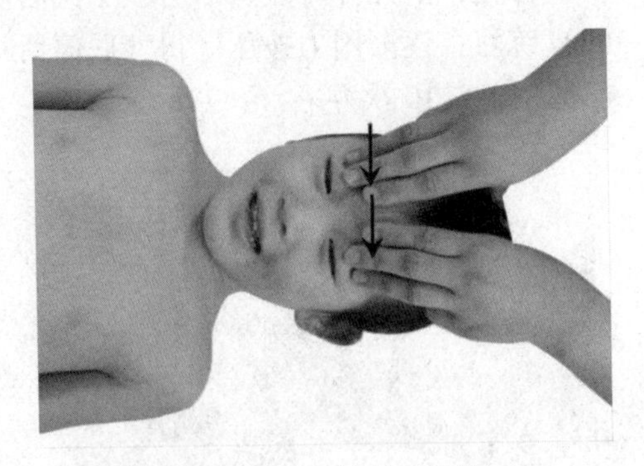

图 8 -45　三指按目上眶

4. 食指按缺盆

（1）体位：少儿坐位，医者立其身后，双手卡于两肩，两拇指点于肺俞，两食指按于缺盆。

（2）练习：两食指逐渐用力按压缺盆，至少儿最大忍受度，停留，放松，再按（图8－46）。

（3）时间：得气时，停留10秒左右。按3～4次。

5. 中指按神阙

（1）体位：少儿仰卧位，医者中指置于肚脐眼（图8－47）。

（2）练习：缓缓用力按压。得气后，停留片刻，放松，再按。

（3）时间：20次左右。

（二）掌按法

掌按法接触面积比较大，力度也比较大，一般作用于腰部、脊柱和腹部。

1. 掌按脊柱

（1）体位：少儿俯卧位，医者手掌置于脊柱。

（2）练习：从大椎起，逐椎按压，边按压，边向龟尾移动（图8－48）。

（3）时间：大椎至龟尾为1遍，操作5～10遍。

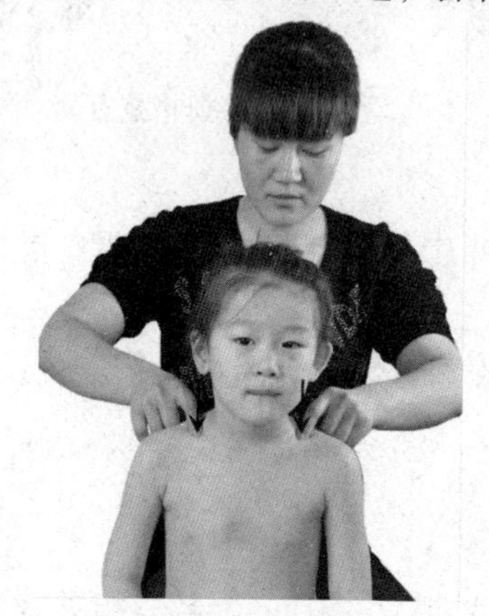

图8－46　食指按缺盆

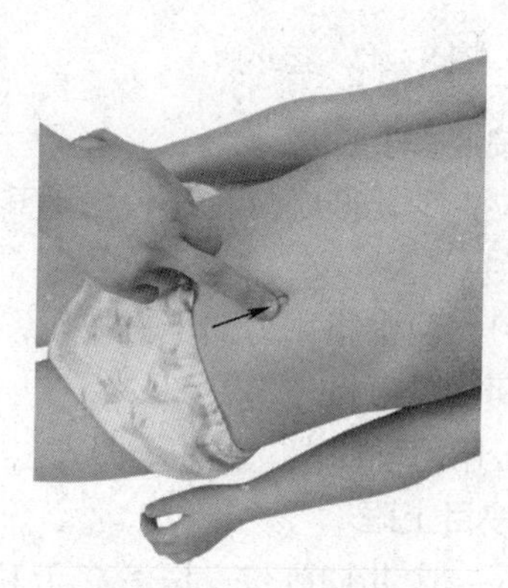

图8－47　中指按神阙

2. 掌按小腹

（1）体位：少儿仰卧位，医者立于其右侧，一手掌置于小腹。

（2）练习：逐渐用力按压。得气后停留片刻，放松，再按（图8－49）。

（3）时间：10次左右。

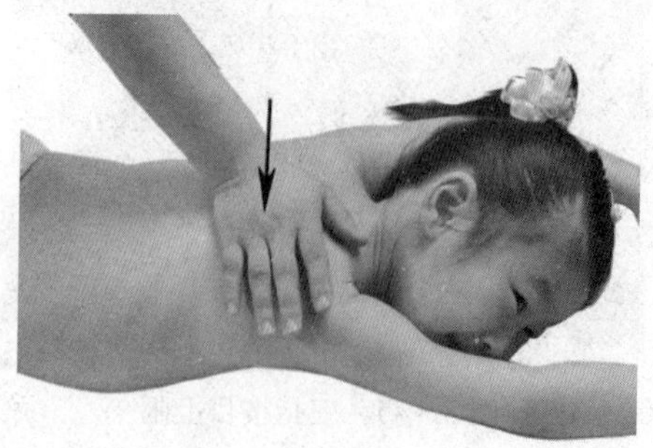

图8－48　掌按脊柱

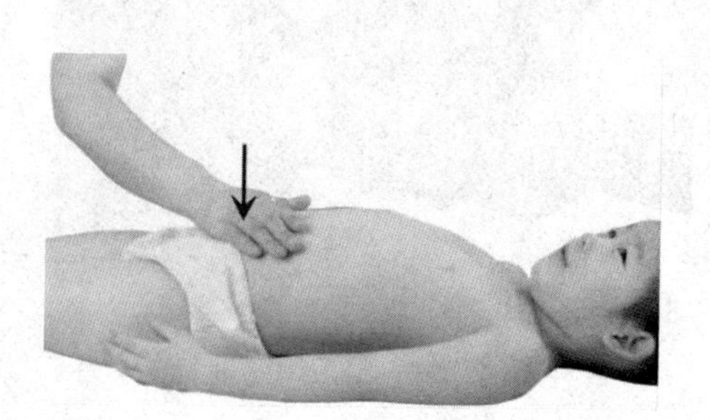

图8－49　掌按小腹

六、掐法

1. 掐人中

（1）体位：少儿坐位或仰卧位，医者以拇指指甲置于人中穴处。

（2）练习：以拇指甲掐入人中（图 8－50）。

（3）时间：5～10 次。

该法可用于一般穴位。

2. 掐精威

（1）体位：医者与少儿相对而坐，两拇指从两侧分别置于少儿精宁和威灵两穴。

（2）练习：同时用力掐之，或 3 揉 1 掐（图 8－51）。

（3）时间：掐 5～10 次，揉 3 掐 1 约 1 分钟。

该法亦可用于板门、总筋等。

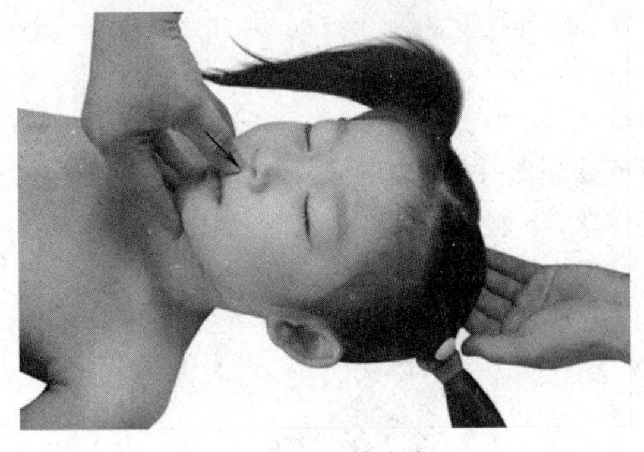

图 8－50　掐人中

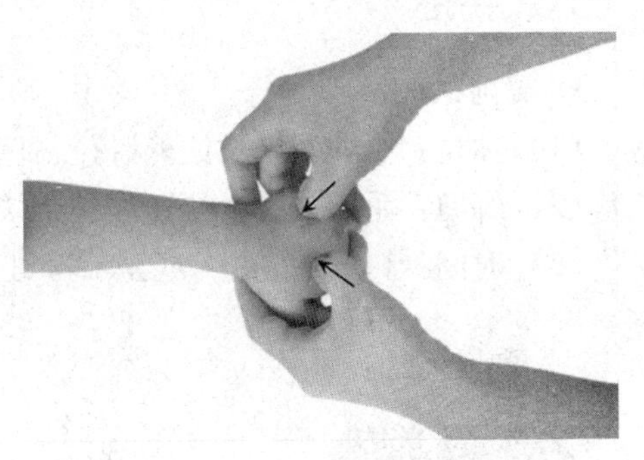

图 8－51　掐精威

3. 掐四横纹

（1）体位：医者与少儿相对而坐。用辅手握其左手，推手捏住食指第二指节，拇指甲置于横纹处。

（2）练习：于食指横纹 3 揉 1 掐，后依次操作中指、无名指和小指横纹（图 8－52）。

（3）时间：从食指至小指为 1 遍，操作 10 遍。

七、捏法

1. 一般捏脊疗法

（1）体位：少儿俯卧位，医者立于其右侧。

（2）练习：两手拇指置于脊柱两侧，从尾椎起向上推进，边推边以食、中二指拿捏脊旁皮肤，直至大椎止（图 8－53）。

（3）时间：3～20 次。最后一次捏 3 提 1。

2. 冯氏捏脊疗法

（1）体位：少儿俯卧位，医者立于其右侧。

（2）练习：医者双手食、中、无名及小指屈曲，并拢，相互重叠，以食指二、三指节垂直于脊柱，从尾椎起向上推进，边推边以两拇指交替与食指节相对，提捏起脊柱正中皮肤，直至大椎止（图 8－54）。

（3）时间：3～20 次。最后一次捏 3 提 1。

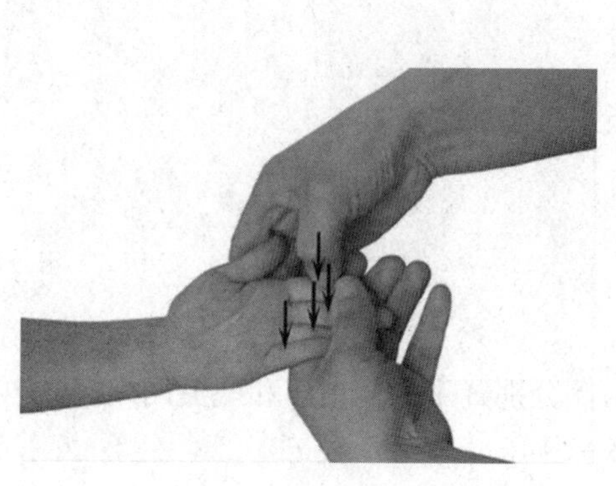

图 8－52　掐四横纹

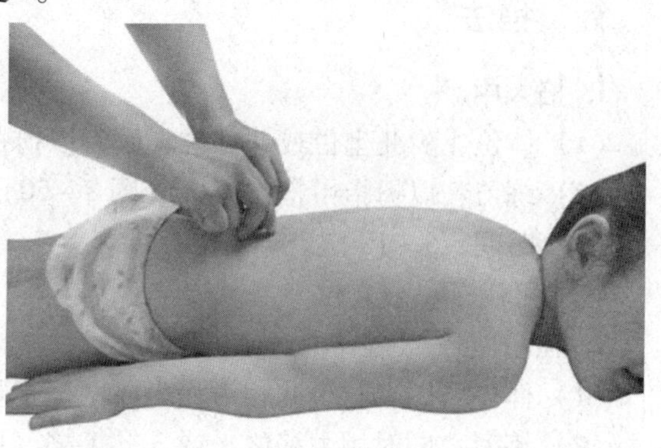

图 8－53　一般捏脊疗法

八、捣法

1. 捣前额

（1）体位：少儿取坐位或仰卧位，医者五指屈曲并拢，指端排列一排，置于前额处。

（2）练习：手腕放松，快速屈伸，快起快落，3 轻 1 重，有节奏感（图 8－55）。

（3）时间：1 分钟左右，或至前额红赤为度。

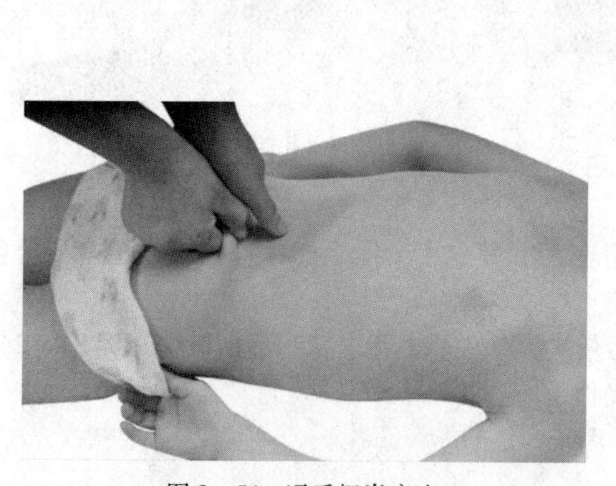

图 8－54　冯氏捏脊疗法

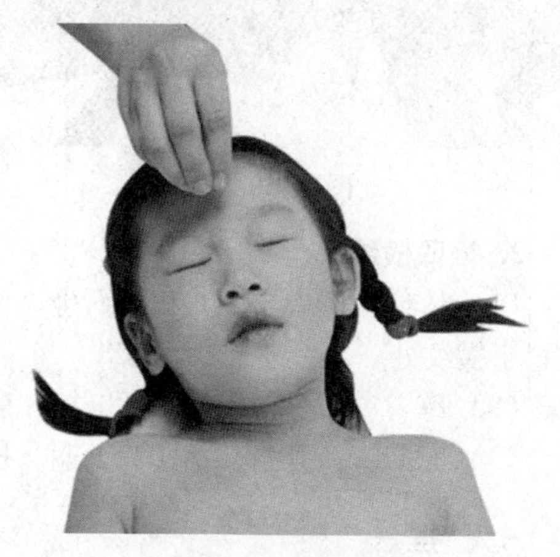

图 8－55　捣前额

2. 捣小天心

（1）体位：医者与少儿对面，辅手握住少儿左手，推手施捣。

（2）练习：推手中指指间关节髁固定不动，辅手快速将少儿左手击向中指指间关节髁处，使小天心受到击打（图 8－56）。

（3）时间：1 分钟左右。

3. 捣八髎

（1）体位：少儿俯卧位，医者食、中、无名、小指四指并拢，置于八髎穴处。

（2）练习：快速击打骶骨背面（图 8－57）。

（3）时间：局部麻木为度。

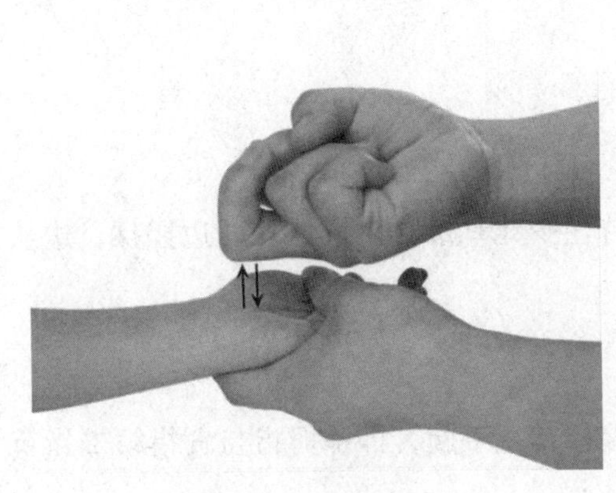

图 8 – 56　捣小天心

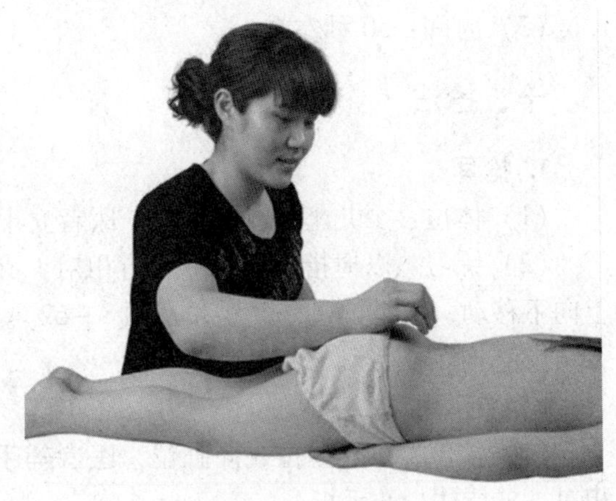

图 8 – 57　捣八髎

九、搓法

1. 搓上肢

（1）体位：少儿仰卧位，或坐位，医者双手夹持住少儿上肢。

（2）练习：双手协调来回搓动，边搓边从上至下移动。

（3）时间：从上臂至手为 1 遍，搓 5 ~ 10 遍（图 8 – 58）。

搓下肢时，两手置于大腿根部，以床面为支撑，从上至下搓动（图 8 – 59）。

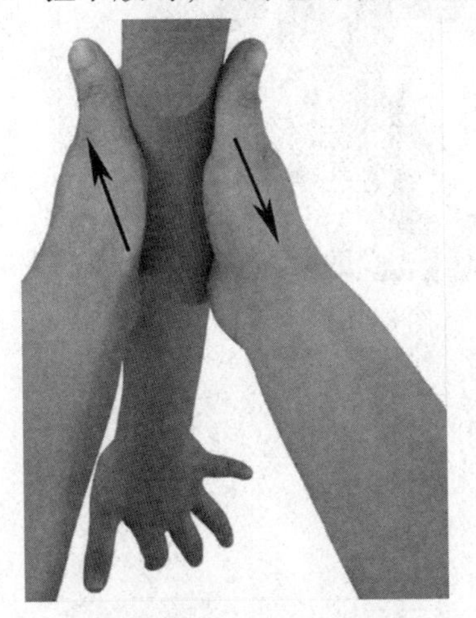

图 8 – 58　搓上肢

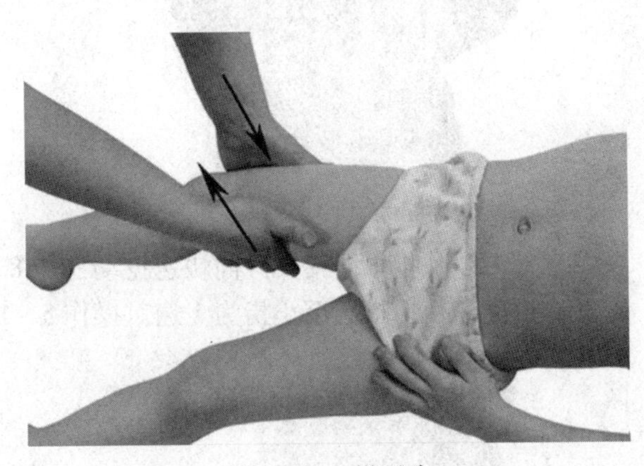

图 8 – 59　搓下肢

2. 搓胁肋

（1）体位：医者抱少儿同向坐于大腿之上，令少儿两手交叉置于头顶（图 8 – 60），医者两手掌紧贴其两胁肋。

（2）练习：快速来回搓动，边搓边从上至下移动。

（3）时间：从上至下为 1 遍，操作 10 遍左右。

3. 搓耳

（1）体位：医者坐于少儿对面或后面。

（2）练习：两手掌罩住两耳，快速来回搓动（图 8 – 61）。

（3）时间：30 秒左右。

十、捻法

1. 捻耳

（1）体位：少儿坐位或仰卧位，医者立于一侧。

（2）练习：以拇指与食、中二指相对，夹持住少儿耳廓，来回搓揉。边搓揉，边从上向下移动，直至搓遍整个耳廓（图 8－62）。

（3）时间：以耳廓潮红为度。

2. 捻手指

（1）体位：少儿坐位或仰卧位，医者辅手握住其左手腕，推手拇指与食指第二指节相对，夹持住少儿手指。

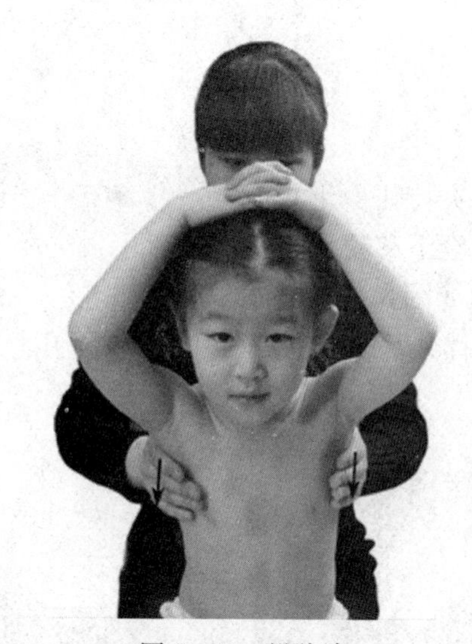

图 8－60　搓胁肋

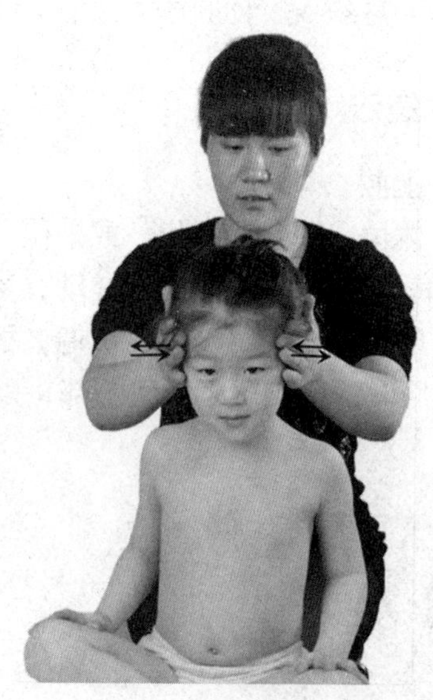

图 8－61　搓耳

（2）练习：从指根向指尖方向快速捻动（图 8－63）。

（3）时间：从拇指起至小指为 1 遍。操作 5～10 遍。

该法也用于脚趾的捻动（图 8－64）。

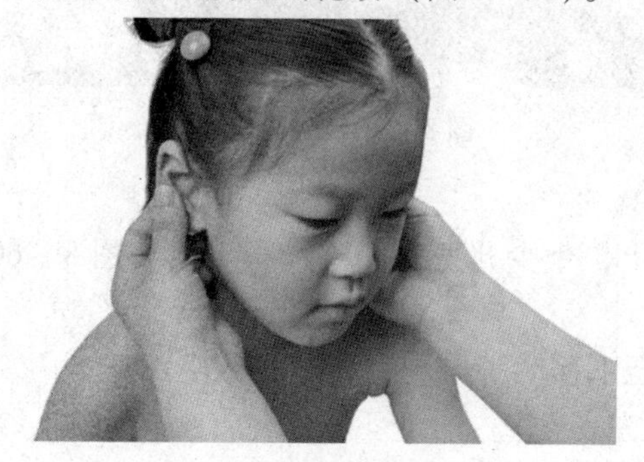

图 8－62　捻耳

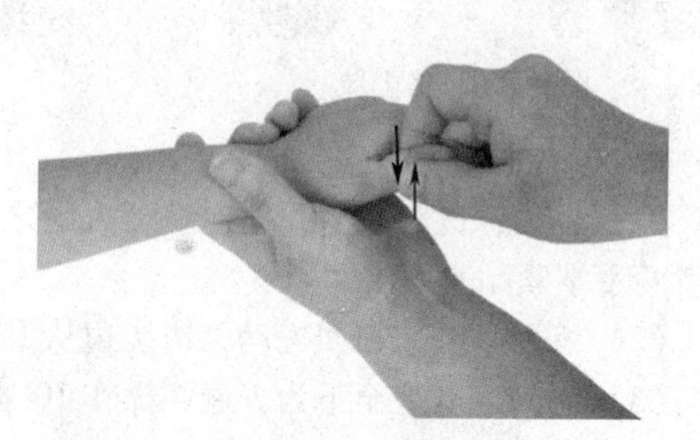

图 8－63　捻手指

十一、振法

1. 振百会

(1) 体位：少儿仰卧位或坐位，医者以拇指或中指，或掌根置于百会穴处（图8－65）。

(2) 练习：前臂强直性收缩，高频率振动。或3揉1振。

(3) 时间：3揉1振，约1分钟。

该法用于全身穴位，如囟门、迎香、太阳、中脘、膻中、关元。

2. 振龟尾

(1) 体位：少儿俯卧位，医生立于其一侧，中指屈曲如钩，指尖从尾骨尖插入至骶骨前面（图8－66）。

(2) 练习：揉3振1。

(3) 时间：操作3～5分钟。

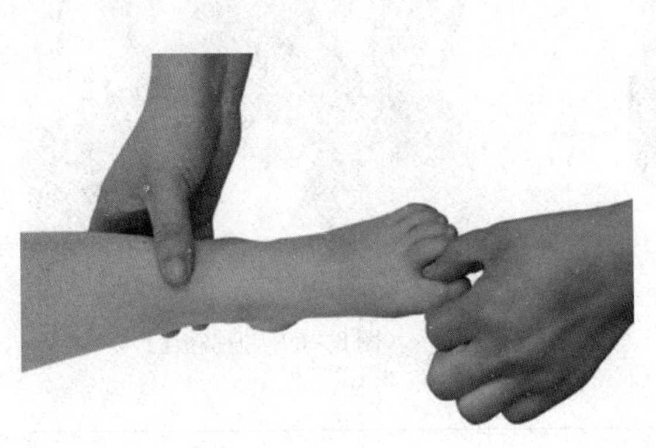

图8－64　捻脚趾

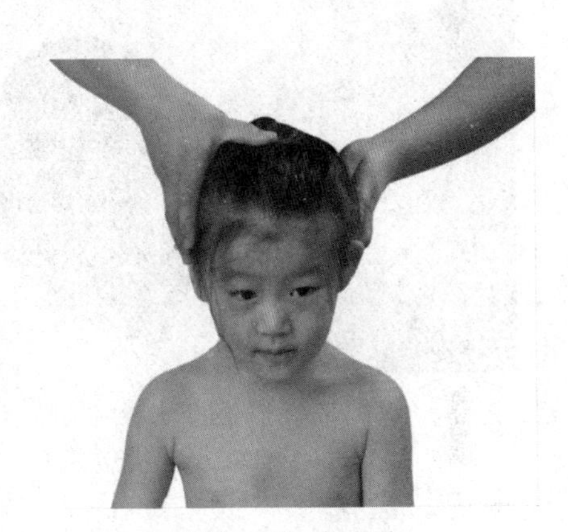

图8－65　振百会

3. 振腹部

(1) 体位：少儿仰卧位，医者立于其右侧，以手掌置于腹部（图8－67）。

(2) 练习：前臂强制性收缩，高频率振颤。或揉3振1。

(3) 时间：揉3振1，约1分钟。

该法也用于胃脘部、八髎、背部等。

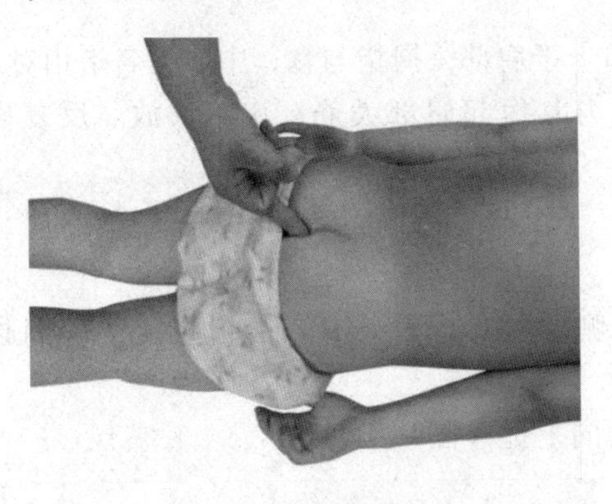

图8－66　振龟尾

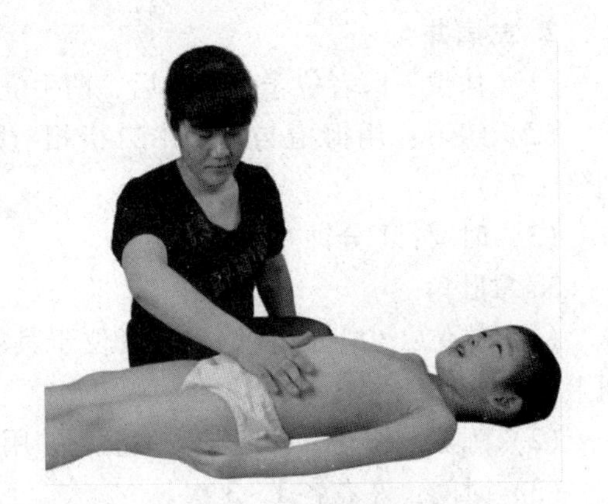

图8－67　振腹部

十二、捏挤法

1. 捏挤大椎

（1）体位：少儿取俯卧位，或坐位，医者两手拇、食二指置于大椎四周（图8－68）。

（2）练习：拇、食二指同时向大椎挤压。

（3）时间：10 次左右，或局部潮红为度。

2. 捏挤板门

（1）体位：医生与少儿相对而坐，两手拇、食二指置于板门四周。

（2）练习：拇、食指快速向板门穴挤压（图 8－69）。

（3）时间：10 次左右，或以局部潮红为度。

该法还用于捏挤肚脐。

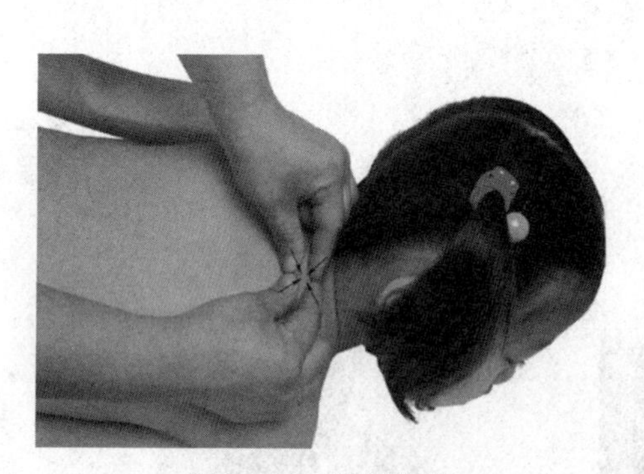

图 8－68　捏挤大椎

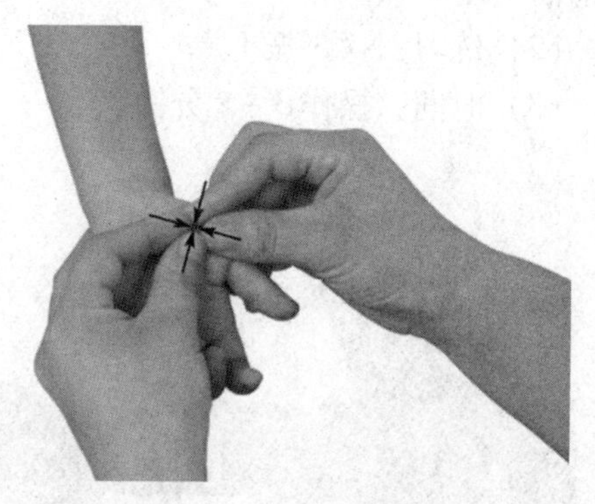

图 8－69　捏挤板门

十三、拿法

1. 拿风池

（1）体位：少儿坐位，医者立于一侧，辅手置于前额，推手拇指与食指相对拿捏住风池（图 8－70）。

（2）练习：先定点拿风池，后从上至下拿至肩平面。

（3）时间：定点拿 10 秒左右，从上至下拿 5～10 遍。

2. 拿肩井

（1）体位：医者位于少儿身后，两手虎口卡于肩部，拇指与食、中、无名指相对。

（2）练习：用拇指与食、中二指相对用力拿捏起肩部大筋，快拿快放。反复操作（图8－71）。

（3）时间：1 分钟左右。

3. 拿肚角

（1）体位：少儿仰卧位，医者位于其右侧，拇指与食、中二指相对置于一侧腹直肌上。

（2）练习：快速拿捏起脐旁大筋，并用力向上提（图8－72）。

（3）时间：左右各 1～3 次。

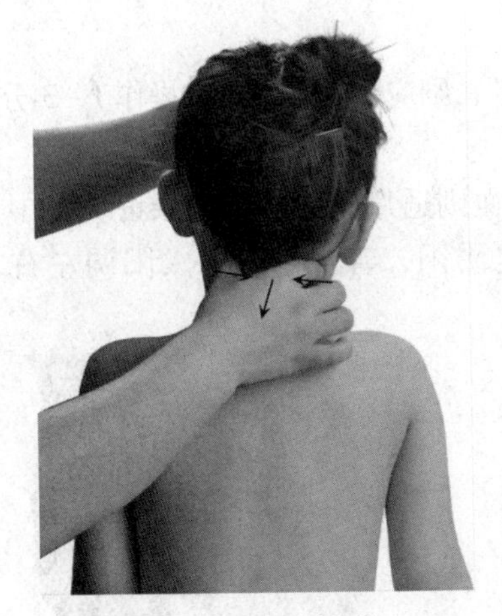

图 8－70　拿风池

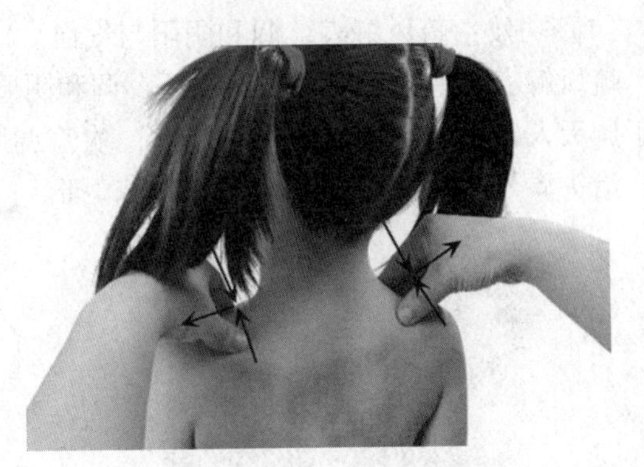

图 8－71　拿肩井

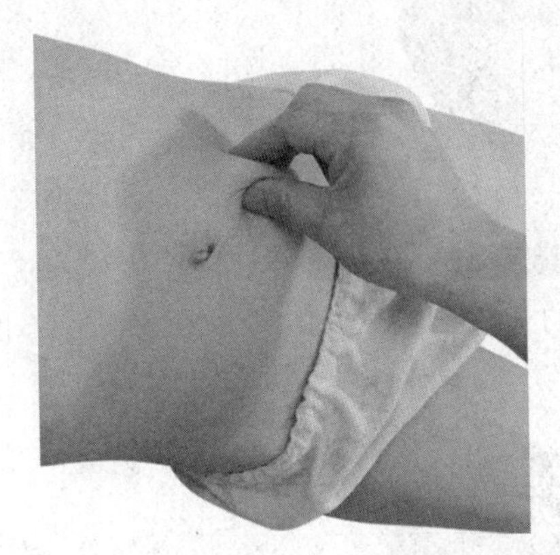

图 8－72　拿肚角

第二节　常用穴位手法实训

穴位实训以穴位为核心，围绕某一穴位展开操作。要求掌握正确的取穴方法，以及在该穴位的常规操作，并熟悉该穴位操作的补泻方法。

一、头面部穴位手法

1. 头面四大手法

（1）穴位：天门，位于两眉中间至前发际成一直线；坎宫，自眉头起沿眉向眉梢成一横线；太阳，位于眉梢和外眼角连线中点后的凹陷处；耳背高骨位于耳后乳突（高骨）下 1 寸许的凹陷中。

（2）操作：先以两拇指在天门穴自下而上交替直推，称开天门（图 8－73）；再以两拇指自眉心向眉梢分推，称推坎宫（图 8－74）；后以两拇指或中指指腹在太阳穴揉或运称揉太阳或运太阳（图 8－75）。最后，以中指指端在耳背高骨掐揉之（图 8－76），3 揉

1 掐。四穴连用，一气呵成。

（3）时间：用于起式，各操作 24 次。用于具体病证，则应根据病情重点操作 1 ~3 分钟。

（4）功效：疏风解表，调和阴阳与气血。

疏风解表，适用于一切外感病证。调和阴阳与气血则适用于一切内伤杂证。其中天门长于调天人之阴阳，增强少儿适应性；坎宫调脏腑之阴阳，善治目疾；太阳调左右之阴阳，治头痛与汗多；耳背高骨长于镇惊镇痛。

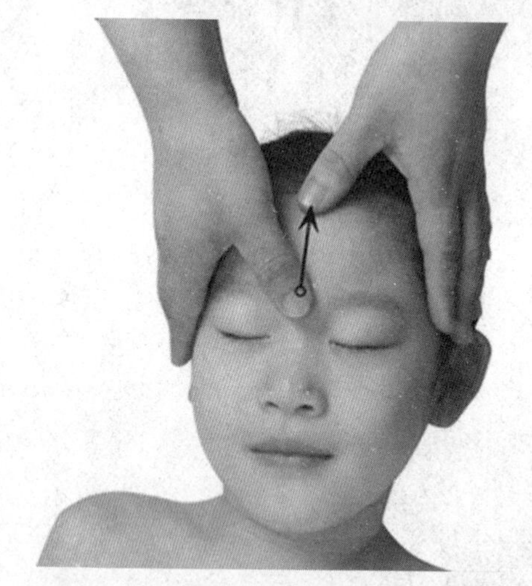

图 8－73　开天门

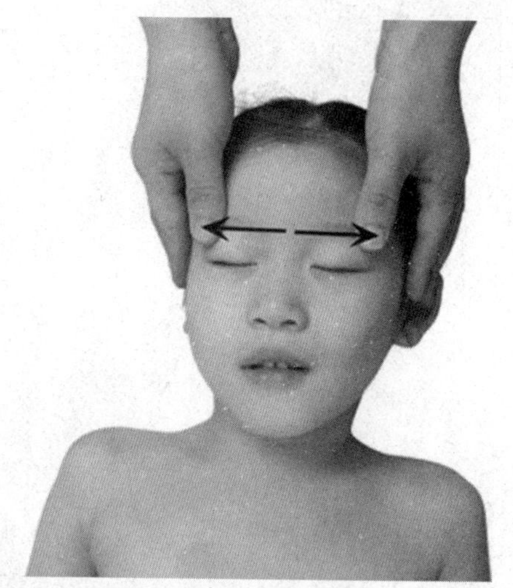

图 8－74　推坎宫

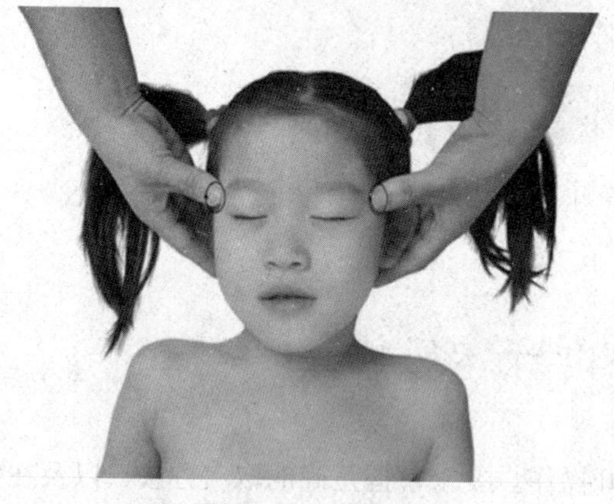

图 8－75　揉太阳

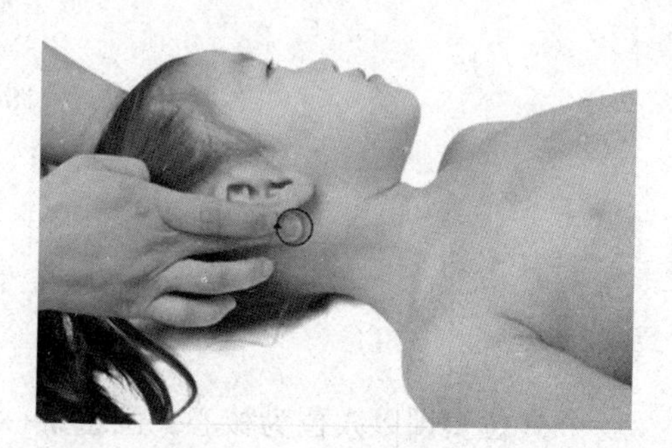

图 8－76　掐揉耳背高骨

2. 囟门推拿

（1）穴位：顶骨和颞骨所围成的菱形凹陷，为囟门，为 1 岁半以下少儿特有。

（2）操作：一手食、中、无名三指置于囟门轻轻摩动称摩囟门（图 8－77）；揉之为揉囟门；以拇指自前向后轻搔为推囟门（图 8－78）；最后以拇指或掌根在囟门振之（图 8－79）。四法连用，一气呵成。

（3）时间：摩、揉、推、振囟门各操作 1 ~2 分钟。整体套路 8 分钟左右。

（4）功效：镇静安神，开窍醒神。

广泛用于少儿保健，用于少儿智力开发；用于惊风、烦躁、神昏，以及久泻、脱肛、遗尿等病证。

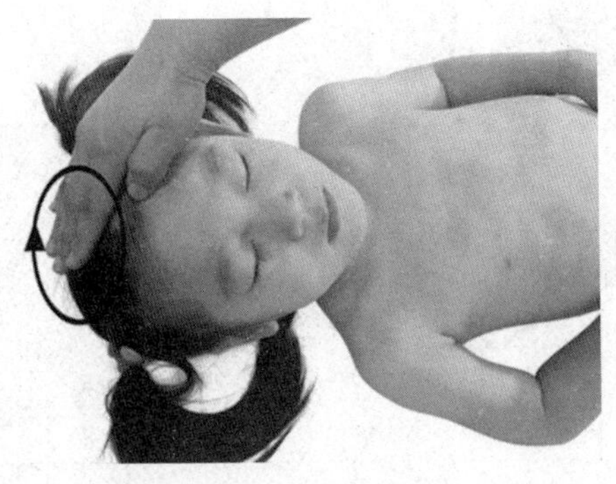
图 8－77　摩囟门

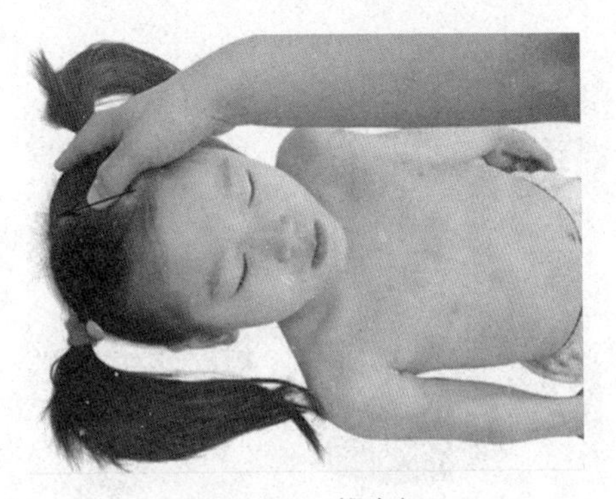
图 8－78　推囟门

3. 鼻部操作

（1）穴位：山根，两目内眦连线中点；迎香，鼻翼外缘中点旁开，当鼻唇沟中取穴；治鼻穴，位于下关穴前一寸处；鼻通，位于鼻软骨与鼻翼交界处。

（2）操作

1）以拇指甲揉掐山根（图 8－80）。多 3 揉 1 掐，操作 10 次左右。

2）点揉迎香（图 8－81），点揉治鼻穴（图8－82），振按鼻通穴（图 8－83），每穴操作 1～2 分钟。

3）扳鼻梁，以两拇指一上一下分置于鼻的两侧，向相反方向扳动（图 8－84）。左右方向各扳动 10 次。

4）叩鼻窦，以食、中、无名及小指垂直于前额，节律性叩击直到局部潮红（图 8－85），或用弹法弹击。

5）黄蜂入洞法。一手扶少儿头顶，另一手食指和中指指腹着力，按揉少儿鼻孔下方（图 8－86）。揉动 30 次左右。

6）擦鼻旁，以食、中及无名指一上一下擦鼻之两旁，透热为度（图 8－87）。注意，应该分别运用食指与中指和中指与无名指。

（3）时间：整个套路操作 10 分钟左右，或以鼻窍畅通为度。

（4）功效：通鼻窍。

适用于各种鼻炎、鼻窦炎及感冒鼻塞等。

其中，掐揉山根长于开关窍，为治疗惊风要穴。黄蜂入洞法为古法，可治疗少儿外感、鼻渊、咳嗽、哮喘等。

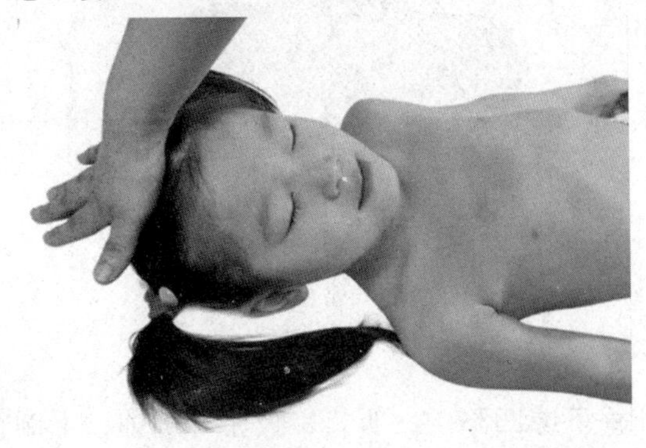
图 8－79　振囟门

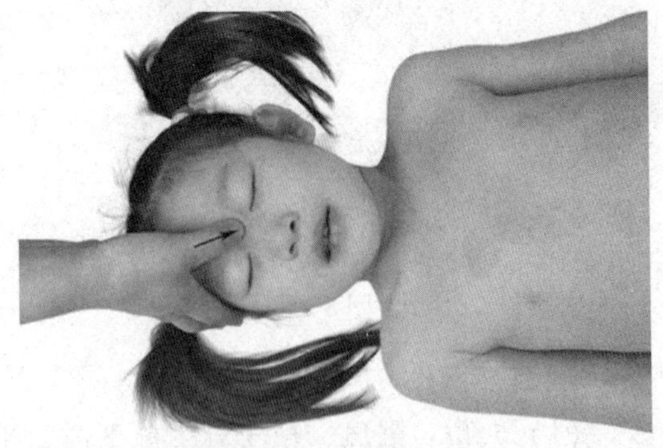
图 8－80　揉掐山根

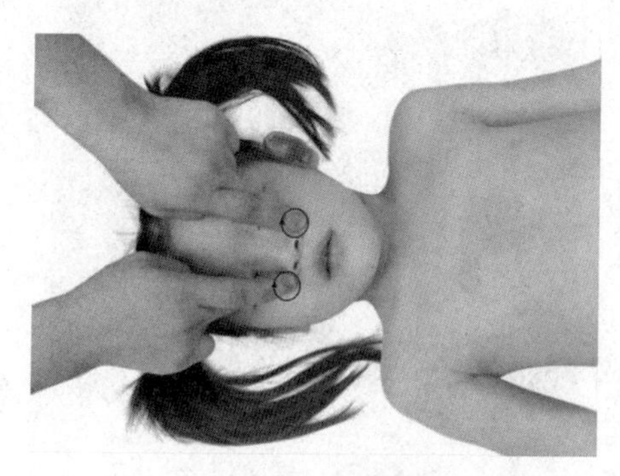

图 8－81　点揉迎香

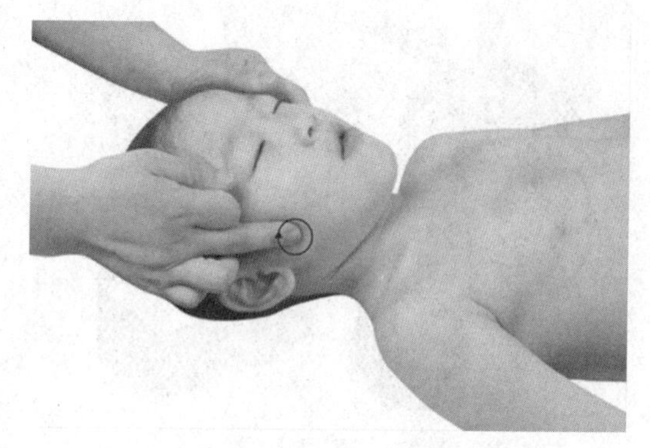

图 8－82　点揉治鼻穴

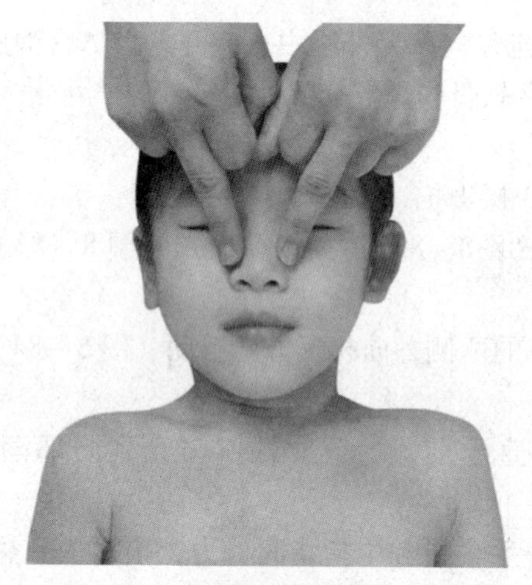

图 8－83　振按鼻通穴

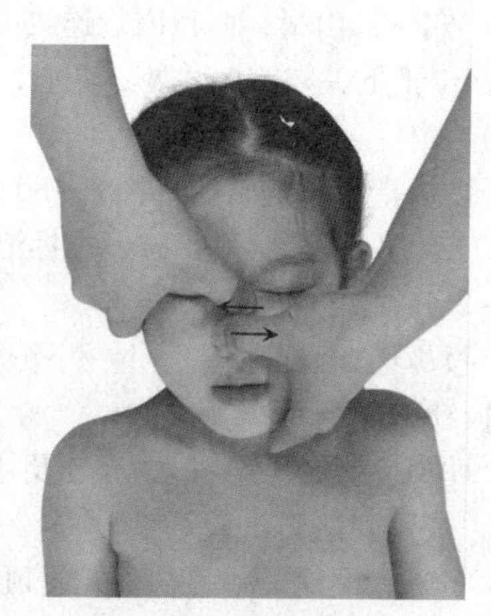

图 8－84　扳鼻梁

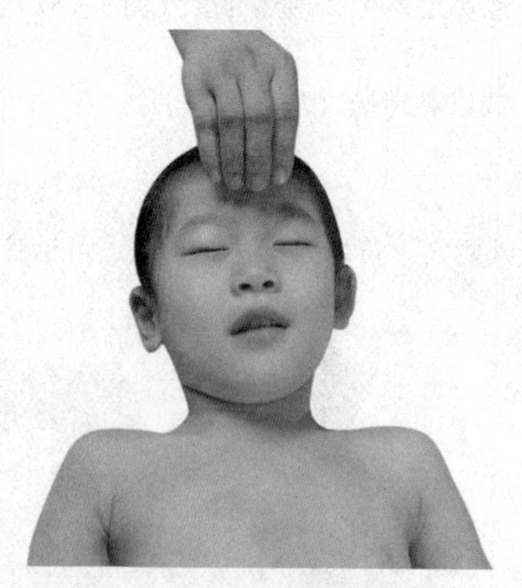

图 8－85　叩鼻窦

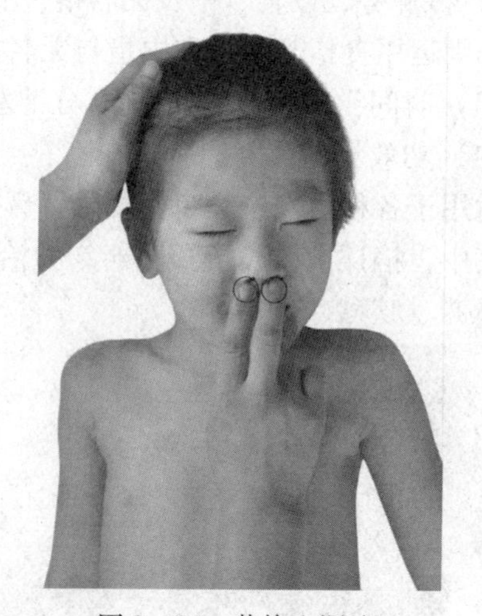

图 8－86　黄蜂入洞法

4. 耳部操作

（1）穴位：翳风，位于乳突前下方，平耳垂下缘凹陷中；听宫，位于耳屏前，下颌骨髁状突后缘，张口呈凹陷处；角孙，位于耳尖上发际处。

（2）操作

1）以大鱼际或拇指指腹揉耳周1～3分钟（图8－88）。

2）分别点按翳风、角孙和听宫穴，每穴点20余次，力度以少儿能忍受为度（图8－89）。

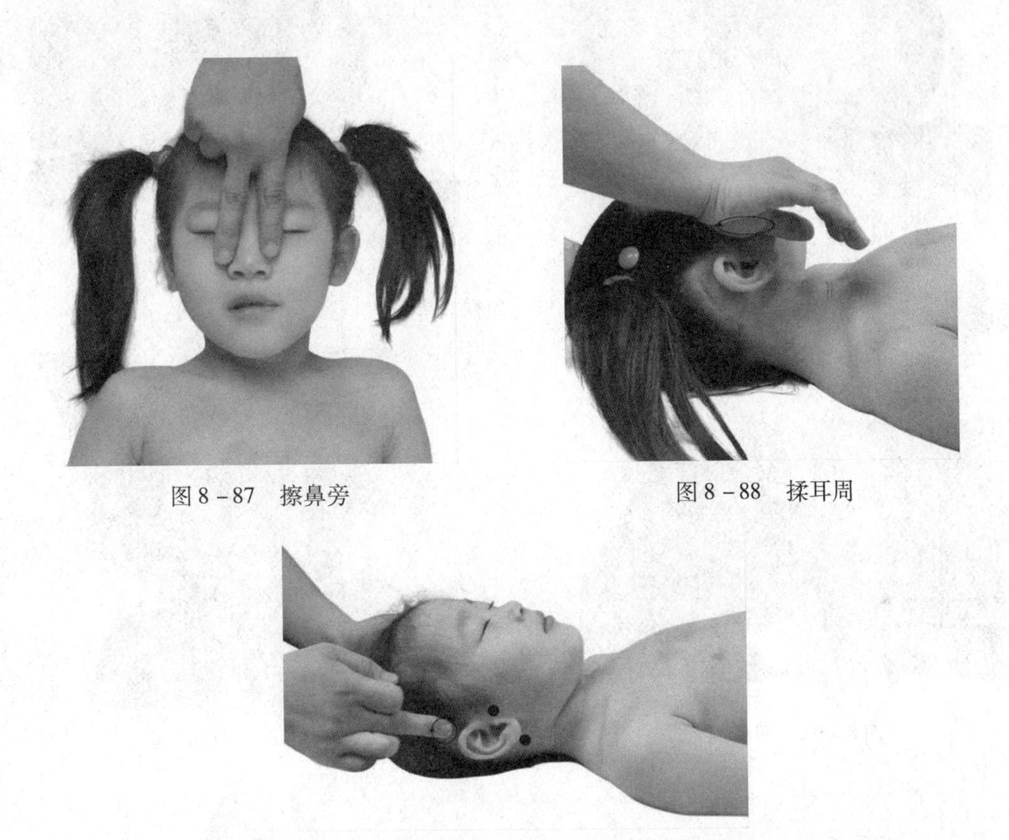

图8－87　擦鼻旁

图8－88　揉耳周

图8－89　点按翳风、角孙和听宫穴

3）猿猴摘果：双手拇、食二指，夹持两耳尖，向外向上牵拉，一捏一放，使耳尖发热发红（图8－90－a），后就势向下捻揉耳廓并下拉（图8－90－b）。每牵拉3～5次，向下捻与摘果1次，共操作20次左右。

4）叩耳周：五指分开，罩住耳朵，五指端垂直，节律性叩击耳周（图8－91）。

5）双风灌耳：以两掌心正对耳窍，同时快速向中部挤压并密闭耳窍，然后突然放开（图8－92），反复操作10次左右。

6）擦耳：以食指和中指分开，置于耳之两侧，快速上下擦之，透热为度（图8－93）。

（3）时间：整个套路约10分钟左右。

（4）功效：通耳窍。治疗各种耳疾。

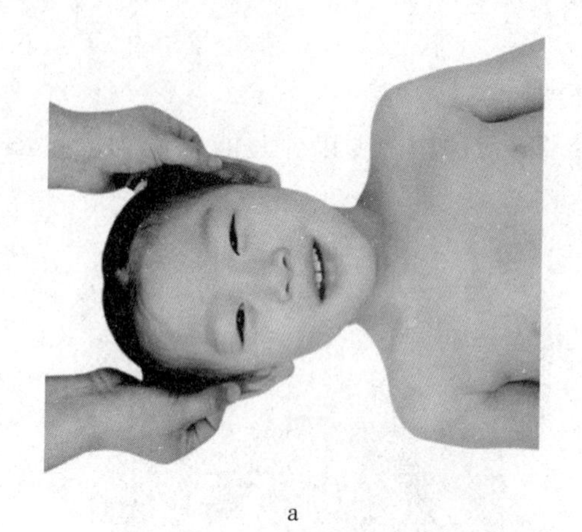

a

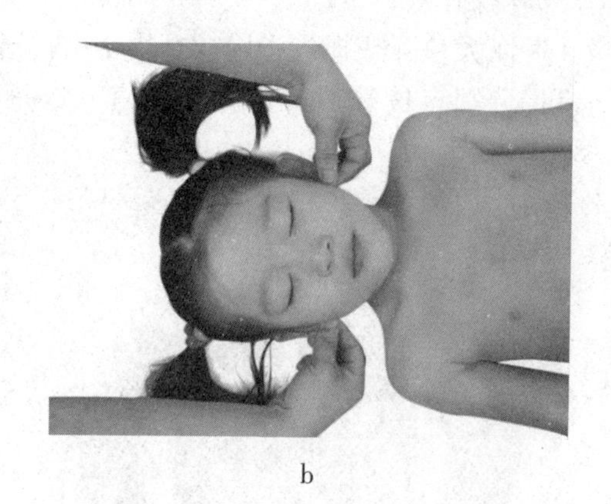

b

图 8－90　猿猴摘果

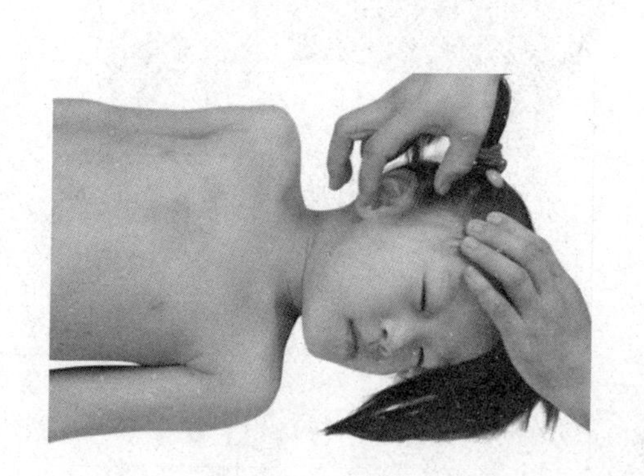

图 8－91　叩耳周

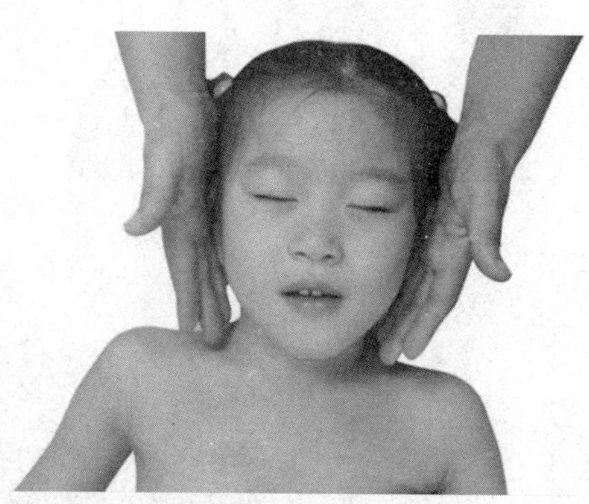

图 8－92　双风灌耳

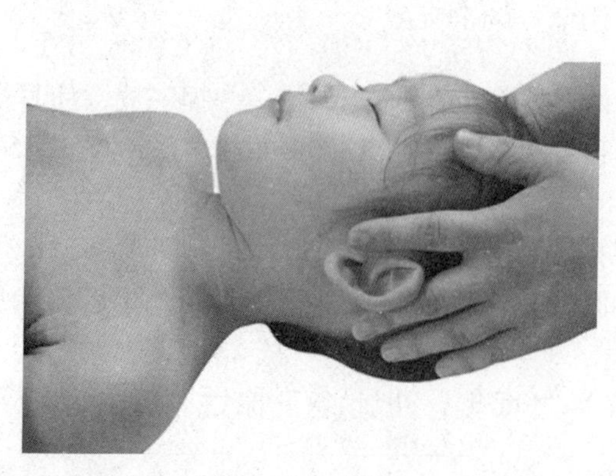

图 8－93　擦耳

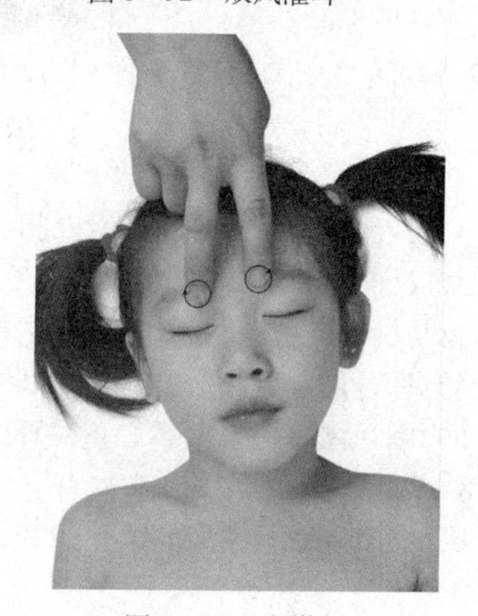

图 8－94　点攒竹

5. 眼部操作

（1）穴位：睛明，位于目内眦处；攒竹，位于眉头下凹陷中；四白，为目正视，瞳孔直下，当眶下孔凹陷中；鱼腰，位于眉毛中央。

（2）操作

1）点攒竹：食、中二指分开置于两攒竹穴点按（图 8－94），点 20 次左右。

2）拿睛明：以拇、食二指相对，按住两睛明穴，同时向中部挤按（图 8－95），操作 1～5次。

3）点四白与鱼腰：点四白，点鱼腰（图 8－96），每穴点 10 次。

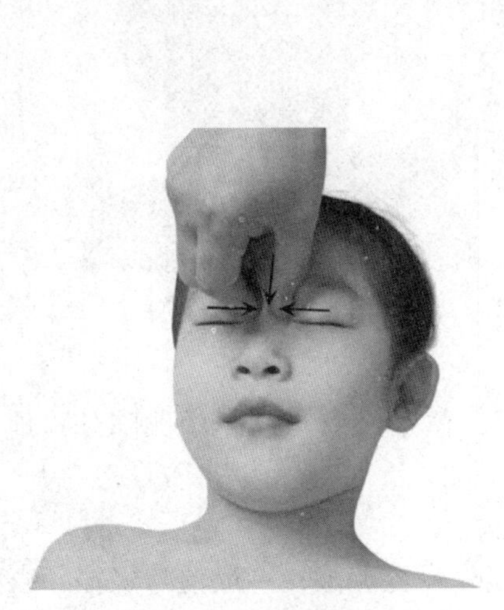

图 8－95　拿睛明

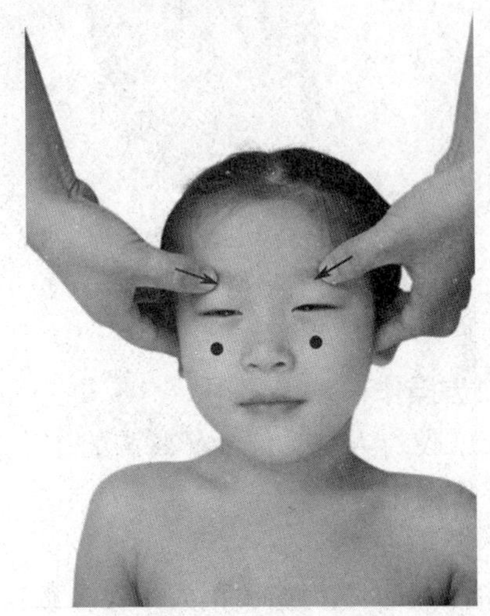

图 8－96　点四白与鱼腰

4）振泪囊：以小指指腹置于目内眦稍下方振按之（图8－97）。此处为泪囊，常振按有明目通窍之功。

5）抹双柳：两眉犹如柳叶，以双手拇指指腹从眉头抹至眉尾名抹双柳（图 8－98），多抹 10 遍左右。

6）揉目上眶：以双手食、中、无名三指并拢分别置于两目上眶揉动（图 8－99），多 3 揉 1 按，操作 1 分钟。

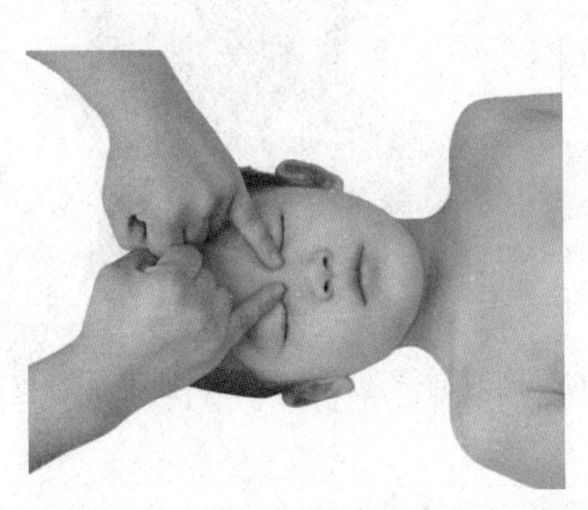

图 8－97　振泪囊

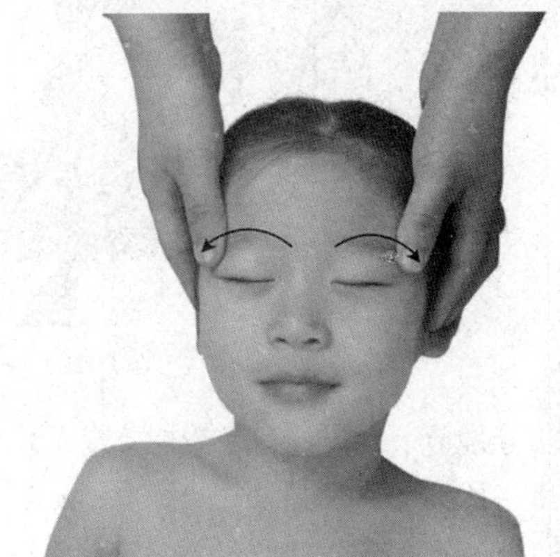

图 8－98　抹双柳

7）振眼球：以双拇指指腹，或大鱼际覆于眼球上振动（图 8－100），约半分钟。

（3）时间：整个套路操作 5～8 分钟。

（4）功效：明目。

常用的眼部保健法，能增进视力，消除眼部疲劳。对近视、弱视、斜视、迎风流泪等有效。

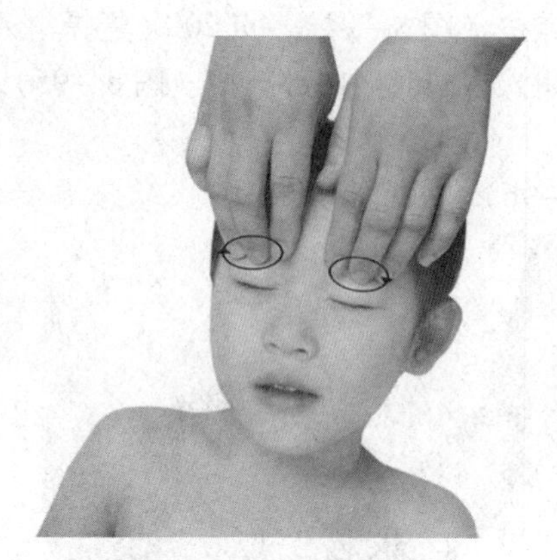

图 8 – 99　揉目上眶

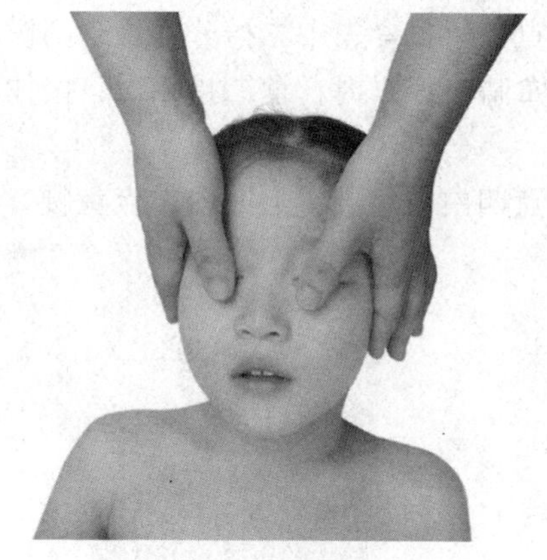

图 8 – 100　振眼球

6. 口齿操作

（1）穴位：人中，位于鼻唇沟的中点；承浆，位于颏唇沟的正中凹陷处；地仓，位于口角旁 0.4 寸。

（2）操作

1）掐人中：以拇指甲掐人中穴。急救时重掐，直至苏醒；一般治疗轻掐，以少儿能忍受即可（图 8 – 101）。

2）点承浆：以拇指点揉承浆穴，操作 1 分钟左右（图 8 – 102）。

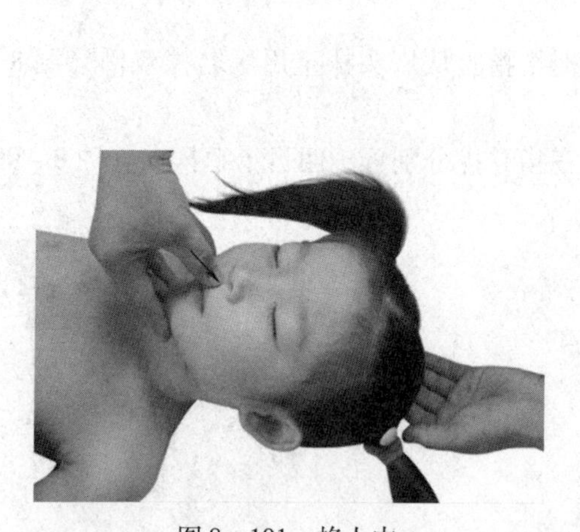

图 8 – 101　掐人中

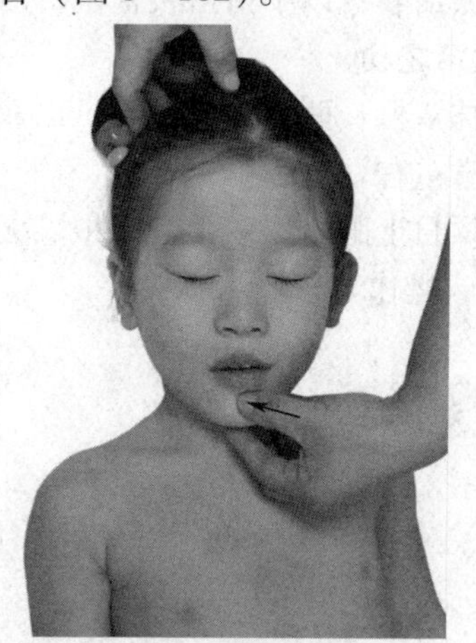

图 8 – 102　点承浆

3）分地仓：以两拇指或中指置于两地仓穴，同时向两边用力推按，使上下唇皮肤绷紧（图8 – 103）。

（3）时间：整个套路约操作 5 ~ 8 分钟。

（4）功效：醒神开窍救急。

治口歪、口角抽动、齿痛、流涎、口舌生疮，以及烦渴引饮等。

7. 鸣天鼓

（1）穴位：耳窍。

（2）操作

方法一：以一掌从耳后向前，将耳廓折叠并按压密闭，另一手食、中、无名三指节律性击打按压之手掌（图 8－104－a）。

方法二：双掌同时从两耳后向前使耳廓折叠，耳窍密闭；中指紧贴头皮，食指指腹置于中指背面，快速从中指背滑下，弹击后脑勺，嘣嘣声响（图 8－104－b）。

（3）时间：1 分钟左右。

（4）功效：通窍醒脑，益智健肾。用于耳部诸疾，如耳鸣、耳聋、听力障碍，以及痴呆等；也是少儿常用的保健之法。

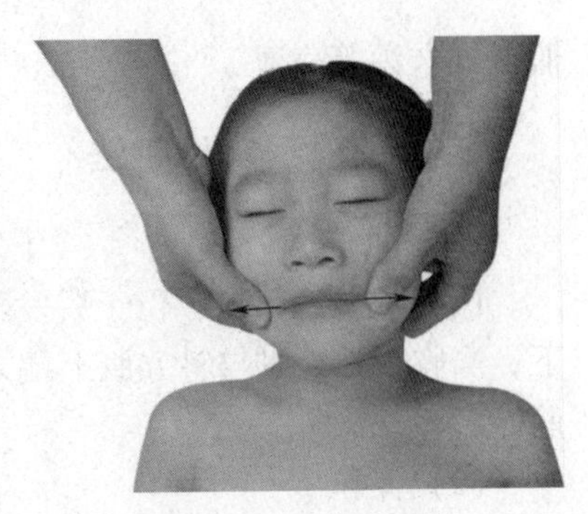

图 8－103　分地仓

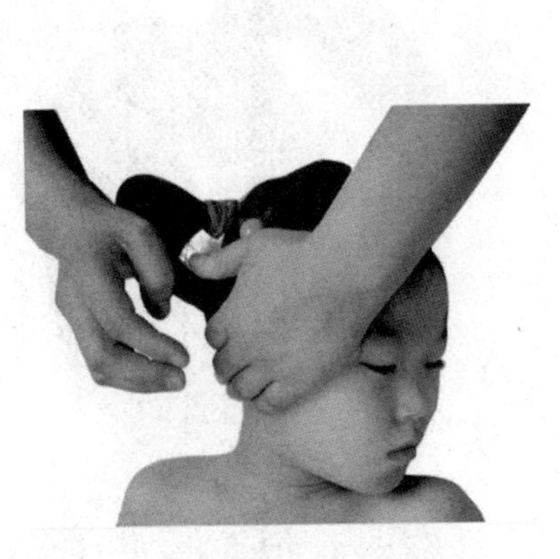

a

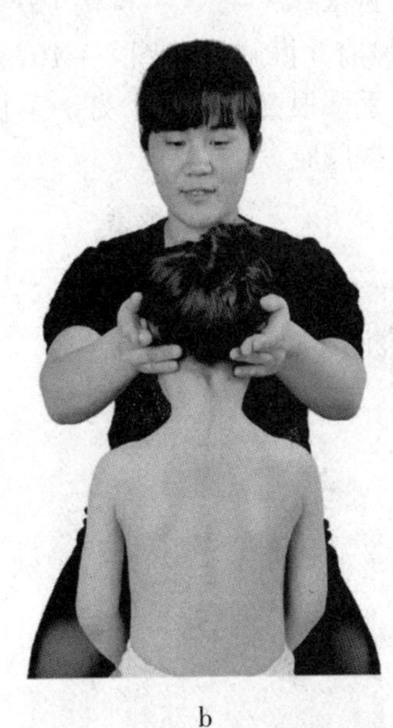

b

图 8－104　鸣天鼓

8. 百会及四神聪

（1）穴位：百会，位于头顶正中线与两耳尖向上连线的交点；四神聪，位于百会前后及左右各 1 寸，共四个。

（2）操作

1）百会操作同囟门，可摩，可揉，可推，可振。临床有“囟门已闭用百会”之说。

2）点按四神聪：以两拇指对称先点揉左右神聪，再点揉前后神聪。多 3 揉 1 点。每穴操作 1 分钟左右（图 8－105）。

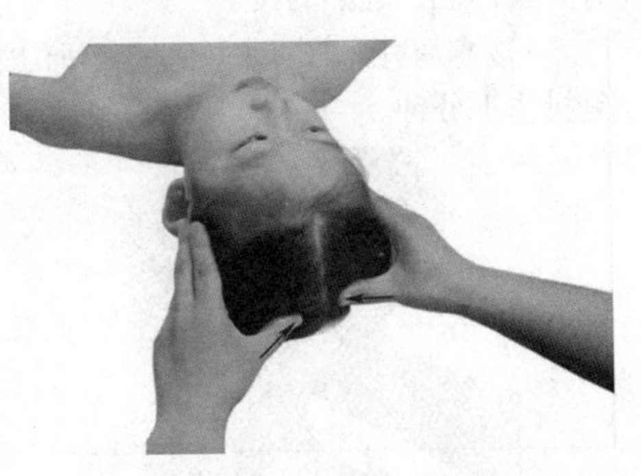

图 8－105　点按四神聪

（3）时间：整个套路约 3～5 分钟。

（4）功效：镇静安神，醒脑开窍，升阳举陷。主治头痛、脑瘫、痴呆、外感、流涕、脱肛、久泻等病证。

二、颈项部穴位手法

1. 疏风法

（1）穴位：风府，位于后发际正中直上 1 寸，枕外隆凸直下凹陷中；风池，在枕骨下，当胸锁乳突肌与斜方肌上端之间凹陷处；肩井，位于大椎与肩峰连线中点，肩部大筋处。

（2）操作

1）拿风池并颈夹脊（图 8 – 106）：拇指与其余四指相对，拿持两风池。先定点拿揉约 1 分钟，每拿揉 3 ~ 5 次，点按 1 次；后从上至下拿揉颈椎两旁夹脊 5 ~ 8 遍。

2）点风府并振脑门（图 8 – 107）：以拇指或中指端屈曲，钩住风府穴，点按约 10 次；后以一手掌根置于风府，另一手扶于前额，两手同时向上拔伸头部，在拔伸的基础上，以掌根振风府。

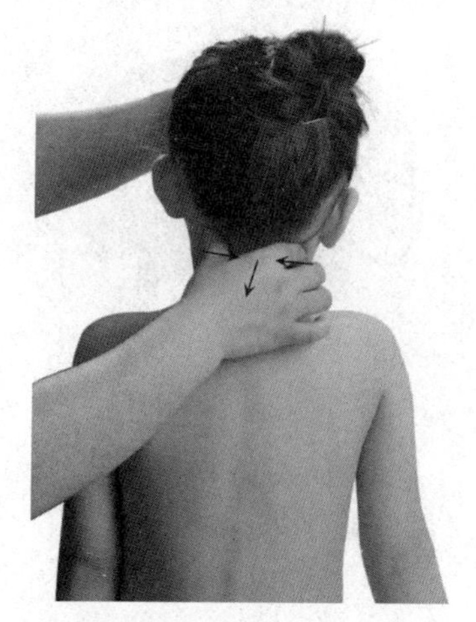

图 8 – 106　拿风池并颈夹脊

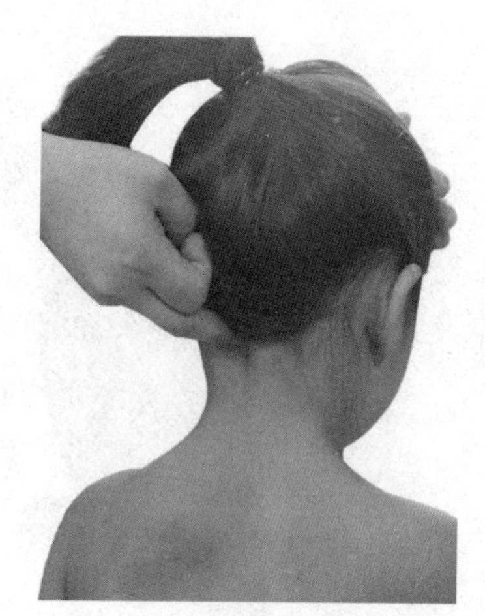

图 8 – 107　点风府并振脑门

3）擦头颈之交（图 8 – 108）：一手扶前额，另一手小鱼际置于头颈交界处，擦其后方和其两侧，透热为度。

4）拿肩井（图 8 – 109）：于肩上大筋拿之。每拿 8 ~ 10 次，向下点按并振 1 次。反复操作 1 分钟。

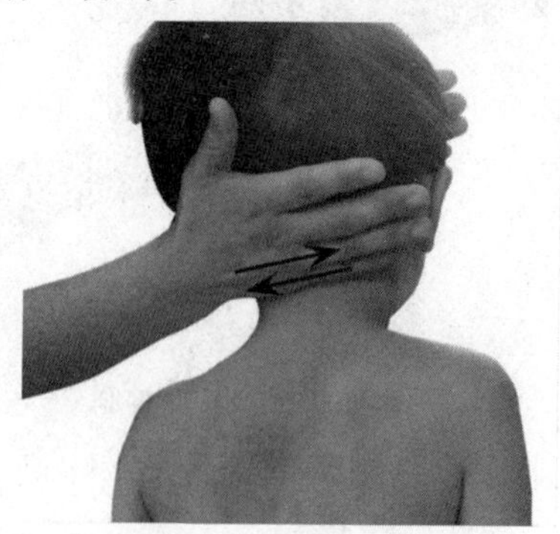

图 8 – 108　擦头颈之交

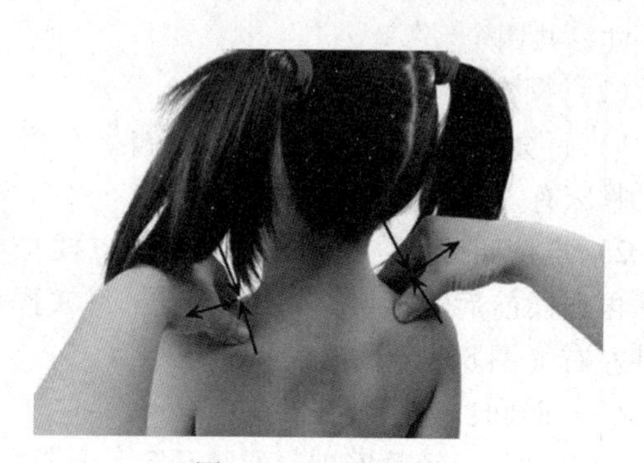

图 8 – 109　拿肩井

（3）时间：整个套路操作 10～12 分钟。亦可选择性重点操作某一术式。

（4）功效：发汗解表，升提阳气，舒通经络。适用于各种感冒、头痛身痛、流涕、咳嗽，各种疹子、慢性咳喘。风池祛风最速，风府兼能醒脑开窍，肩井升提与活血之力较强。

2. 清降法

（1）穴位：天柱骨，位于颈后发际正中至大椎一条直线；桥弓，位于颈之两侧，沿胸锁乳突肌走行。

（2）操作

1）辅手扶儿后枕部使头微向前屈，推手食、中、无名三指并拢，先轻拍 20 余次，后从上至下推天柱骨（图 8－110－a）。

2）辅手扶少儿头，使其偏向一侧，推手食、中、无名三指从耳后斜向前下，垂直并沿胸锁乳突肌缓缓推动，名推桥弓（图 8－110－b）。

（3）时间：天柱骨以潮红为佳，桥弓左右各推 5～10 次。

（4）功效：清热，降逆。清法用于各种热证，不论实热、虚热均可，宜用凉水为介质，手法宜重。降法用于恶心、呕吐、呃逆、溢乳，以及项强、惊风、咽痛等。

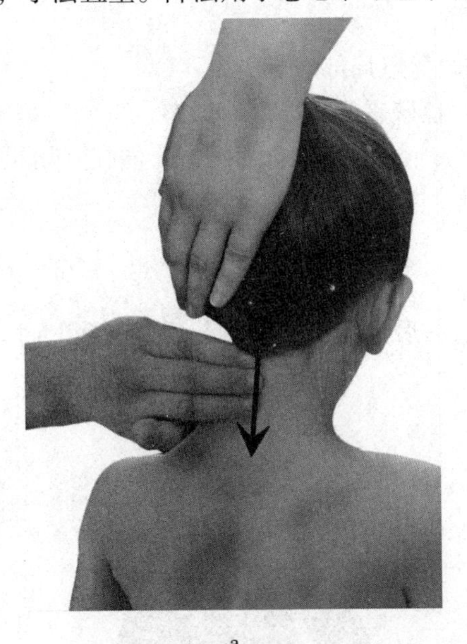

a

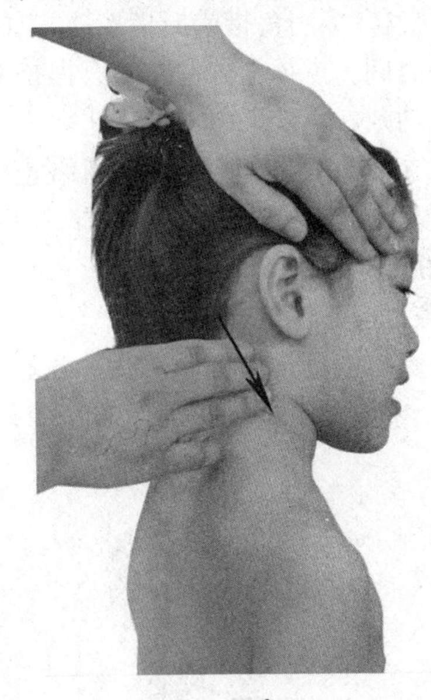

b

图 8－110　清降法

三、胸腹部穴位手法

1. 三凹

（1）穴位：人体正中线上胸骨上窝（天突穴），以及两锁骨上窝（缺盆穴）是为人体三凹。

（2）操作

1）以中指端点按或按揉天突，或 3 揉 1 按（图 8－111）。

2）用双手拇、食二指置于天突四周，同时对称向天突挤按，称捏挤天突（图 8－112）。

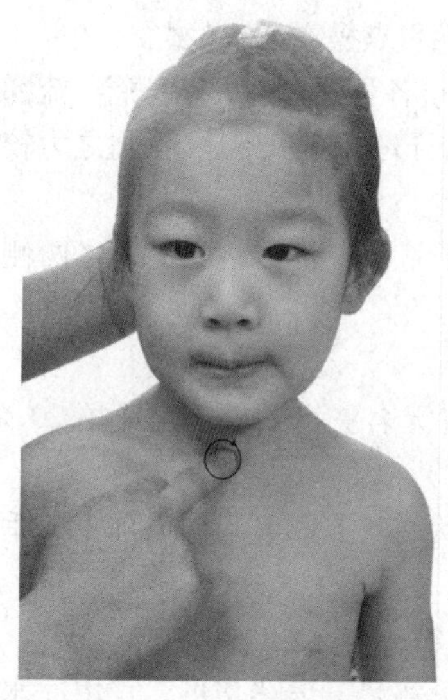
图 8－111　点按或按揉天突

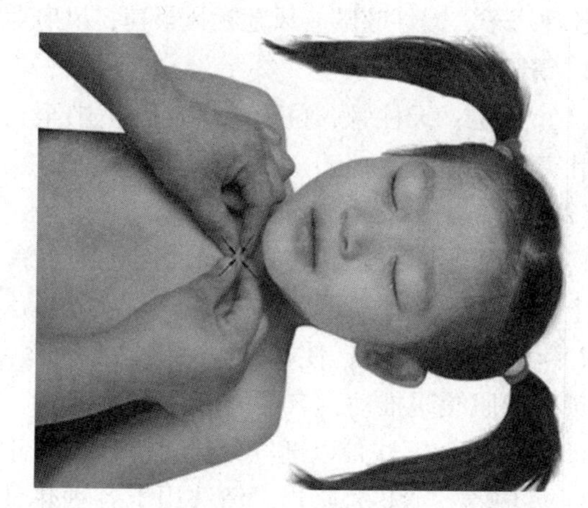
图 8－112　捏挤天突

3）缺盆穴多用食指或拇指按揉之（图 8－113）。

（3）时间：点揉 1 分钟左右，捏挤 10 次，按缺盆以局部酸麻为度。

（4）功效：镇咳平喘，通络止痛，亦能催吐。镇咳平喘用于各种咳嗽、气喘、痰鸣、咽喉肿痛与喉痒，操作宜轻柔；通络止痛主要用于颈部及上肢麻木疼痛。催吐宜用重手法，宜拨天突，刺激时少儿常立即产生咳嗽或呕吐，多中病即止。

2. 肃肺法

（1）穴位：整个胸廓。

（2）操作：抱儿侧向坐于大腿之上，双掌一前一后夹持少儿前胸与后背，从上而下，依次推抹、搓揉、振拍与挤按（图8－114）。

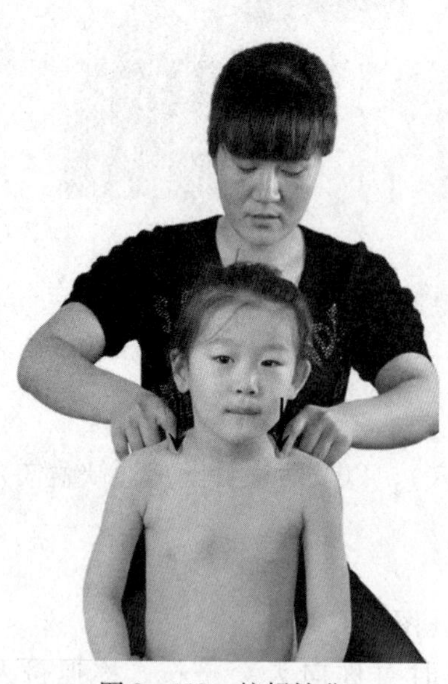
图 8－113　按揉缺盆

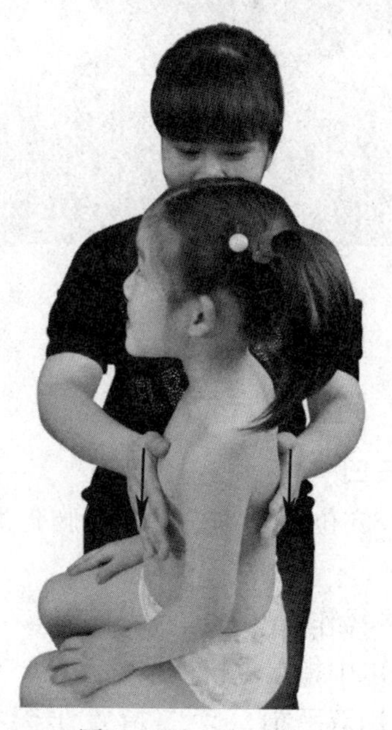
图 8－114　肃肺法

（3）时间：推抹约5～8遍；搓揉5～8遍；振2～3遍；拍3～5遍。

（4）功效：肃肺，降逆。用于肺失宣降之咳嗽、哮喘、咽喉不利。此法有较好的排痰作用。

3. 宽中顺气法

（1）穴位：乳旁，位于乳头旁开约2分；乳根，位于乳头直下2分；膻中，位于前正中线上，平第4肋间隙，在两乳头之间。

（2）操作

1）双手拇指或中指端，对称置于两侧乳根或乳旁穴，缓缓揉动（图8－115－a）。

2）以双手食、中二指分开，分别置于同侧乳旁和乳根穴，同时揉动（图8－115－b）。

3）以拇指置于膻中穴，揉按之，多3揉1按；后振颤之；最后以小鱼际擦之令热。临床亦可以一手中指按揉膻中，以食指和无名指分别置于两侧乳根或乳旁穴，同时揉之（图8－115－c）。

（3）时间：可任选一法，操作3～5分钟。

（4）功效：宽胸理气，止咳化痰。治疗胸闷、咳喘、胸痛、喉间痰鸣、鼻塞声重，以及声音嘶哑等。也是少儿胸肺保健常用方法。

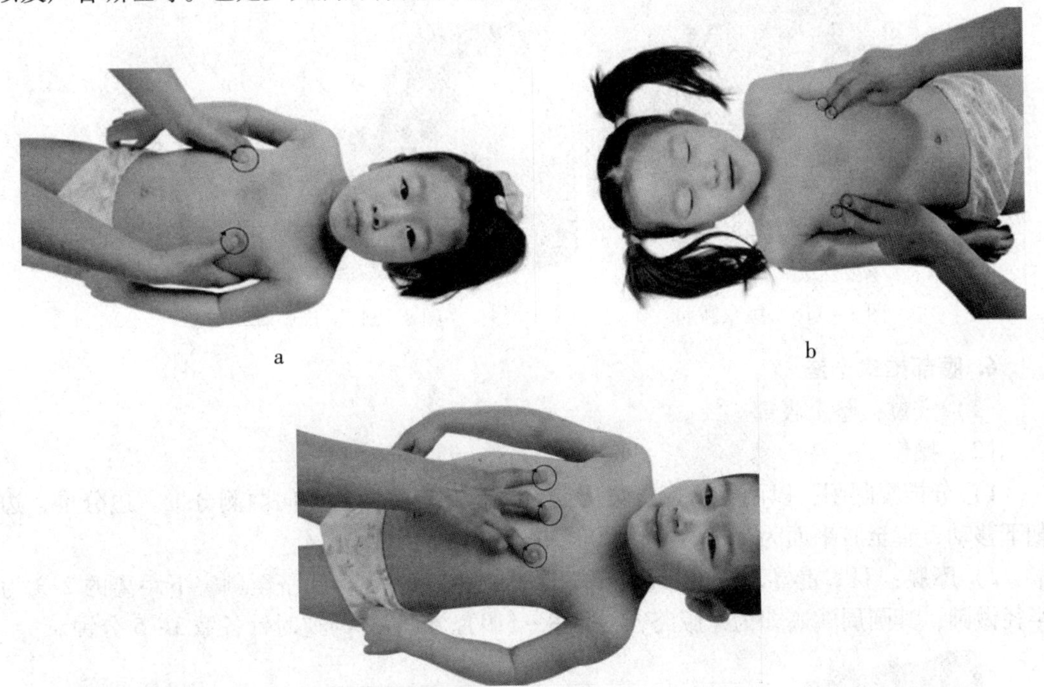

a　　b

c

图8－115　宽中顺气法

4. 搓摩胁肋

（1）穴位：两侧腋下广大区域，从腋下直至肋缘处。

（2）操作：抱儿同向坐于大腿之上，嘱少儿两手交叉置于头顶。以两手掌置于两腋下，从上向下依次推抹和搓揉。该法又称按弦走搓摩（图8－116）。

（3）时间：推抹20余次，搓揉至天枢时就势点按天枢穴，一拂而起。此为1遍，操作5～10遍。

（4）功效：行气化痰，消积导滞，化包块。一切有形或无形之邪停积体内之胸闷、胁痛、腹胀、厌食、痰喘、气急、疳积、肝脾肿大等，多以本法消导。

5. 中脘操作

（1）穴位：剑突下属于脘，胃之所在。中脘，位于前正中线，脐上4寸。

（2）操作：以拇指或中指端轻摩中脘，继则回旋揉动，后点按。摩法最轻，揉法次之，点按较重，力度逐渐增加，层次逐渐深入。后自剑突向下推至肚脐，称推中脘或胃脘（图8－117）。推法常以两手交替从上至下推抹。

（3）时间：整个套路3～10分钟。

（4）功效：消食化积，和胃降逆。中脘以消导见长，主治恶心呕吐、胃脘疼痛、嗳气、食欲不振、食积腹胀、泄泻、肥胖等。

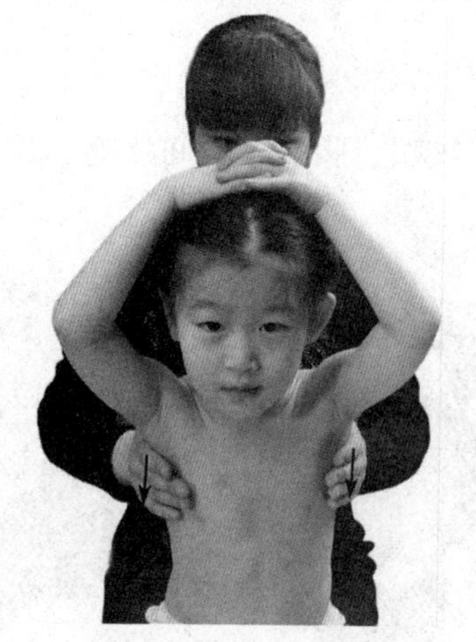

图8－116　搓摩胁肋

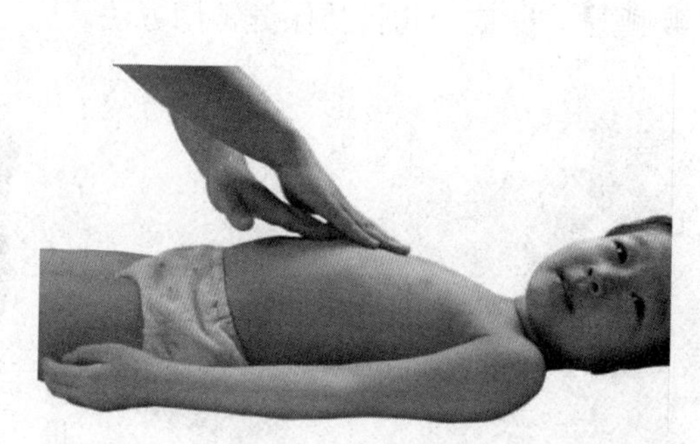

图8－117　推中脘

6. 腹部推拿十法

（1）穴位：整个腹部。

（2）操作

1）分推腹阴阳：以两手拇指指腹从剑突下起，沿肋弓边缘向两侧分推。边分推，边朝下移动，直至脐平面为1遍，操作20～30遍（图8－118）。

2）摩腹：双掌重叠，或单掌置于腹部，以肚脐为圆心，肚脐至剑突下距离的2/3为半径做圆，其圆周轨迹即为摩腹路径（图8－119）。顺时针与逆时针各摩3～5分钟。

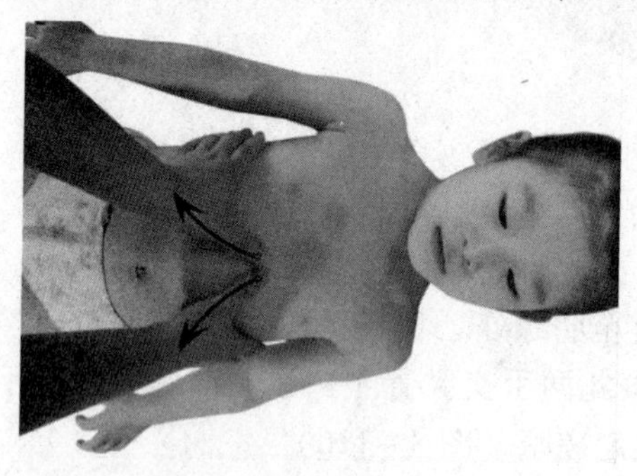

图8－118　分推腹阴阳

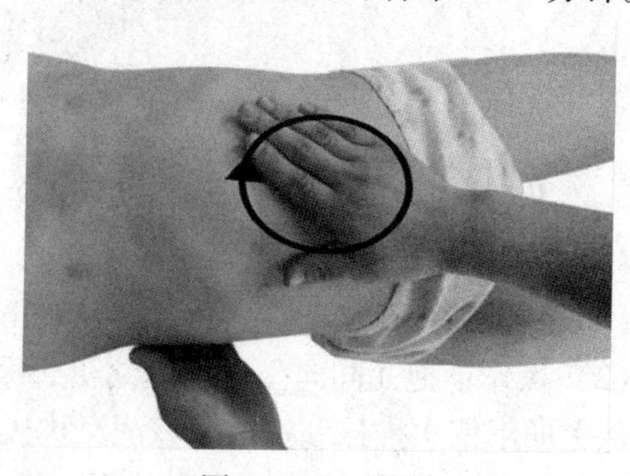

图8－119　摩腹

3）揉腹：以单手全掌置于腹部回旋揉动，约 2～3 分钟（图 8－120）。边揉边缓缓在腹部移动，称揉全腹。在揉动过程中，注意体会掌下感觉，如发现积聚或少儿疼痛与不适之处，可改用拇指定点振揉约 1 分钟。

4）按腹：双掌重叠，或单掌垂直于前正中线，从上至下按压腹部，操作 5～10 遍（图8－121）。

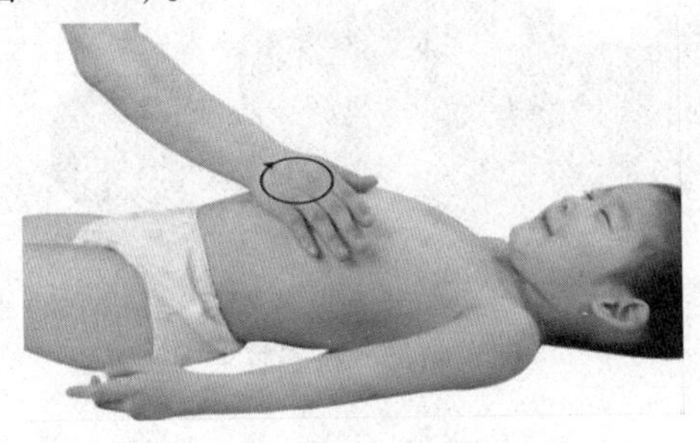

图 8－120　揉腹

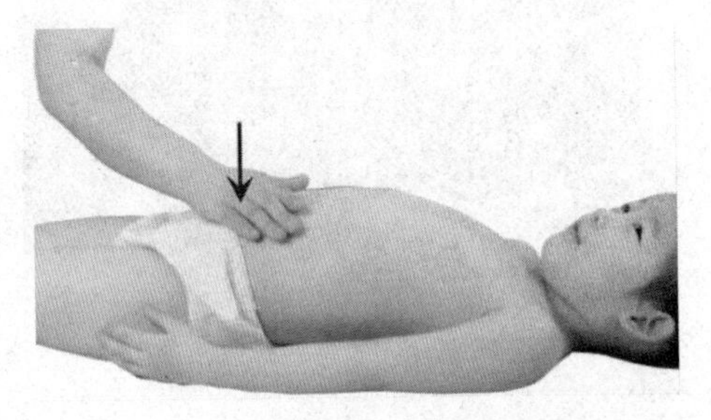

图 8－121　按腹

5）振腹：于疼痛部位或重点穴位之上，或小腹，以掌根或拇指指腹强直性收缩，静力性振动，操作约 1 分钟（图 8－122）。振法为先有按法，再行振之。于积滞之处能消导，于小腹能温运与补益。

6）荡腹：双掌重叠，横置于腹部，小鱼际着力。注意手掌斜向向下。操作时双掌同时先以掌根斜向 45°将腹部推向对侧，再用手指从对侧将腹部推荡拨回。推过去与拨回交替进行，并从上至下缓缓移动（图 8－123）。操作 10 遍左右。

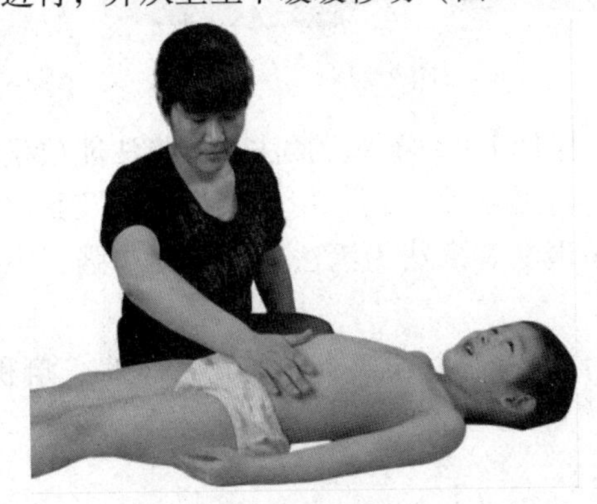

图 8－122　振腹

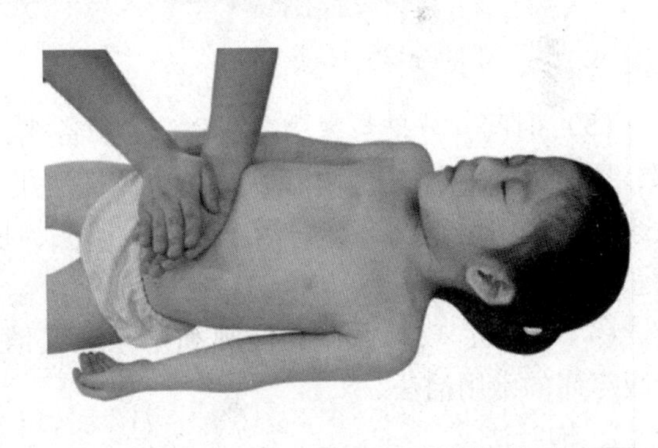

图 8－123　荡腹

7）挪腹：双手握拳，两拳相对，分置于腹正中线两侧。以两拳垂直挤压腹部，并同时内旋。边挪边从上向下移动称挪腹法（图 8－124），操作 5～10 遍。

8）挤碾腹：找准肥胖或积聚之处，以一手手掌置于一侧，另一手握拳以拳背置于另一侧，两手夹持于施术部位（图 8－125）。操作时，手掌做顺时针，拳背做逆时针方向转动，使两手间的部位受到挤碾。每一部位操作至局部潮红为度。

9）抄腹：少儿俯卧位，医者两手手掌从两侧抄入，两中指相对，约平脐平面。两手先轻轻托住腹部左右晃动，后节律性向上推顶，3 或 5 轻 1 重，轻时腹不离手，重则将腹抛离两手，并迅速将两手抽离，任腹部自由落下（图 8－126）。此为古法，操作 10 遍左右。

10）拿腹：一手拇指在腹之一侧，另一手食、中、无名、小指在腹之另一侧，双手同时向腹中部推进，至中部时，两手改为两拇指与其余四指相对，将腹壁与脂肪提拿起（图 8－127），为拿腹法，操作 10 遍左右。

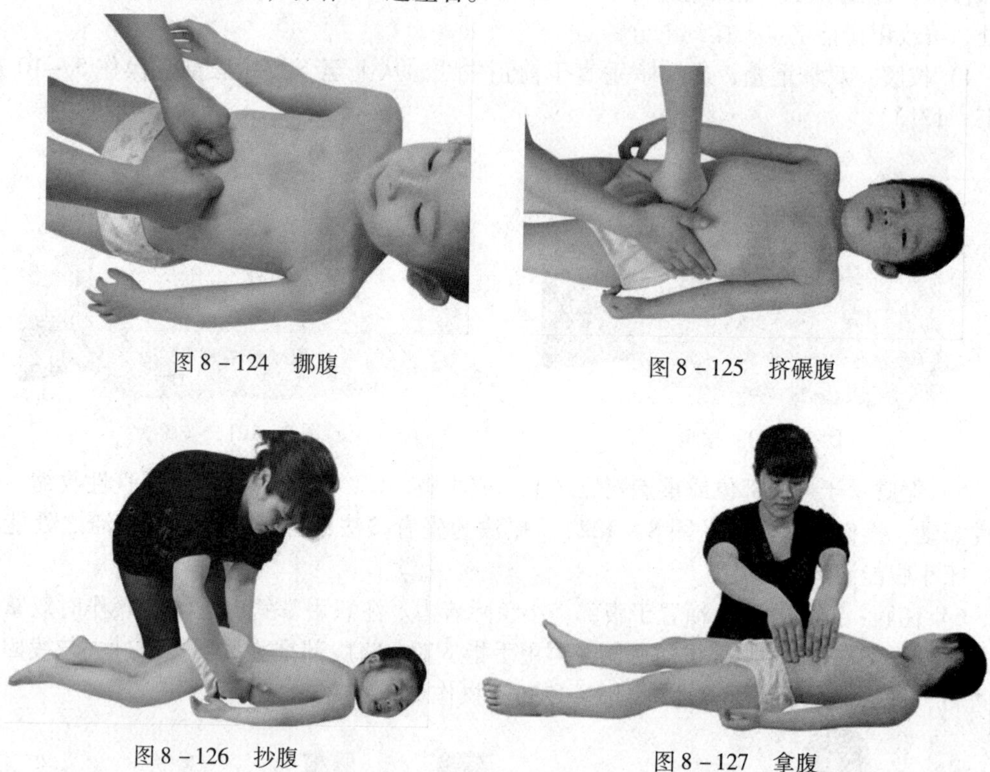

图 8－124　挪腹

图 8－125　挤碾腹

图 8－126　抄腹

图 8－127　拿腹

（3）时间：分推与摩法力度轻，为预备式，操作 1～3 分钟。揉法、抄腹法能放松腹部，揉至局部发热，抄 10 余次。振法和揉法用于小腹补大于泻，用于疼痛部位及脘部泻大于补。按法轻则补，重则泻。荡法、挪法、挤碾法和拿法为泻法，消导之力强，中病即止。

（4）功效：攻补兼施，健脾和中，理气消食。为肥胖、厌食、便秘、腹胀、疳积、脘腹疼痛的常用治法。

7. 抱肚法

（1）穴位：胸腔、腹腔与盆腔。

（2）操作：抱少儿同向坐于大腿上，嘱儿两手交叉置于头上，暴露胸胁与腹部。医者两手从两侧环抱少儿，两手掌重叠按压于前胸。施术时，两手向后方挤压，同时配合挺胸挺腹，使少儿胸腹受到前后夹击。注意运用该法时，要求手胸（腹）配合，要求于少儿呼气时挤压，要求两手的面积尽可能大（图 8－128）。

（3）时间：从胸廓开始逐渐向下移动，经腹腔直到盆腔为 1 遍。操作 5～10 遍。

（4）功效：消食化积。民间重要的消导饮食之法，有助于胃肠蠕动，有助于排气排便。对于腹胀、腹痛、厌食、大便秘结、嗳腐吞酸、烦躁啼哭等有效。

8. 神阙补泻

（1）穴位：即肚脐。

（2）操作

1）补法：先以拇指或中指指腹在神阙穴轻轻摩动；继则回旋揉动；再点按 10～20 次，要求垂直向下，得气为度。后用手指或掌根振动（图 8－129）。

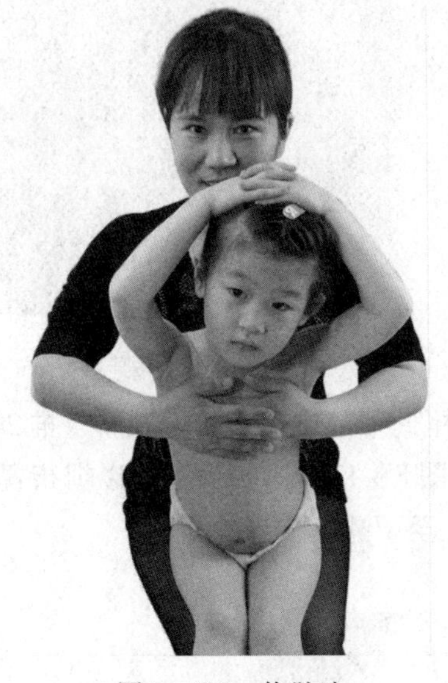

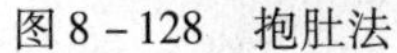

图 8－128　抱肚法

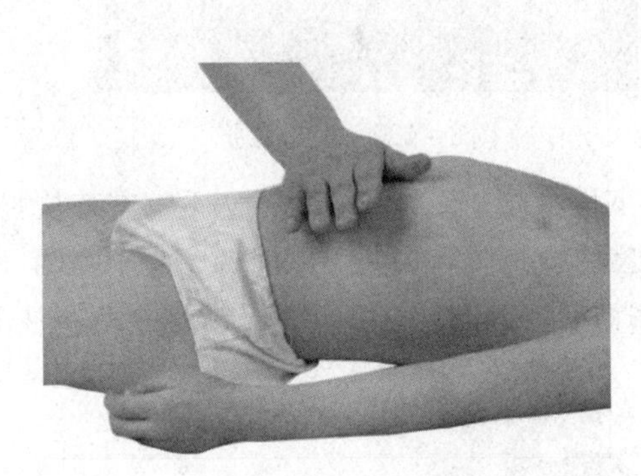

图 8－129　振神阙

2）泻法：单手五指分开，从脐之四周逐渐向中部抓拿起神阙周围组织，多为脂肪组织，同时抖动或搓揉之称抓拿肚脐；后以两手拇指与食指同时用力向肚脐挤压，称捏挤肚脐（图8－130）。

（3）时间：补法长时间，可操作 5～10 分钟，或以局部透热为度。泻法中病即止。

（4）功效：攻补兼施。补则培补元气，攻则化积导滞。摩、揉、点、振为补法，用于肾虚、元气不固之遗尿、脱肛、体质虚弱、反复感冒、久咳久喘、完谷不化等症，是常用的保健与强壮术式。抓拿并抖脐和捏挤法为泻法，多用于少儿食积、夜啼、躁动不安、腹痛、肥胖，以及食积发热等。

9. 肚角拿法

（1）穴位：脐之两旁大筋，左右各一。

（2）操作：以拇指与食、中、无名三指相对拿起大筋，并上提，称拿肚角（图 8－131）。

（3）时间：操作 1～3 次。

（4）功效：止痛，通便。适用于一切腹痛、便秘、腹胀、食积、躁动不安、夜啼等。该法刺激量大，多用在收式，操作 1～3 次即可。

10. 开璇玑

（1）穴位：璇玑穴，在前正中线上，胸骨上窝下 1 寸。开璇玑包括胸腔、腹腔和盆腔三个部位。

（2）操作

1）分胸八道（图 8－132）：少儿仰卧位，从正中线向两侧分推，先从璇玑穴开始，后逐渐下移，约 7 次左右，第 8 次由胸骨末端沿肋缘分推，名推胸八道。从上至下推 3～

5 遍。

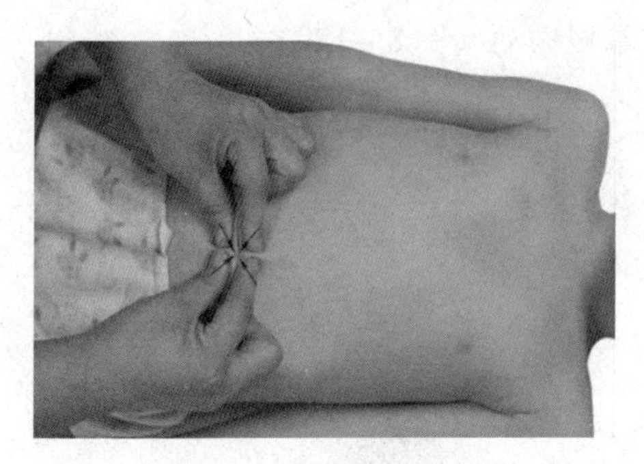

图 8－130　捏挤肚脐

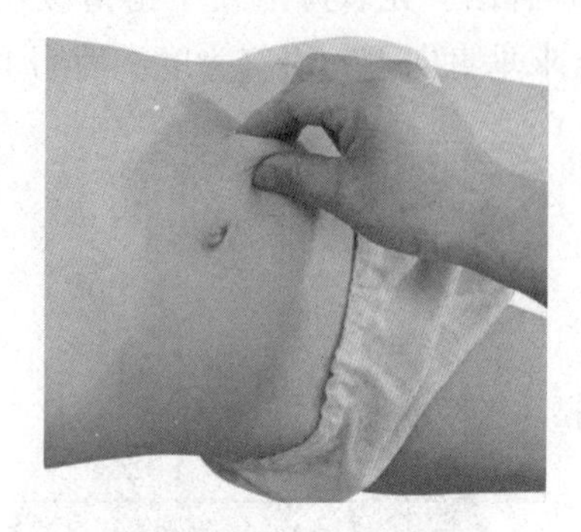

图 8－131　拿肚角

2）下推中脘（图 8－133）：两手掌交替从鸠尾向下经中脘直推至肚脐。推 24 次。

3）摩腹或挪腹：一法为顺时针摩腹 100 圈（图 8－134）。另一法为以拇指置于肚脐，其余四指握拳，以四、五指间关节背面在两侧从上至下挪动 3 或 6 次。

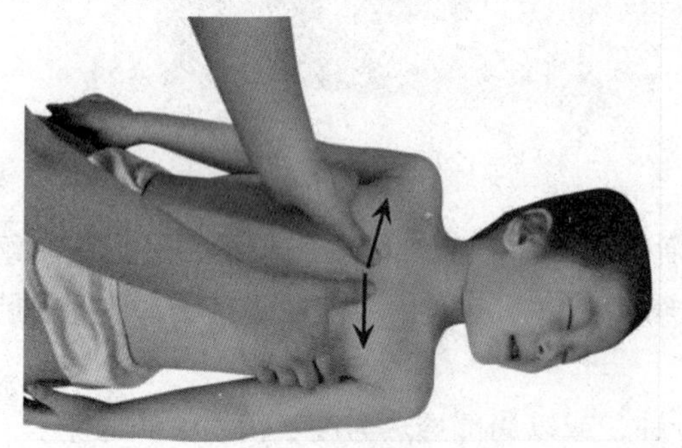

图 8－132　分胸八道

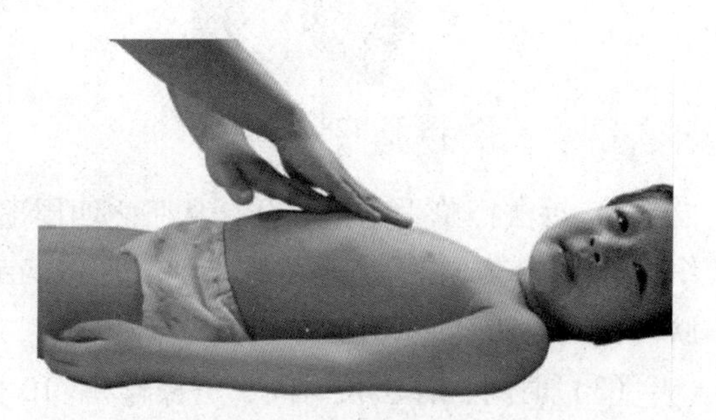

图 8－133　下推中脘

4）下推关元（图 8－135）：以两手掌交替，从肚脐向下直至耻骨联合 24 次。

（3）时间：以上步骤为 1 遍，操作 5～6 遍。

（4）功效：宣上通下。用于上中下三焦壅塞，气机不通之胸闷咳喘、痰鸣气急、食滞胃痛、恶心呕吐、腹痛腹泻、便秘等症。

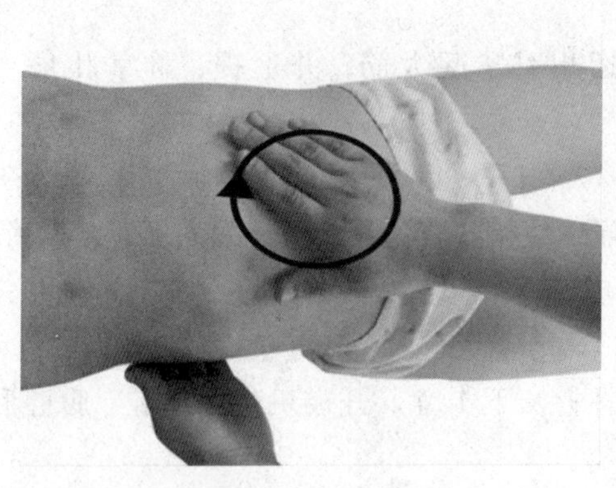

图 8－134　摩腹

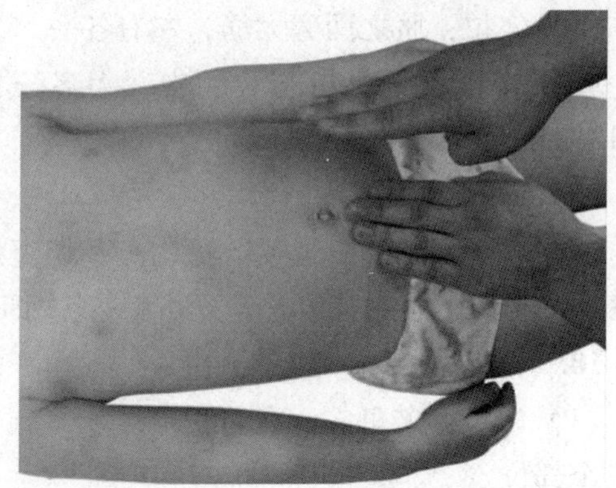

图 8－135　下推关元

11. 揉脐并天枢

（1）穴位：天枢，肚脐旁开 2 寸。

（2）操作：以两拇指指腹分别置于两侧天枢穴点揉之，多3揉1点。亦可以一手中指揉肚脐，以食指和无名指揉天枢，称揉脐并天枢（图8-136）。

（3）时间：操作1～3分钟。

（4）功效：调理大肠，行气消滞。凡便秘、腹胀、腹泻、脐周疼痛、肠麻痹、消化不良、恶心呕吐等均可运用。也是常用的减肥术式。

12. 气沉丹田

（1）穴位：关元，位于脐下3寸；气海，位于脐下1.5寸；丹田，有脐下2.5寸之说，传统推拿的丹田为整个小腹。

（2）操作

1）以拇指或中指揉按关元或气海穴1～3分钟（图8-137），点9或18次。每次点穴为逐渐用力，缓缓导入，得气后停留片刻，以候元气。或配合呼吸，于呼气时振按。

2）以手掌置于整个小腹，先运20～30圈，揉1～3分钟，振1分钟。最后以小鱼际或全掌横擦小腹令热。此即民间气沉丹田法。

（3）时间：透热为度。

（4）功效：培肾固本，温补下元，健脑益智，助儿成长。用于体质虚弱、反复感冒、久咳久喘、长期腹泻、皮肤经常过敏、瘙痒等；也治疗尿浊、遗尿、尿频、腹胀、大便秘结；帮助女孩建立月经周期。

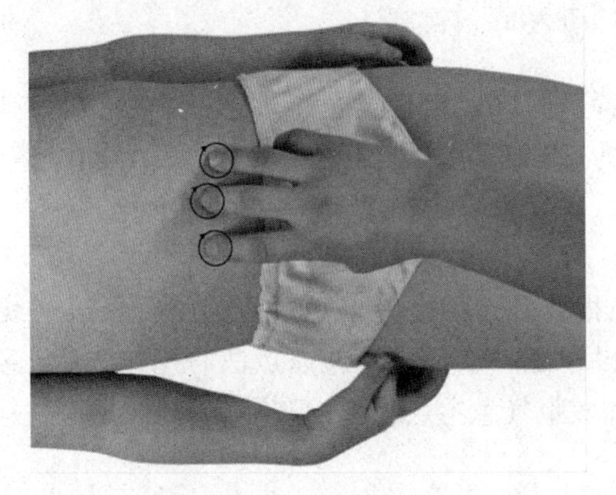

图8-136　揉脐并天枢

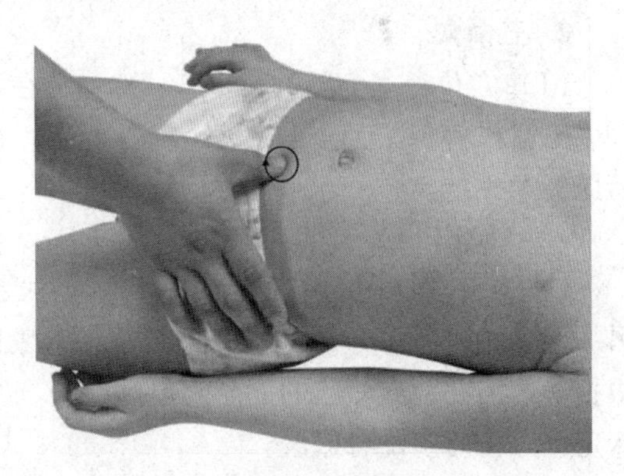

图8-137　气沉丹田

四、腰背部穴位手法

1. 开大椎

（1）穴位：第七颈椎棘突下凹陷中。

（2）操作：以中指端点揉，揉3点1；继则捏挤（图8-138-a）；再以右手握拳，以拳眼定点轻叩大椎（图8-138-b）；最后以小鱼际横擦（图8-138-c）。

（3）时间：点揉1分钟，捏挤10次，叩10～20次，擦之令热。

（4）功效：清热解暑，发汗，醒脑开窍。退热作用较强，为清法代表穴位，也是常用的取痧部位。用于治疗温病、中暑、咽喉肿痛、烦渴、躁扰不宁等。

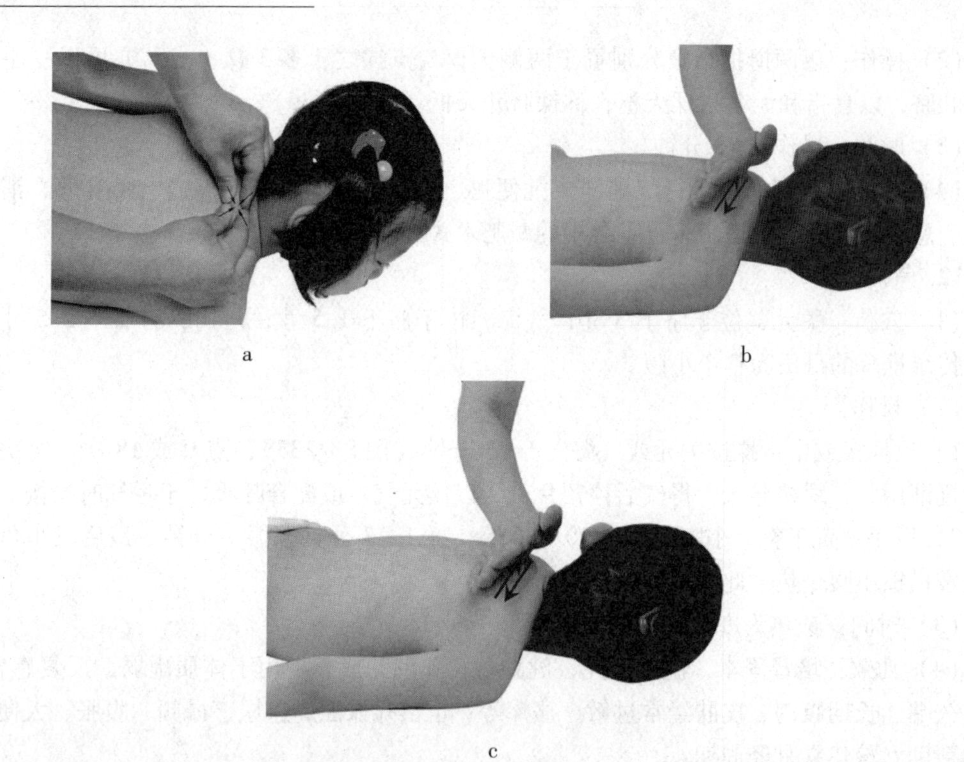

a　　b

c

图 8－138　开大椎

2. 五俞穴

（1）穴位：本为肺、心、肝、脾和肾在背部膀胱经第一线上（即第三、五、七胸椎和第二腰椎棘突下旁开 1.5 寸，左右各一）的五个穴位。但传统推拿术式实为操作整个膀胱经第一线。

（2）操作

1）点五俞（图 8－139）：一手食、中二指分开，分别置于脊柱两侧膀胱经第一线，另一手掌垂直于分开的食、中二指并与之紧贴，逐一从上至下施以点法。操作 3～5 遍。根据病情需要，在相应的五俞穴定点点按。如咳嗽气急主点肺俞，脾胃有疾主点脾俞。临床定点点按时多配合振法。

2）揉五俞（图 8－140）：五以两拇指分别置于脊柱两侧，从上至下揉动，操作 3～5 遍。然后根据病情需要在相应的五俞穴上定点揉。如肾虚在肾俞穴定点揉之。

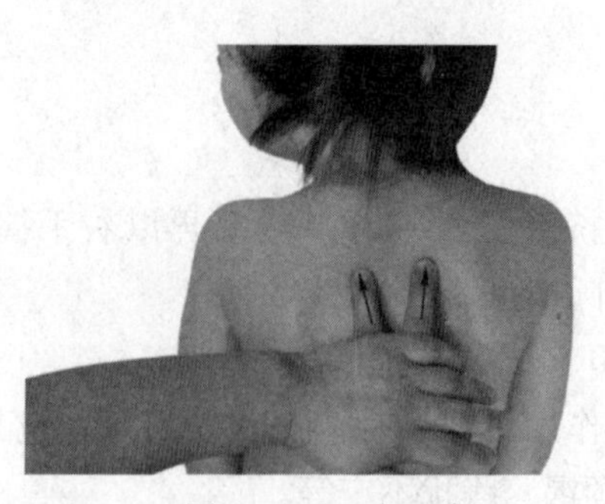

图 8－139　点五俞

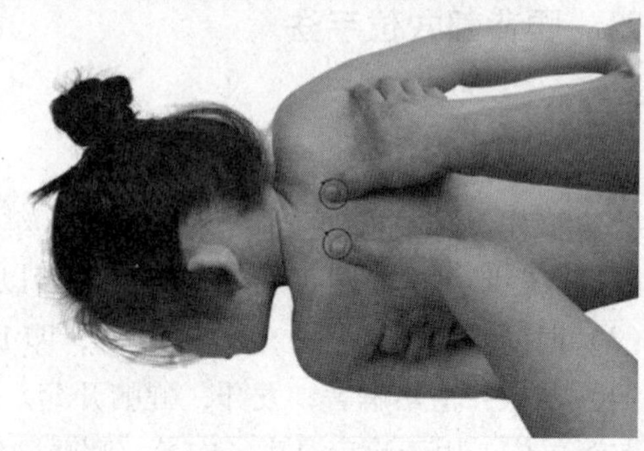

图 8－140　揉五俞

3）擦五俞（图 8－141）：以小鱼际置于膀胱经第一线，平行于脊柱，上下来回快速擦之，透热为度。要求两侧均擦。

（3）时间：整个套路 5～8 分钟。

（4）功效：调理五脏，补虚泻实。长期操作能协调脏腑功能，增强人之灵活性与适应能力。定点操作某一五俞穴，能治疗相应脏腑病证，并随其手法的补泻而达到扶正与泻实目的。如肺系疾患以肺俞为重点。实证手法重，宜点、宜叩、宜擦；虚证宜久揉并振之。

3. 脊柱推拿法

（1）穴位：背部正中，从大椎至尾椎成一直线，包括所有椎骨。

（2）操作

1）捋脊（图 8－142）：食指指面紧贴中指背，中指指腹置于大椎，从上至下沿前正中线推揉至龟尾。揉动有力，频率较慢，位移较小，边揉边体会指下感觉，确定局部异样点和压痛点。从上至下捋 1～5 遍。对于异样点和压痛点，则定点点揉约 1 分钟，并配合振法。

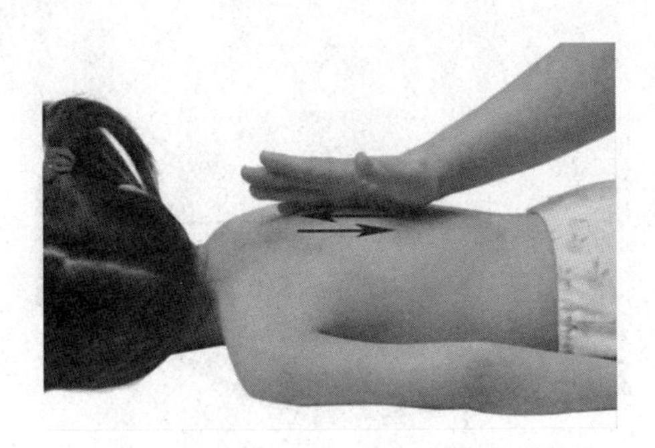

图 8－141　擦五俞

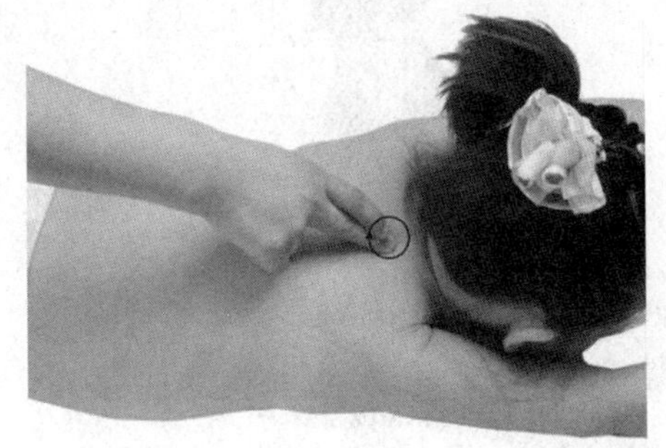

图 8－142　捋脊

2）揉脊（图 8－143）：以掌根置于脊柱，从上至下揉之，称揉脊。操作 3～5 遍。

3）按脊（图 8－144）：以一手手掌置于脊柱正中，逐一按压。每按 1～2 下，向下移动约一个椎体的距离，直至龟尾。操作 3～5 遍。

4）振脊（图 8－145）：用掌根按压于脊柱，静力性振动，为振脊，往返振 1～3 遍。

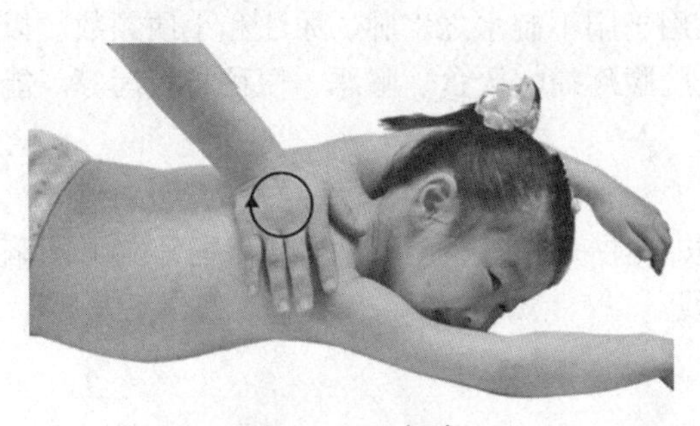

图 8－143　揉脊

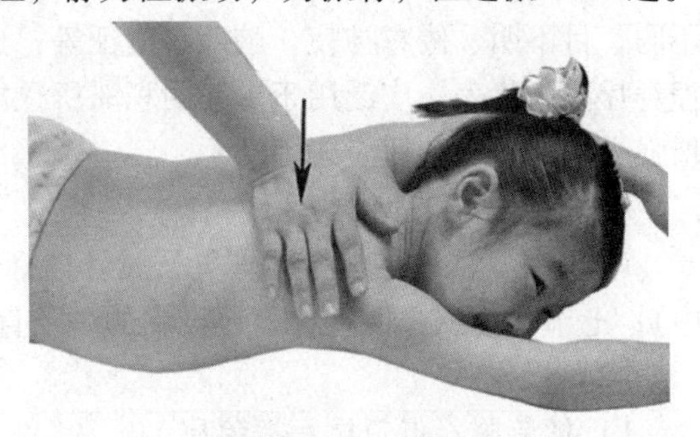

图 8－144　按脊

5）啄脊（图 8－146）：五指并拢呈梅花形，用指尖节律性啄击脊柱及其两侧，称啄脊。从上至下操作 3～5 遍；对于捋脊发现的异样点和痛点可定点啄击，直至局部麻木为佳。

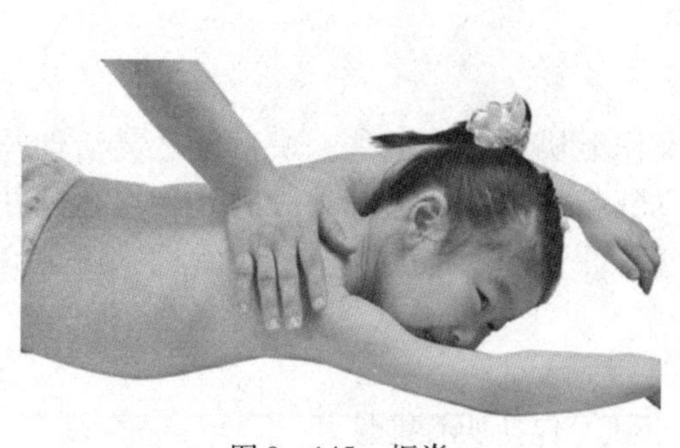

图8－145　振脊

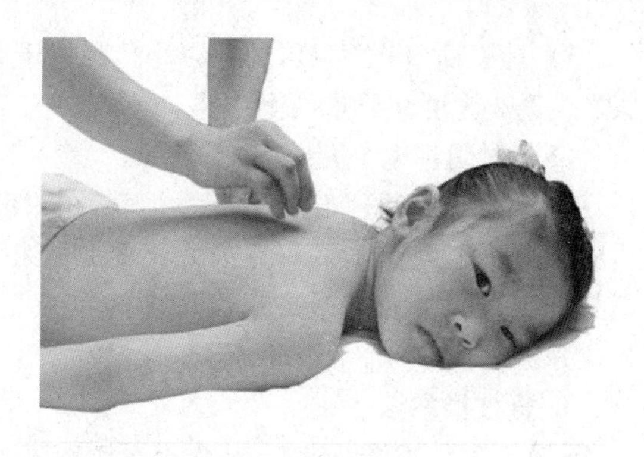

图8－146　啄脊

6）叩击脊（图8－147）：手握空拳，以拳眼或拳背节律性击打，往返3～5遍。此法比啄法面积大，振动更强。

7）擦脊（图8－148）：用全掌紧贴脊柱，快速往返擦脊，以脊柱透热为度。

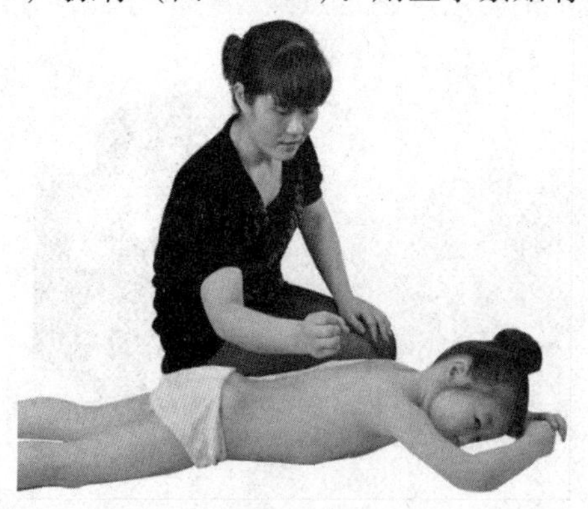

图8－147　叩击脊

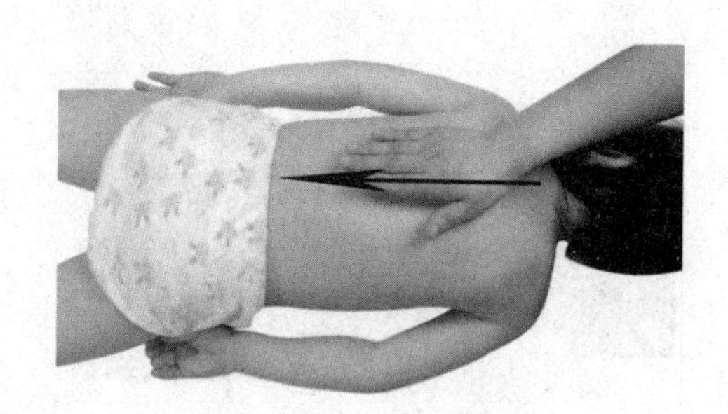

图8－148　擦脊

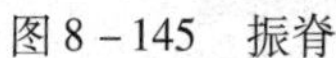

8）捏脊：具体术式见手法。

（3）时间：整个套路操作约10～20分钟。

（4）功效：温补阳气，消食化积，行气利水，强身健体。

脊柱为督脉所居，督脉总督诸阳。该穴善治因阳虚所致之畏寒、遗尿、囟门迟闭、耳不聪、目不明、倦怠神疲、脑瘫、痿证等；也用于阳不制水之水肿、尿浊和小便频数。以捏脊疗法为代表，广泛用于少儿因积滞所致之脘腹疼痛、厌食、呕恶、便秘与腹泻等。能增强少儿的体质和适应能力。

4. 龟尾与七节骨推法

（1）穴位：龟尾本指尾骨尖，属骨性标志，但一般多选在长强（位于尾骨端下凹陷中）；七节骨为从第四腰椎至尾椎尖的一条直线。

（2）操作

1）揉龟尾，点龟尾，振龟尾。

2）七节骨：推法，揉法，叩法，振法，擦法。

临床常同时揉龟尾和推、揉、叩七节骨。

（3）功效：能温能清，能补能泻，能升能降。

龟尾的重刺激和七节骨的向下趋势为清、为泻、为降，可治疗痢疾、湿热泻、便秘、口舌生疮和烦躁不安等；龟尾的轻刺激和七节骨的向上趋势为温、为补、为升，适用于久泻、脱肛、脘腹冷痛、遗尿、体质虚弱等。

5. 八髎穴推法

（1）穴位：八髎及上、次、中、下四个骶后孔，左右各一，共八个。

（2）操作：先以掌根置于骶骨背面揉 1 ~3 分钟（图 8 –149 – a）；继以双拇指指腹分别置于两侧骶后孔揉按之（图 8 –149 – b），每孔按揉 1 分钟左右，多揉 3 按 1；后以单掌或双掌重叠置于骶骨背面振 1 分钟（图 8 –149 – c）。最后横擦令热。

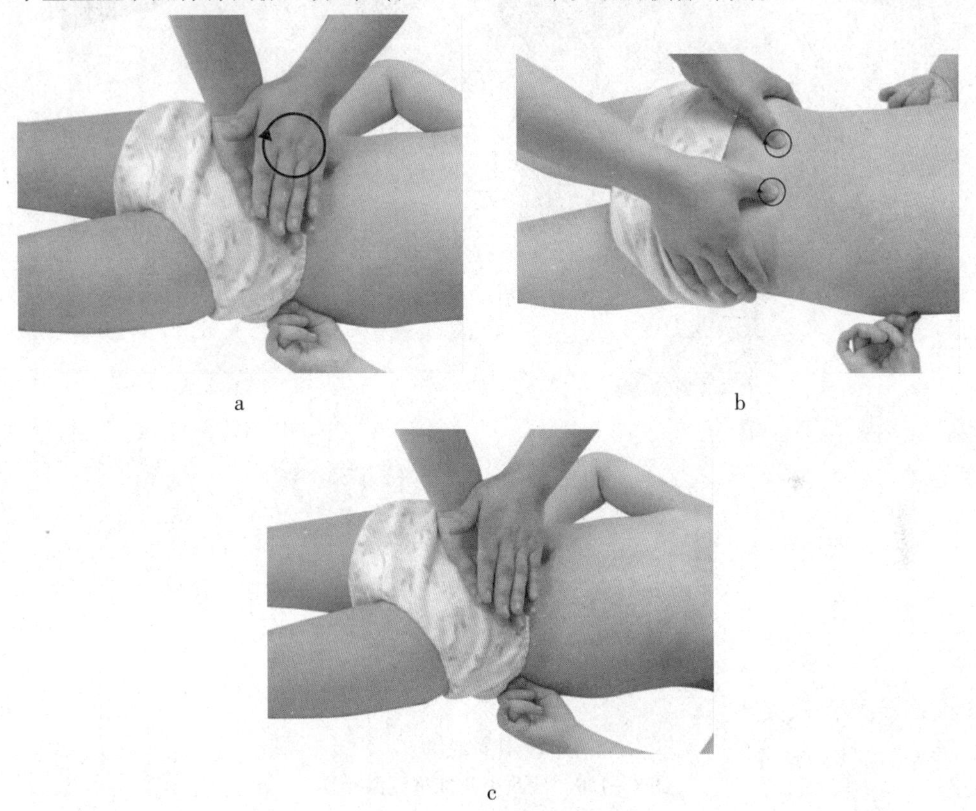

a　　b

c

图 8 –149　八髎穴操作

（3）时间：以透热为度。

（4）功效：温助元阳，固摄止遗。治疗各种虚寒性疾病，如遗尿、小便频数、久泻、痿证、女孩痛经或月经不调、自汗、盗汗等。

五、手掌部穴位手法

（一）阴掌

1. 五经穴

（1）穴位：五指螺纹面，拇、食、中、无名和小指依次为脾经、肝经、心经、肺经和肾经。

（2）操作：流派不同操作方法不同：

1）湘西小儿推拿流派

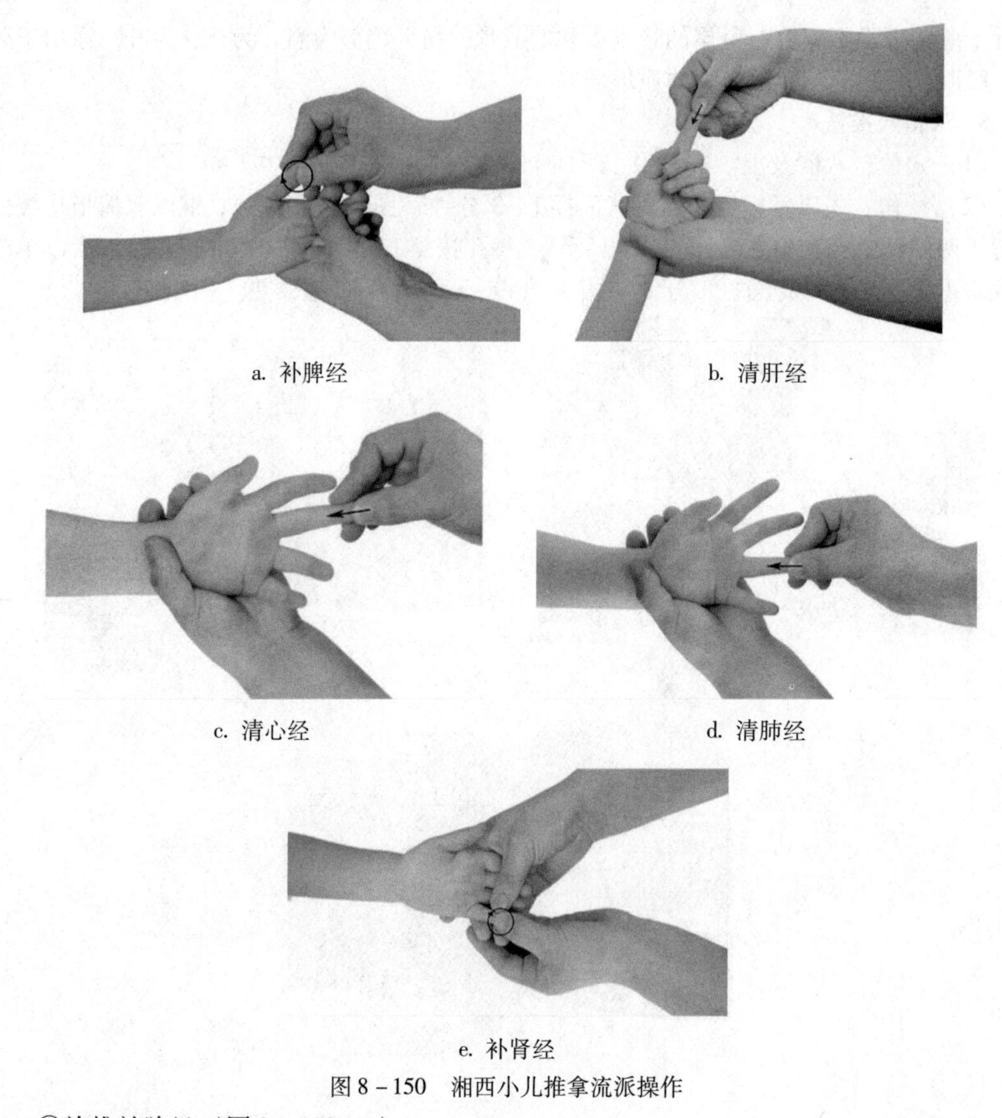

a. 补脾经

b. 清肝经

c. 清心经

d. 清肺经

e. 补肾经

图 8－150　湘西小儿推拿流派操作

①旋推补脾经（图 8－150－a）。

②直推清肝经（图 8－150－b）。

③直推清心经，或先旋推补法，后直推清法（图 8－150－c）。

④旋推补肺经和直推清肺经（图 8－150－d）。

⑤旋推补肾经（图 8－150－e）：推后溪代清肾经。

2）山东小儿推拿三字经流派

①补脾经：左手拇指指腹抵于少儿左拇指背使之屈曲，右手食指靠扶于拇指指节，拇指指腹快速向上推动（图 8－151－a）。

②清肺平肝：方法一：少儿左手掌心向上，食指与无名指上翘；医者以右手虎口叉于上翘的食指与无名指和其余三指之间固定，以左手四指快速推其螺纹面。方法二：医者双手从少儿左手两侧分别握住其食指和无名指，快速推之（图 8－151－b）。

③心肝同清：方法同清肺平肝，只是操作少儿食指和中指（图 8－151－c）。

④补肾经（图 8－151－d）：从小指根推向指尖。以推小肠代替清肾经。

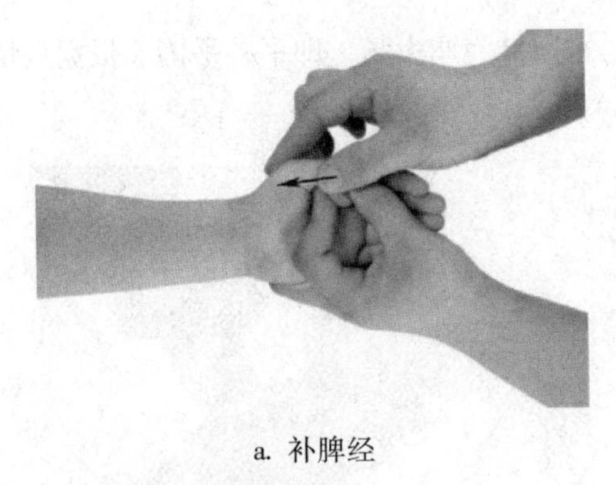

a. 补脾经

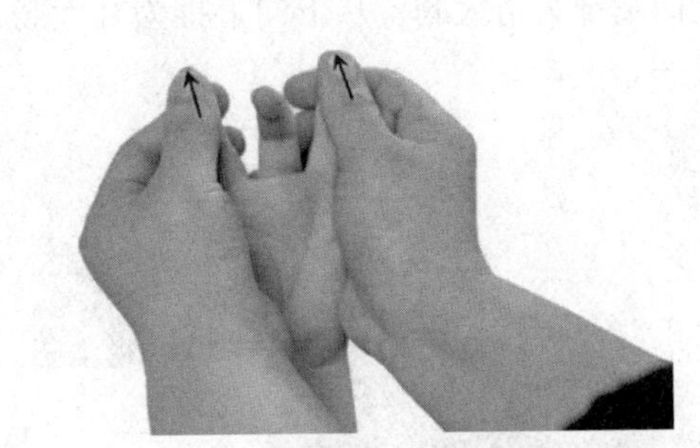

b. 清肺平肝（方法二）

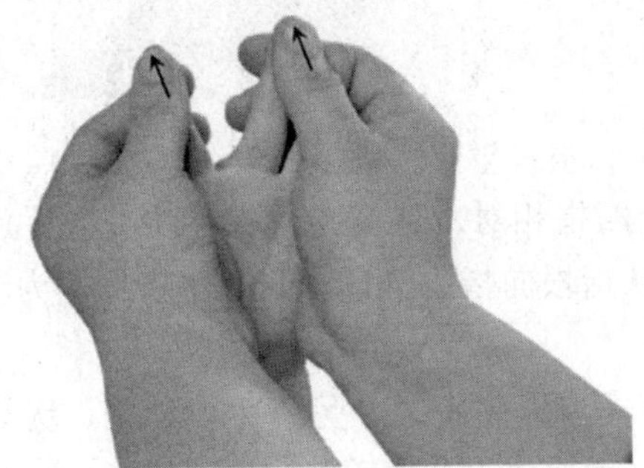

c. 心肝同清

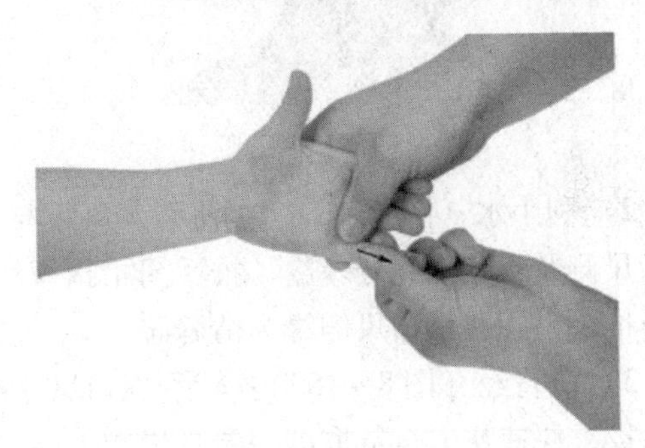

d. 补肾经

图 8 – 151　山东小儿推拿三字经流派操作

（3）时间：根据辨证结果，选择相应的穴位，确定补泻时间。具体内容参看流派手法。

（4）功效：调节五脏。

分别适用于相关脏腑病证。如补脾经适用于脾虚消化不良；补肾经治肾虚发育迟缓、遗尿、久泻；清肝经用于肝旺之惊风、夜啼、多动、瞬目、挠耳、吐弄舌、睡中磨牙；清心经能清心火，治口舌生疮、小便涩痛、烦躁、夜啼等；清肺经适用于咳嗽、哮喘、痰饮、皮肤过敏、各种疹子之表证和实证；补肺经适用于久咳、久喘、动则气短等。

2. 调五脏

（1）穴位：五经穴和十宣穴（指甲中点上 0.1 寸处）。

（2）操作：一手拇指与食指或中指相对，捏住小天心和一窝风；另一手拇指与食指相对夹持拇指，先捻揉 10 余次，拔伸 1 次（图 8 – 152）。从拇指起，依次经食指肝，中指心，无名指肺，至小指肾用同法；后以拇指指甲从拇指至小指逐一掐之为 1 遍。

（3）时间：共操作 10 遍左右。左右手可同时操作。操作时多配合语言提示。

（4）功效：和调五脏。该法为重要的健脑益智与增强少儿协调性的术式。用于脑瘫、智障、语言不利、流涎、夜卧不安、高热、神昏，以及胃肠功能紊乱等的调治。

3. 腑穴

（1）穴位：大肠穴，位于食指桡侧缘，从指尖至指根成一直线；小肠穴，位于小指尺侧缘，从指尖至指根成一直线；膀胱穴，位于手尺侧缘，从腕横纹至小指尖成一直线；胃经，位于第一掌骨桡侧缘。

（2）操作

1）推大肠（图 8 – 153）：辅手虎口从少儿食指与中指间叉入，推手食指与中指并拢，从上向下推为清大肠；从下向上推为补大肠；来回推为调大肠，即平补平泻。根据病情选择其一。

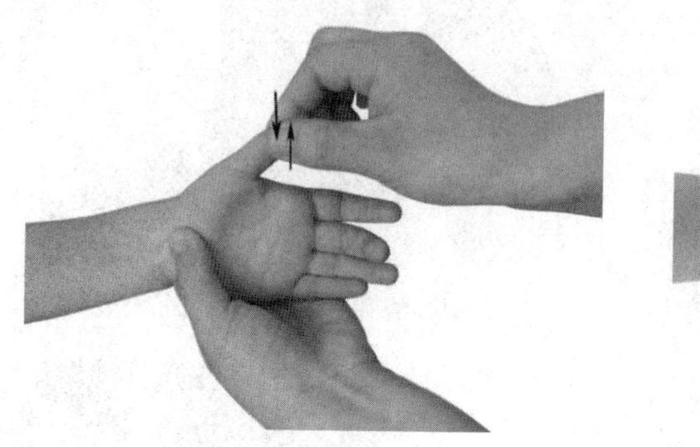

图 8－152　调五脏

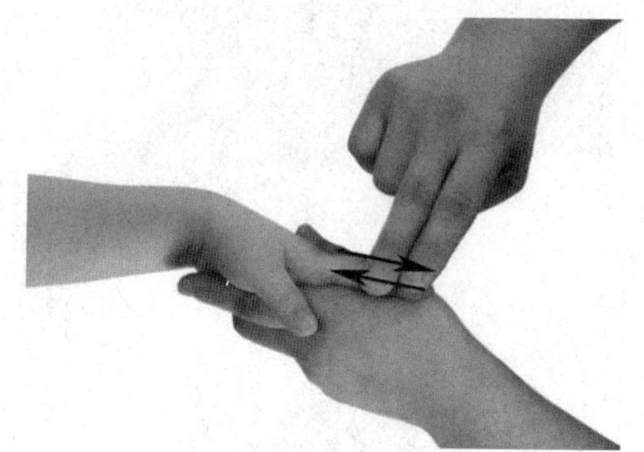

图 8－153　推大肠

2）利小水（图 8－154）：辅手大鱼际与其余四指相对，从拇指侧握住少儿左手，使小指尺侧及小鱼际充分暴露。推手拇指指腹快速从指根向指尖推进。只推小指尺侧为清小肠，推小鱼际及小指尺侧缘为清膀胱。

3）清胃经（图 8－155）：辅手虎口叉于少儿虎口以固定之，另一手食、中、无名三指并拢，快速从上至下推第一掌骨桡侧。亦可用左手握住少儿左手腕，右手食、中二指夹持住少儿拇指，以拇指指腹快速推胃经。

（3）时间：根据辨证，推大肠 3～10 分钟，利小水 2～5 分钟，清胃经 3～10 分钟。

（4）功效：通腑排浊，清热泻火，利水通淋。治疗大便秘结、腹泻、腹胀、小便短赤、疼痛、口臭、苔腻、厌食、烦渴喜饮、牙龈肿痛等。

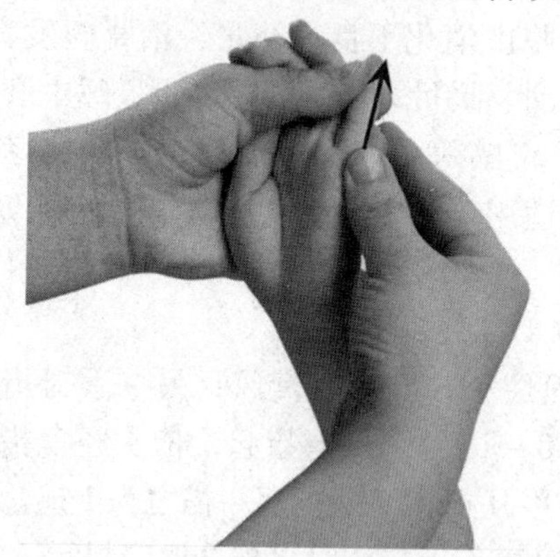

图 8－154　利小水

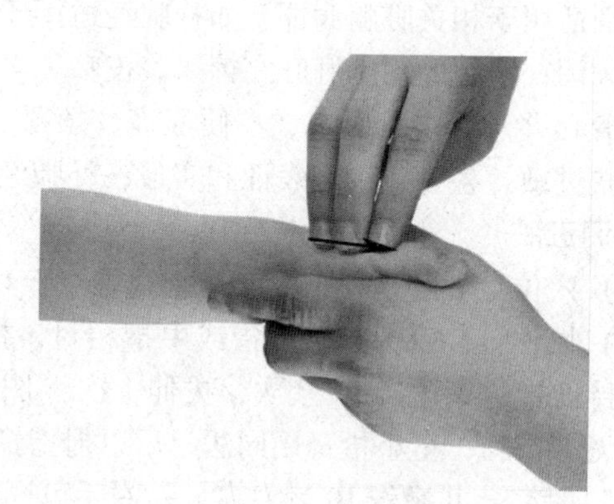

图 8－155　清胃经

4. 运土入水与运水入土

（1）穴位：拇指属土，脾经所在；小指为水，肾经所居。拇指根至小指根，沿手掌边缘所成弧线，即运土入水与运水入土的路线。

（2）操作：用拇指或中指端自拇指根（脾经）沿手掌边缘，经板门穴、鱼际交、小鱼际运至小指根（肾水），称运土入水（图 8－156）；反向则为运水入土。

（3）时间：可分别操作 100～300 次。亦可按一定比例配合操作。

（4）功效：交通脾土与肾水，联系先天与后天。运土入水主治土盛水枯证；运水入土治水盛土枯之证。水盛则水肿、肿胀、肥胖、喜静恶动；水枯则小便短赤、烦渴喜饮；土盛表现为能食、躁动、不眠、便秘、腹胀等；土枯则消瘦、多汗、喜饮。

5. 肾顶与肾纹

（1）穴位：肾顶，位于小指顶端；肾纹，位于小指第二指间关节横纹处。

（2）操作：以拇指或中指端先揉肾顶，后来回搓摩，继则揉肾纹并掐之（图 8－157）。

（3）时间：揉 1 分钟，搓摩 100 次，揉肾纹 1 分钟，掐 5～8 次。

（4）功效：敛纳元气，固表止汗，聪耳明目，化瘀散结。肾顶为治疗汗证效穴，对少儿自汗、盗汗有效；肾纹为治目疾要穴，主治目赤肿痛、鹅口疮、淋巴结肿大等。

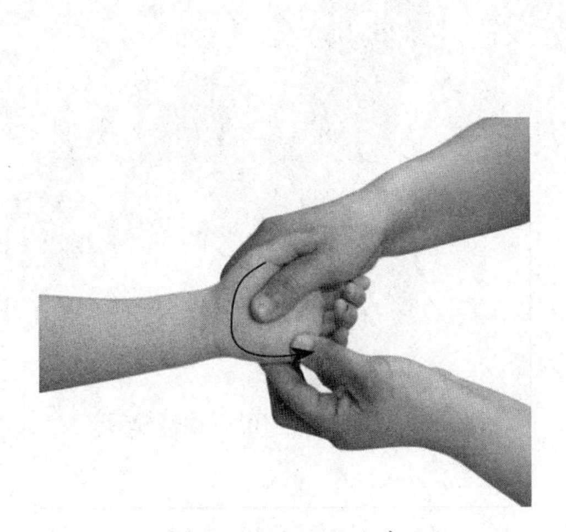

图 8－156　运土入水

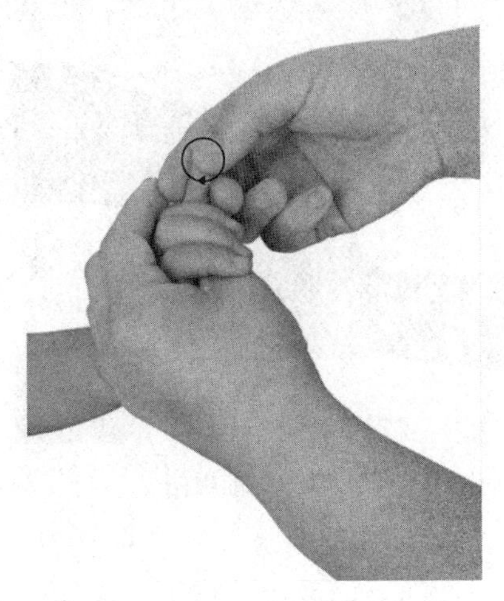

图 8－157　揉肾顶

6. 板门

（1）穴位：手掌大鱼际中央（点）及整个平面（面）。

（2）操作

1）揉扳门（图 8－158）：用拇指或中指端揉掐扳门，多揉 3 掐 1，可同时操作双手。

2）运扳门（图 8－159）：以拇指指腹在大鱼际平面做椭圆形运法。

3）推板门（图 8－160）：板门推向横纹，或横纹推向板门。

4）捏挤板门（图 8－161）：以双手拇、食共四指相对，置于板门穴周围（正方形）同时向大鱼际中点推挤，名捏挤板门。

（3）时间：揉 3～5 分钟，运之令热，推约 100 次，捏挤 10 次。

（4）功效：健脾和胃，消食导滞，调理气机。

1）板门为脾胃之门，善于行气化积，顺其升降。揉运之能治疗厌食、腹胀、胃痛、嗳气、咳嗽、气喘、痰鸣等。

2）横纹推向板门为从上向下，有降逆之功，长于止吐。

3）板门推向横纹为从下向上，功能升提，治腹泻有效。

4）捏挤法刺激强度大，食积化热用之。

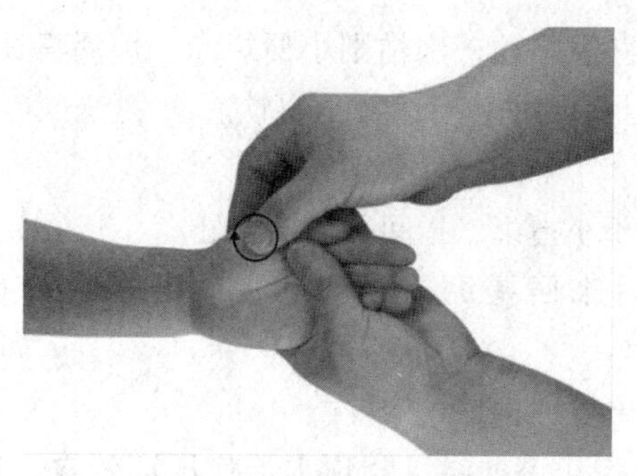

图 8－158　揉扳门

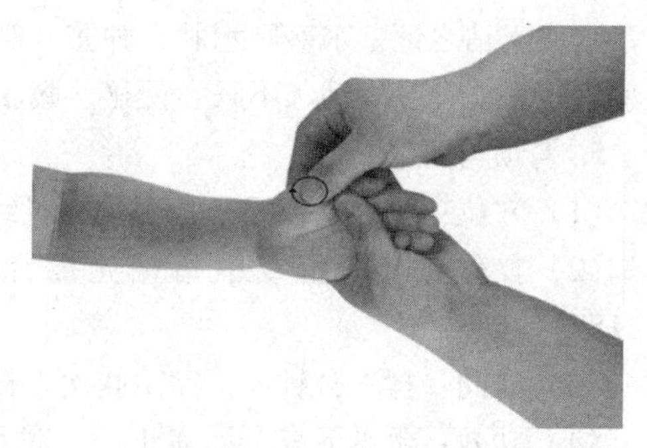

图 8－159　运扳门

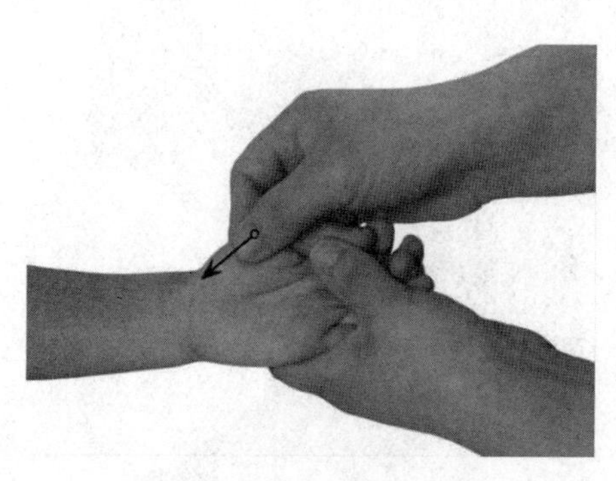

图 8－160　推板门

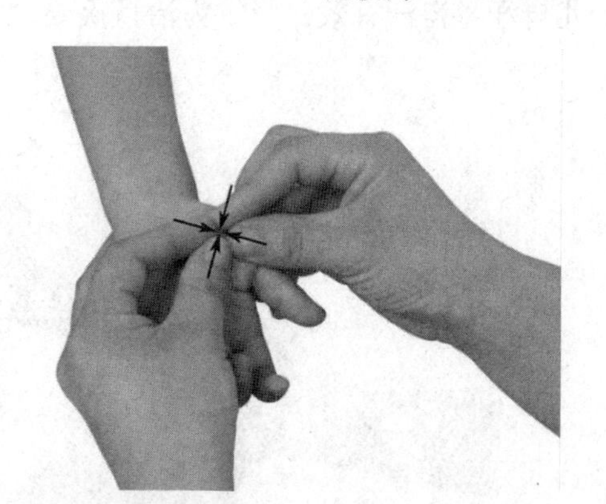

图 8－161　捏挤板门

7. 纹路推法

（1）穴位：四横纹，位于手掌面，食、中、无名、小指第一指间关节纹路处；小横纹，位于食、中、无名、小指掌指关节横纹处；掌小横纹，在手掌面，小指根和掌横纹之间的细小纹路。

（2）操作

1）掐揉：用拇指逐一掐揉四横纹（图 8－162）或小横纹，每处揉 3 掐 1 为 1 遍。

2）推法：用拇指指腹逐个纵向上下来回直推。或并拢其四指，在穴位上横向推动，称推四横纹（图 8－163）或推小横纹。纵向推 10 次左右；横向推令局部发热。

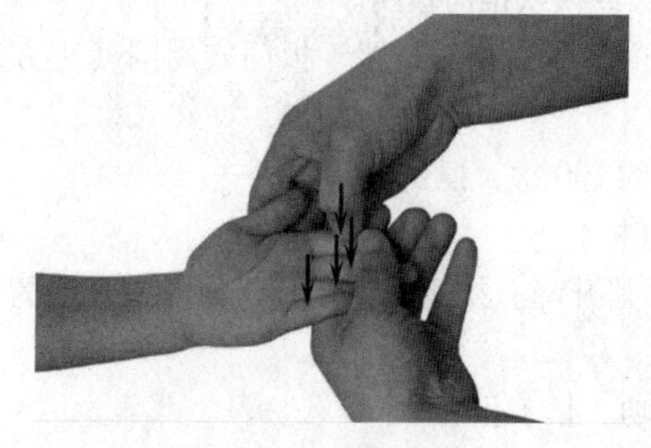

图 8－162　掐揉四横纹

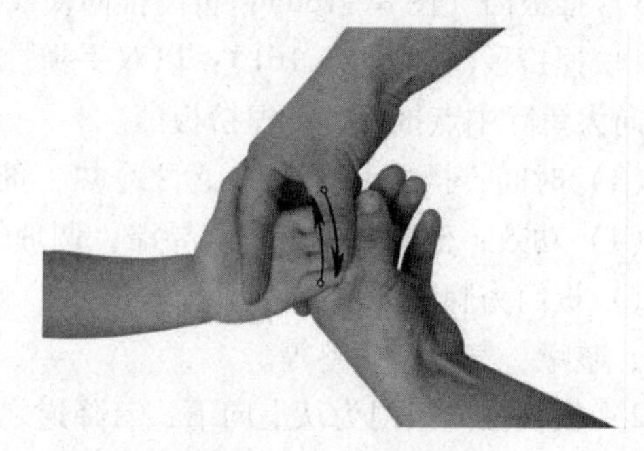

图 8－163　推四横纹

3）揉掌小横纹（图 8－164）：用中指或拇指端揉按，揉 1～3 分钟，后以指甲掐 3～5 次。

（3）时间：揉3掐1操作10遍，推10次左右，揉之令热。

（4）功效：行气化积，消胀，退热，散结化痰。四横纹与小横纹是治疗疳积要穴，用于疳积之腹胀、偏食、厌食、消瘦、发育迟缓、口干、口疮、唇裂、口臭、烦躁等病证。掌小横纹为化痰要穴，治疗咳喘、痰鸣、胸闷气促等有效。

8. 手阴阳

（1）穴位：大横纹（横门）又称总筋，位于手掌面，掌横纹处。其两端，桡侧为阳池，尺侧为阴池；心经，位于中指螺纹面；内劳宫，位于掌心；小天心，位于大小鱼际交接处凹陷，又称鱼际交。

（2）操作

1）点掐心经（开心窍）（图8－165）：辅手握少儿手腕，推手拇指甲掐揉心经穴9次。

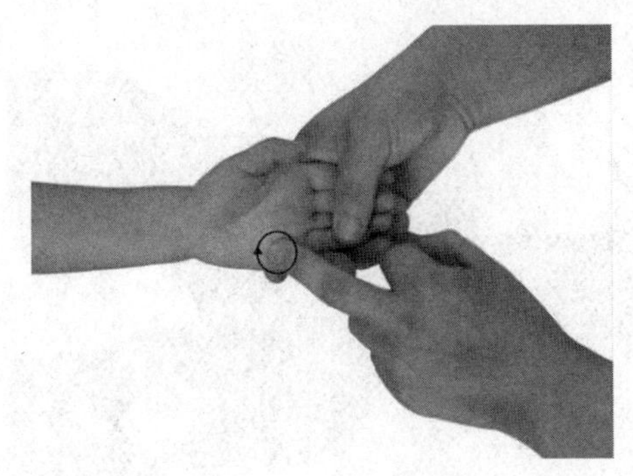

图8－164　揉掌小横纹

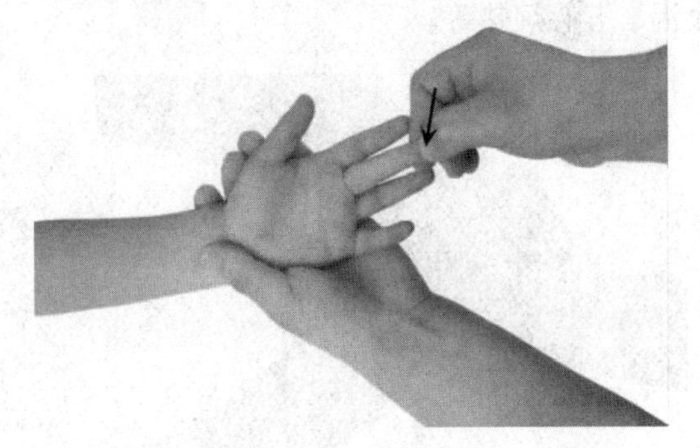

图8－165　点掐心经

2）点掐内劳宫（图8－166）：以拇指甲掐揉内劳宫9次。

3）揉捣小天心（图8－167）：揉小天心64次，后以中指端或屈曲的食指指间关节髁捣小天心至局部麻木。

4）掐总筋并分推手阴阳：以拇指甲掐总筋（图8－168）1～3次，后以双手拇指从总筋中点向两侧分推，每推3～5次，推至两侧时，两拇指对称挤按阳池和阴池各1次，再推，再挤按。

（3）时间：以上步骤为1遍，反复操作10遍左右。

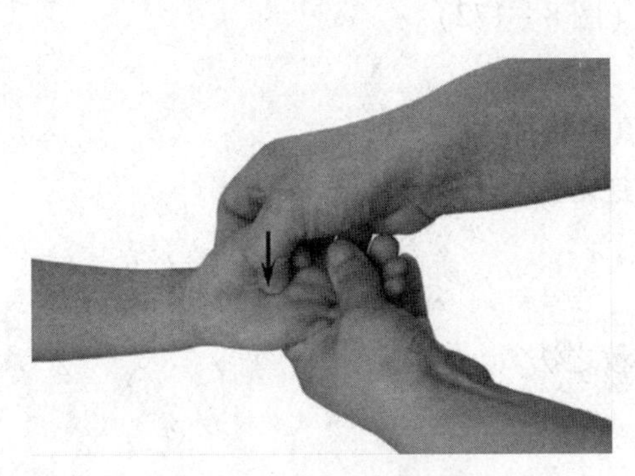

图8－166　点掐内劳宫

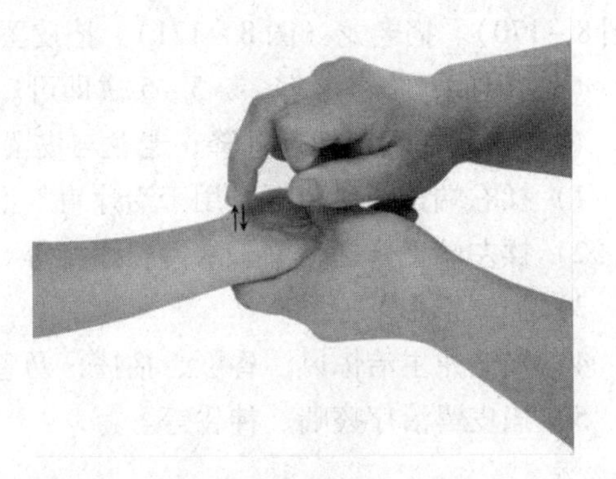

图8－167　揉捣小天心

（4）功效：开心窍，调阴阳，镇惊风，除烦热，散瘀结。点掐心经、内劳宫和小天心有镇静与镇惊之功，用于少儿惊风、头痛、发热、汗多、烦躁不安、目斜视与近视等，其名为黄蜂出洞，能明显增进睡眠，有益智健脑及强身之功；掐总筋和分推手阴阳是少儿推拿上肢的基本术式，传统上每人必用，每病先用。

9. 水底捞月

（1）穴位：内劳宫。

（2）操作：以拇指指腹由小指根推运，经掌小横纹、小鱼际、小天心，由大鱼际内侧缘进入内劳宫，作捕捞状，一拂而起，形如水底捞明月之状，操作时多以凉水作介质，或吹凉气（图 8－169）。

（3）时间：10 次左右。

（4）功效：清热凉血，宁心除烦。清法代表，治外感风热、壮热、无汗，或大汗、大渴、五心烦热等。

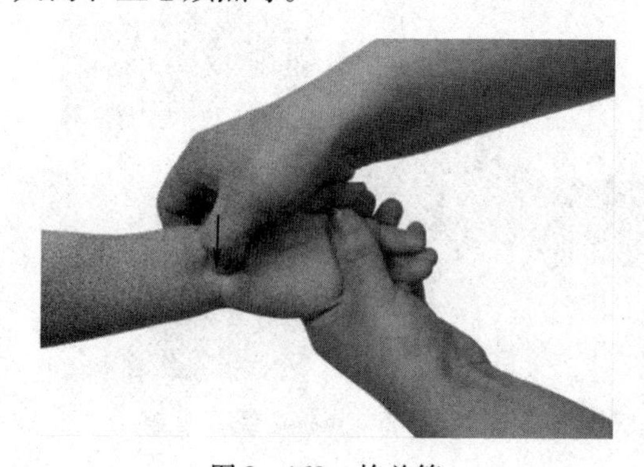

图 8－168　掐总筋

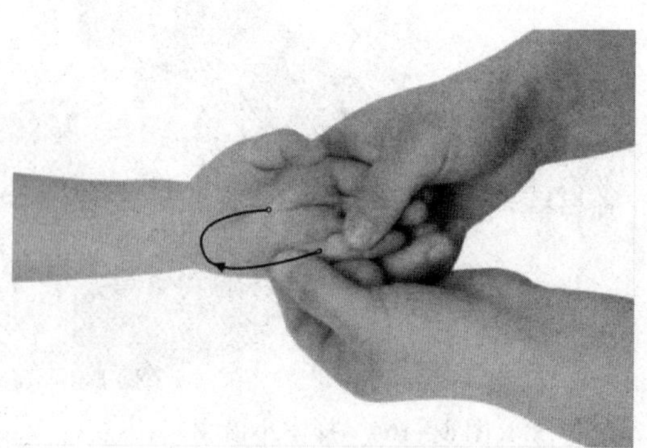

图 8－169　水底捞月

（二）阳掌

1. 左右端正及老龙、皮罢

（1）穴位：中指甲根两侧赤白肉际处，桡侧左端正，尺侧右端正。中指甲根正中后约 1 分处老龙；皮罢位于拇指甲根尺侧旁约 1 分。

（2）操作：可分别揉或掐左或右端正。亦可同时用双拇指指腹揉左右端正并掐之（图 8－170）。掐老龙（图 8－171）。掐皮罢（图 8－172）。

（3）时间：掐法不宜多，3～5 次即可。

（4）功效：端正调理升降；老龙与皮罢镇惊醒神。

1）揉右端正降逆止呕，用于治疗胃气上逆之溢乳与呕吐。

2）揉左端正升提，用于水泻、痢疾等。

3）掐端正用于惊风。

4）掐老龙主治惊风、昏厥、抽搐，乃急救之法。

5）掐皮罢治疗痰喘、神昏等。

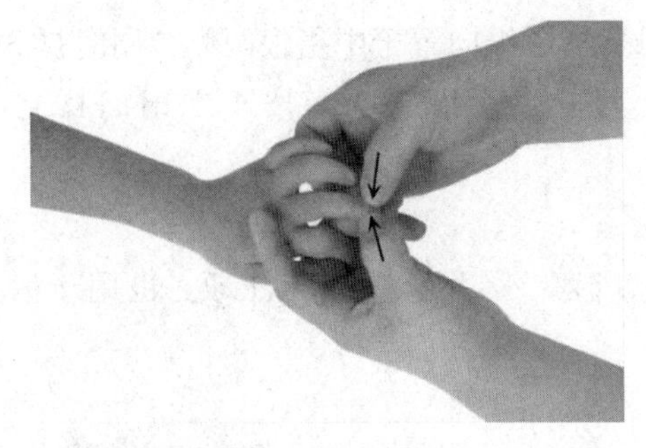

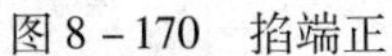

图 8－170　掐端正

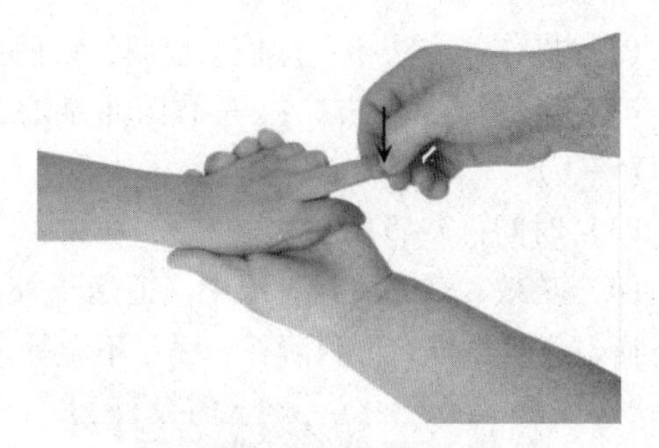

图 8－171　掐老龙

2. 五指节

（1）穴位：手背，拇指依次至小指，各指第一指间关节（横纹）处。

（2）操作

1）掐揉五指节（图 8－173）：用拇指甲逐个掐五指节，约 5 遍。掐后多施以揉法。亦可每一指节揉 3 掐 1，连续3～5个节拍，操作 1 分钟。

2）捻五指节（图 8－174）：拇指置于穴位，食指在掌面，拇、食二指相对逐一捻其指节，称捻五指节。5～10 遍。

（3）功效：安神镇惊，化痰通窍。用于惊风、惊惕不安、喉中痰鸣、抽搐、夜啼、烦躁、吐涎等。

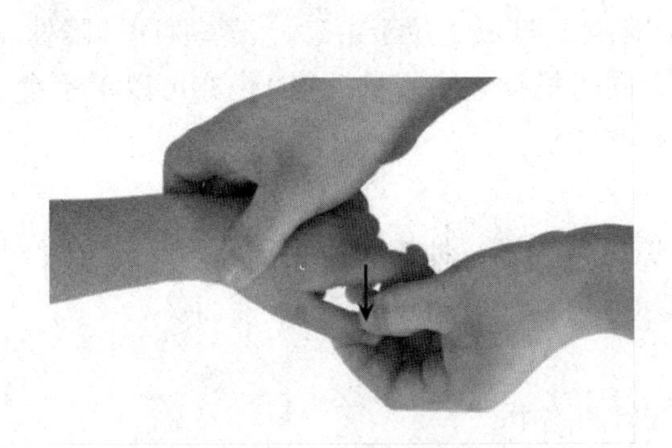

图 8－172　掐皮罢

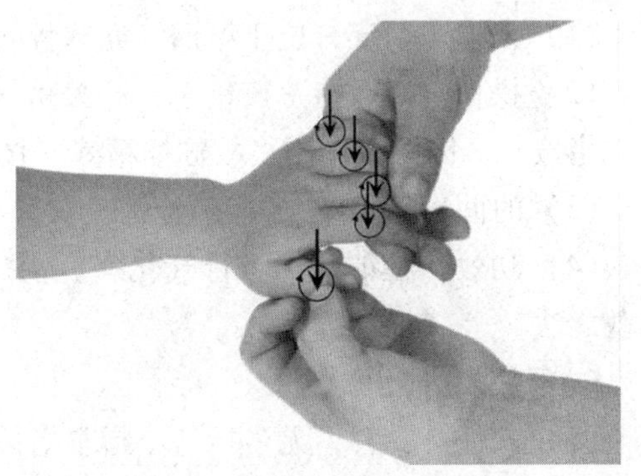

图 8－173　掐揉五指节

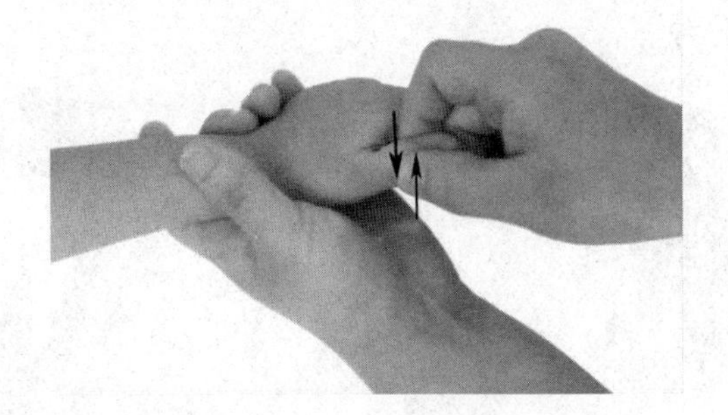

图 8－174　捻五指节

3. 揉掐二扇门

（1）穴位：手背，中指根两侧凹陷中，当赤白肉际下半寸。

（2）操作：方法一：揉掐二扇门，以两拇指指甲纵向置于中指根两侧，同时揉3掐1（图8－175－a）。方法二：一手托儿掌心，另一手食指与中指按于二扇门揉之（图8－175－b）。

（3）时间：3～5分钟。

（4）功效：散寒发汗，温中。适用于外感风寒、风湿、表实无汗证。也用于治疗心腹冷痛、流涎不止、下利清谷、手足不温等。

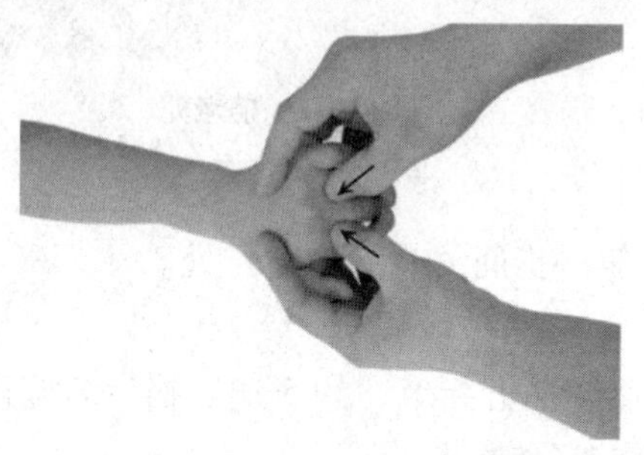

a. 掐二扇门

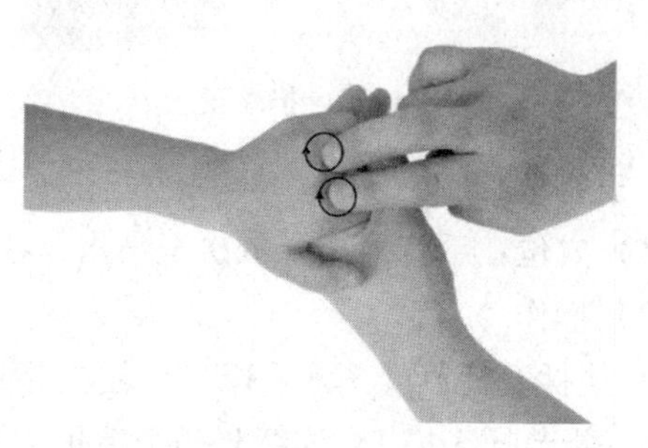

b. 揉二扇门

图8－175　二扇门操作

4. 掐精威

（1）穴位：精宁，位于第四、五掌骨间凹陷处；威灵，位于第二、三掌骨间凹陷处。

（2）操作：双拇指一按精宁，一按威灵，同时掐揉之，多按3掐1。亦可以单手食、中二指按之。因两穴同用，故称掐精威（图8－176）。

（3）时间：掐10次，按1分钟左右。

（4）功效：醒神开窍，行气化痰。治疗惊风、昏厥、抽搐、痰喘等。为神志异常时急救之法。

5. 揉掐二人上马

（1）穴位：手背，无名指与小指掌指关节后凹陷中。

（2）操作：可揉，可掐。一手拇指端置于二人上马揉之，称揉二人上马。亦可揉3掐1（图8－177）。

（3）时间：2～5分钟。

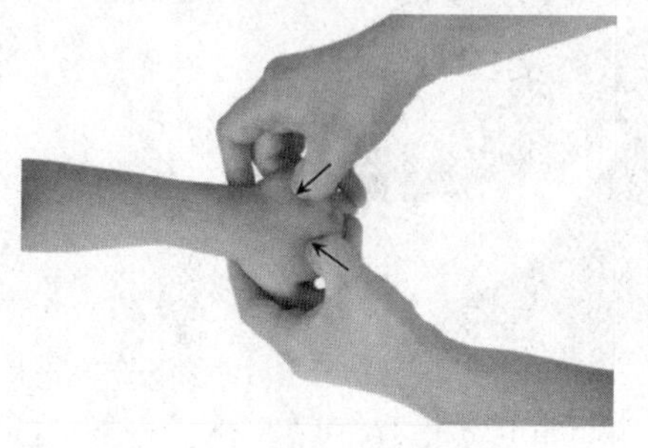

图8－176　掐精威

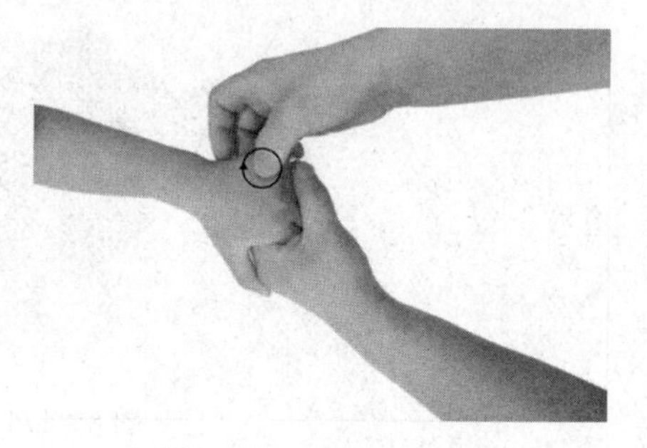

图8－177　揉掐二人上马

（4）功效：滋阴补肾，利水通淋。二人上马为滋阴补肾要穴，适用于肝肾阴虚之近视、弱视、智障、腰膝痿软。又能利水通淋，治疗潮热、盗汗、烦躁不安、小便赤涩等。

6. 揉掐一窝风

（1）穴位：手背，腕横纹正中凹陷中。

（2）操作：可揉可掐。揉用中指端，或拇指指腹按揉一窝风，多揉3按1。然后以拇指甲掐3~5次（图8-178）。

（3）时间：1~3分钟。

（4）功效：温中散寒，镇痛活血。该穴温中有通，用于风寒湿邪闭阻，经脉不通之痛痹及关节不利、汗出不畅、头痛、咳吐清稀痰涎、完谷不化、四肢逆冷、脘腹冷痛等。

7. 揉掐膊阳池

（1）穴位：一窝风后3寸处。

（2）操作：可揉可掐。掐用拇指甲，称掐膊阳池。用中指或拇指端揉，称揉膊阳池（图8-179）。

（3）时间：掐3~5次，揉1~3分钟。

（4）功效：通大便，利小便。治疗大便秘结、小便短赤等。

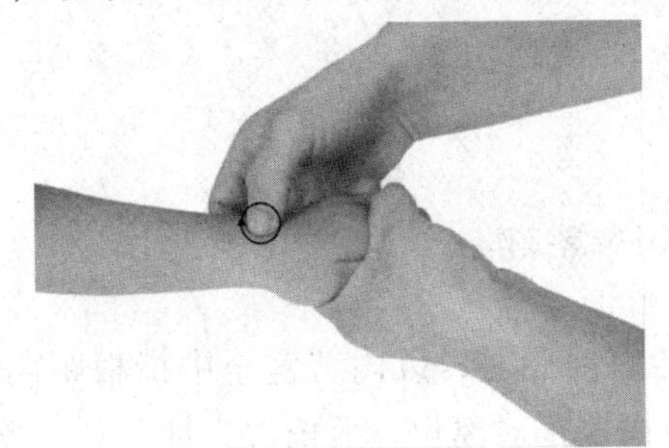

图8-178　揉一窝风

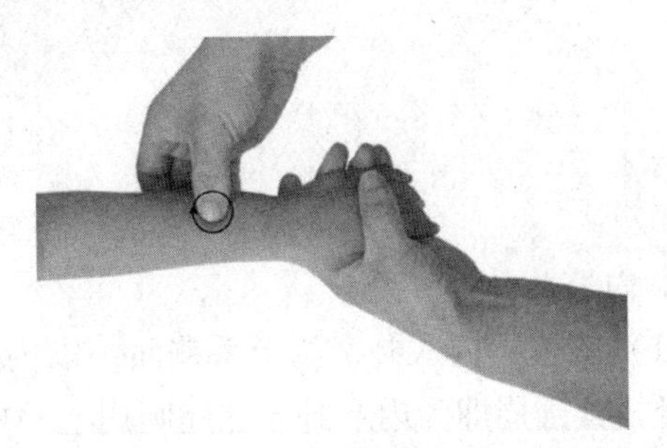

图8-179　揉膊阳池

（三）阴、阳掌

1. 内外劳宫

（1）穴位：内劳宫，位于掌心，屈指时，中指掌骨中间取穴；外劳宫，位于手背，与内劳宫相对。

（2）操作

1）外劳宫（图8-180-a）：多用揉法。

2）内劳宫（图8-180-b）：见水底捞明月。

3）双揉内外劳宫（图8-180-c）：以一手拇指和中指分别置于内外劳宫，以另一手食、中二指相对捏住少儿中指端，同时揉内外劳宫，并掐揉中指端之心经穴。

（3）时间：揉1~3分钟。

（4）功效：外劳宫能温能升，内劳宫能清能降。外劳宫的温与升治疗外感风寒，无汗或汗出不畅，或疹子不透，或皮肤瘙痒；内劳宫的清与降适用于一切热证，如发热、口渴、口疮、牙龈溃烂、便血、小便短赤、烦躁不安等。内外劳宫双揉，阴阳和，寒温适，升降顺，能预防感冒和增强少儿的适应能力。

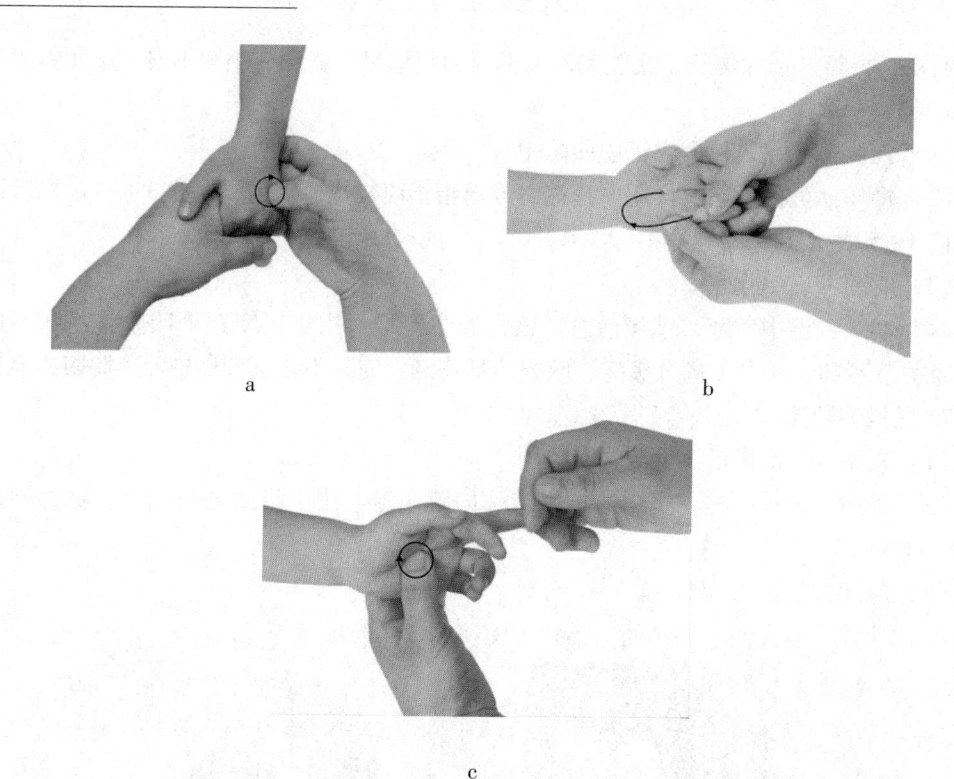

a b

c

图 8 – 180 内外劳宫操作

2. 内外八卦

（1）穴位：内八卦，位于手掌面，以内劳宫为圆心，以内劳宫至中指根距离的 2/3 为半径，其圆周即为内八卦，在此圆周上，中指根正对离位，后依次为坤、兑、乾、坎、艮、震、巽位；外八卦，位于手背，为与内八卦相对的圆周。

（2）操作：两穴均用运法。方法一为古法，少儿掌心向上，辅手握住少儿手，大拇指压住离卦，推手拇指做圆周运法，当运至离位时，从压住离位的大拇指背面滑过，叫离位不推（图 8 – 181 – a）。方法二为辅手拇指与食指围成圆，罩住少儿八卦穴，推手拇指指腹快速运之（图 8 – 181 – b）。传统少儿推拿有顺运和逆运之分。外八卦运法与之相同。

（3）时间：操作 1 ~ 3 分钟。

（4）功效：调和脏腑，行气理气。内八卦长于调理气机，兼能消食化痰，主治腹胀、腹痛、便秘、肠鸣腹泻等；外八卦主宽胸理气，通滞散结，主治胸闷、痰鸣、恶心呕吐等。

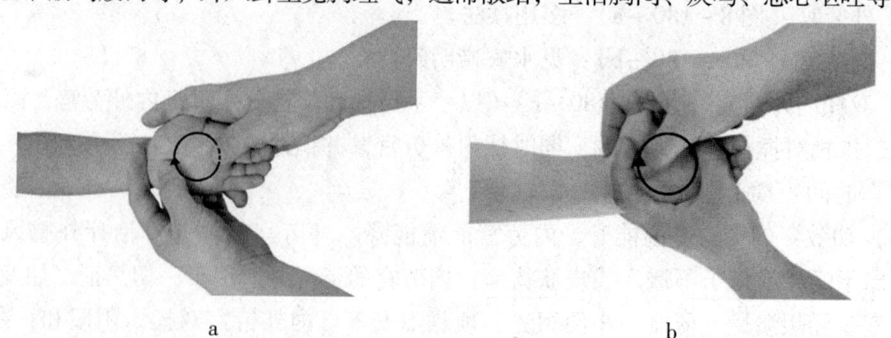

a b

图 8 – 181 内八卦操作

六、前臂三穴穴位手法

1. 三关

（1）穴位：前臂桡侧，从腕横纹至肘横纹成一条直线。

（2）操作：从下向上推动（图 8－182）。

（3）时间：3～5 分钟。

（4）功效：温里散寒，补益气血。为温补法代表，治一切寒证、虚证，如头冷痛、流清涕、流涎、畏寒肢冷、阴疽、心腹冷痛、疹子透发不畅，以及身体虚弱、神疲气怯、面色无华、食欲不振、少气懒言、头昏等。

2. 天河水

（1）穴位：前臂正中，从腕横纹至肘横纹成一条直线。

（2）操作

1）清天河水（图 8－183）：辅手握住少儿手，拇指按于其内劳宫，推手拇指或食、中、无名三指并拢，从腕横纹推至肘横纹。

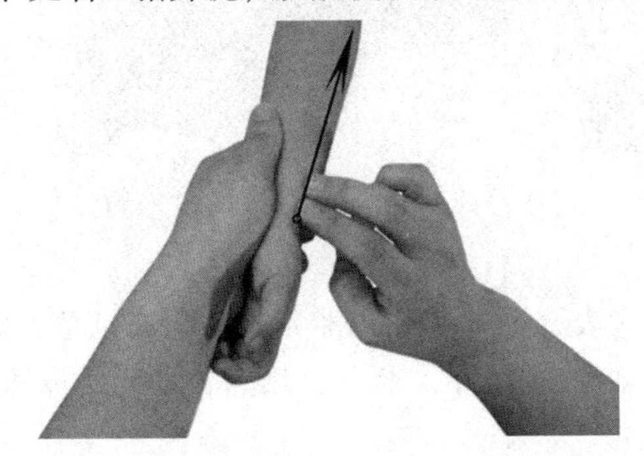

图 8－182　推三关

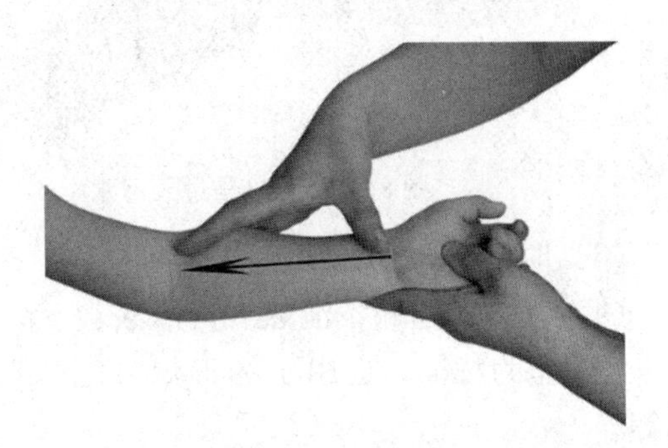

图 8－183　清天河水

2）大推天河水（图 8－184）：从少儿的内劳宫向上推至肘横纹。

3）取天河水（图 8－185）：由洪池（即曲泽）向掌心方向推，推至掌心，向上一拂而起。

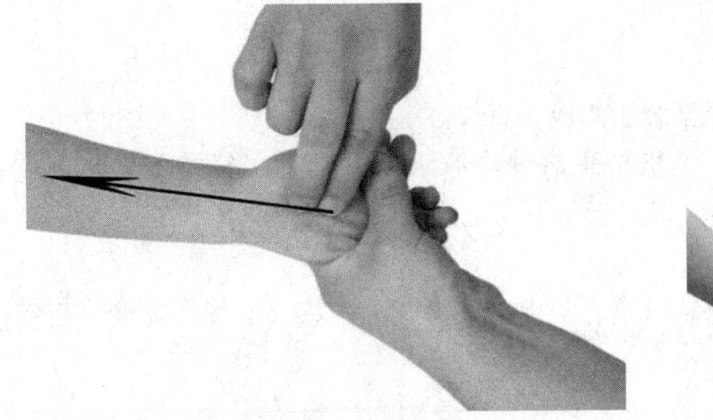

图 8－184　大推天河水

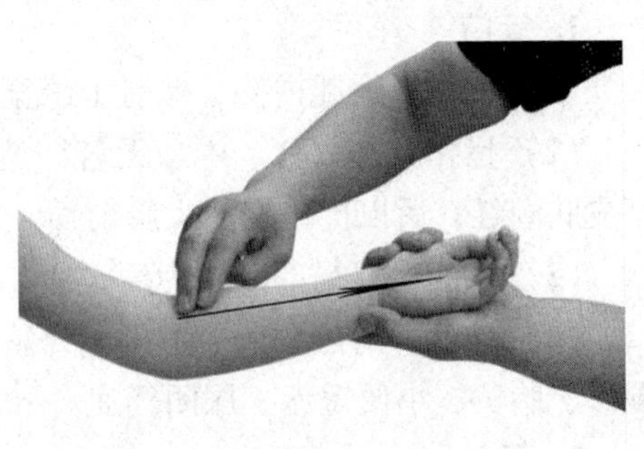

图 8－185　取天河水

4）打马过天河水（图 8－186）：先运内劳宫数遍，后以辅手拇指按于内劳宫，推手食、中二指交替从下向上拍打天河水。

（3）时间：以局部隐隐发红为度。

（4）功效：清热，凉血，利尿。为清法代表，治各种热证，实热、虚热均适宜。

3. 六腑

（1）穴位：前臂尺侧，从腕横纹至肘横纹成一条直线。

（2）操作：少儿屈肘，术者辅手握住少儿手腕，推手食、中二指指腹从肘向下推至手腕，称推（退）下六腑（图8－187）。

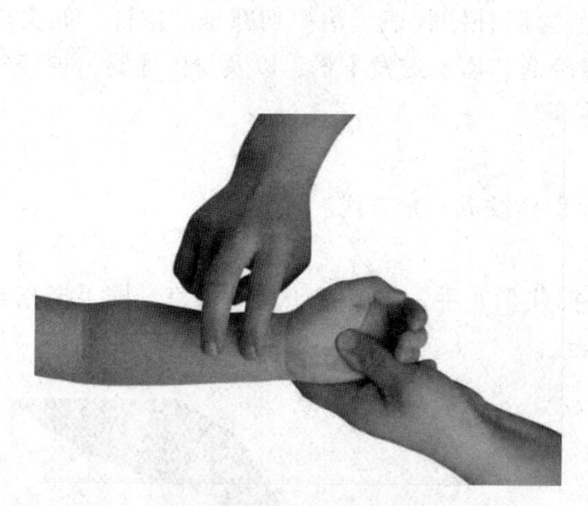

图8－186　打马过天河水

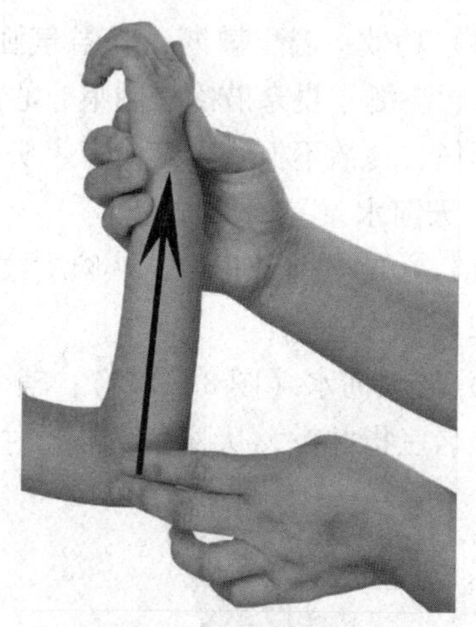

图8－187　推（退）下六腑

（3）时间：3～5分钟。

（4）功效：通腑，泄热。为清法、下法代表，用于各种积滞不通，临床以痞、满、燥、实、坚为特征。也用于热毒炽盛之咽喉肿痛、重舌、木舌、热痢、目赤、鼻流浊涕等。

退下六腑与推上三关，一为尺侧，一为桡侧，一寒一热，一泻一补。古人认为二穴其性猛烈，寒热太过，临床常二穴同用。即热证、实证以退六腑为主，推三关为次；寒证、虚证以推三关为主，退六腑为次。以防止寒热太过，补泻太猛，取其平调之意。

七、下肢部穴位手法

1. 箕门

（1）穴位：大腿内侧，髌骨上缘至腹股沟成一直线。

（2）操作：先以食、中、无名、小指指腹沾少许凉水从下至上轻轻拍击大腿内侧，至皮肤潮红；后以虎口置于大腿前面，以拇指从下向上推大腿内侧（图8－188）。

（3）时间：以局部潮红为度。

（4）功效：清热利尿。适用于外感风热、阴虚内热、气分热盛之心烦、流涎、夜啼、湿疹、胎黄、小便短赤、尿闭等症。

2. 百虫

（1）穴位：髌骨内上缘上约2寸，又叫百虫巢、血郄、血海。

（2）操作

1）按揉法（图8－189）：用拇指或中指端按揉，称按揉百虫。

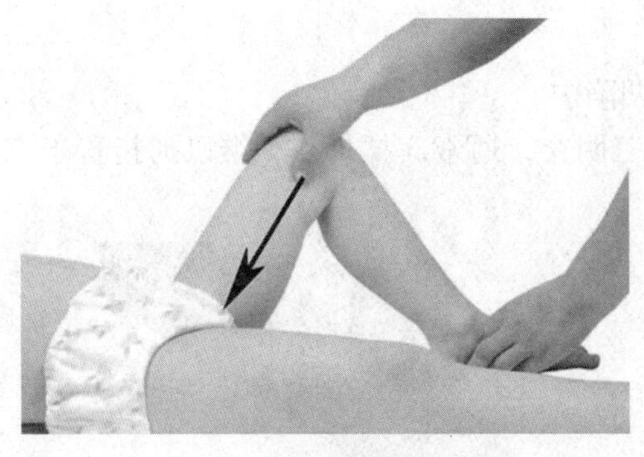

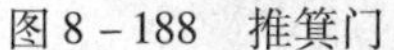
图 8 - 188　推箕门

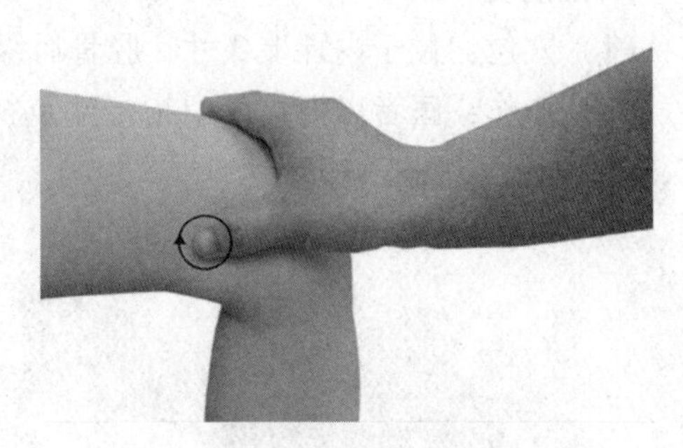
图 8 - 189　按揉百虫

2）拿法（图 8 - 190）：拇指在大腿内侧，其余四指置于大腿外侧，行拿法，称拿百虫。

（3）时间：揉和拿均操作 1 分钟左右。

（4）功效：通经络，透疹子。用于惊风抽搐、下肢痿软、痹痛等；也用于各种疹子及面斑、虫斑、皮肤瘙痒等。

3. 委中

（1）穴位：肱二头肌腱与半腱肌腱之间，即腘窝中央。

（2）操作：医者以拇指置于委中，其余的四指扶膝关节旁，拿揉之，每拿揉 3 或 5 次拨 1 次（图 8 - 191）。

（3）时间：1 ~ 3 分钟。

（4）功效：定惊，止抽搐，坚筋骨。治急慢惊风、抽搐、斜视、多动症等。

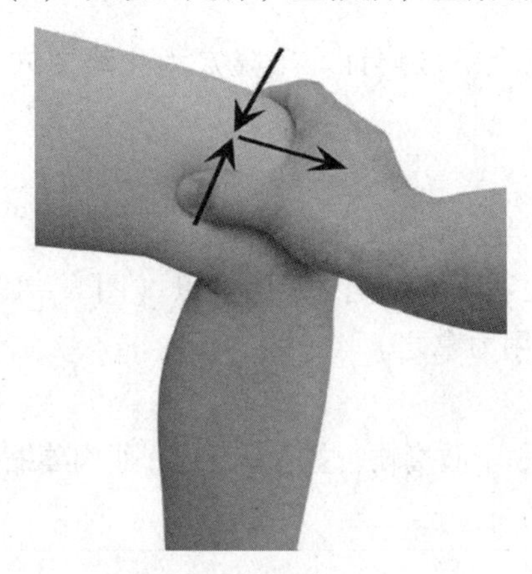
图 8 - 190　拿百虫

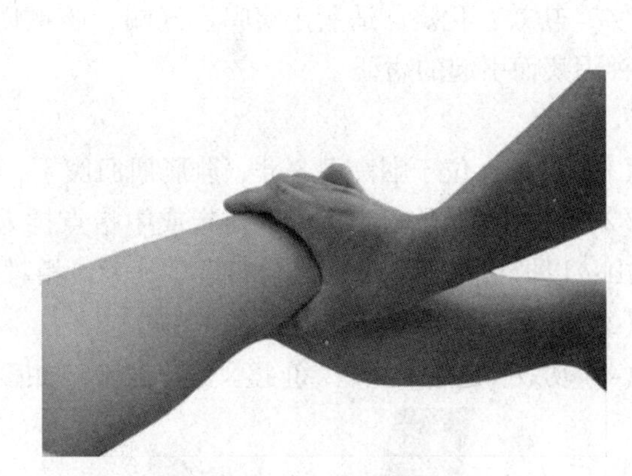
图 8 - 191　拿揉委中

4. 足三里

（1）穴位：外膝眼下 3 寸，胫骨嵴外旁开 1 寸处。

（2）操作：以拇指按揉之，多 3 揉 1 按（图 8 - 192）。

（3）时间：3 ~ 8 分钟。

（4）功效：补益脾胃。用于脾胃及全身虚弱等，如消瘦、五迟、五软、营养不良、吸收不良、反复感冒、自汗、虚喘、下肢痹证等。

5. 三阴交

（1）穴位：位于内踝上3寸，胫骨后缘凹陷中。

（2）操作：医者以拇指或中指指端点揉三阴交，通常3揉1点，继以拇指置于三阴交，上下擦之（图8－193）。

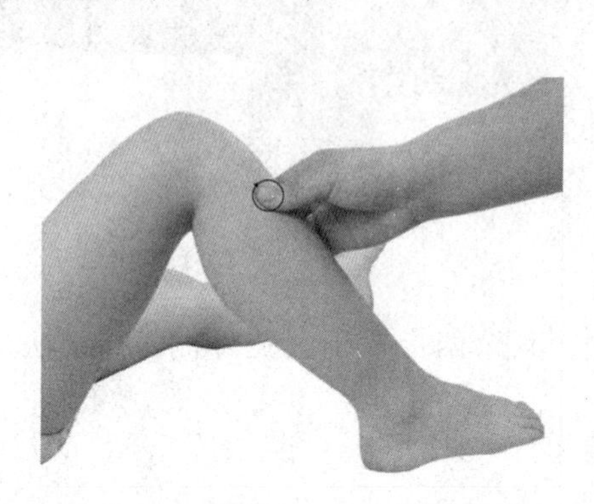

图8－192　按揉足三里

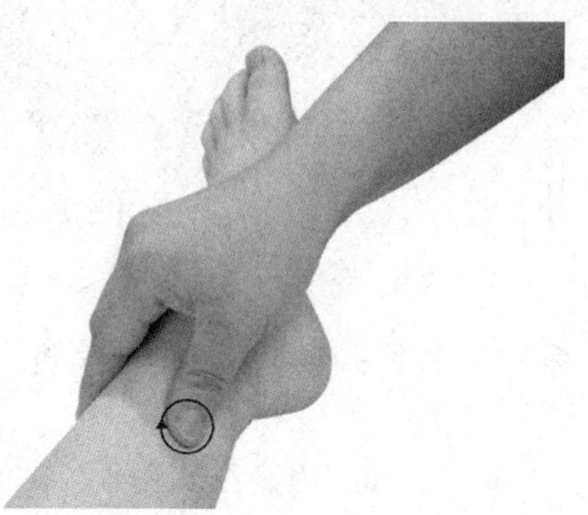

图8－193　点揉三阴交

（3）时间：点揉1～3分钟，擦之令热。

（4）功效：通调水道，养阴清热。对于身热、汗出、口渴、心烦、夜啼、磨牙，以及遗尿、癃闭、小便频数、尿赤涩痛等有较好疗效。

6. 丰隆

（1）穴位：外踝上8寸，胫骨前缘外侧1寸半，胫腓骨之间。

（2）操作：医者拇指或中指端按揉丰隆穴（图8－194）。

（3）时间：1分钟左右。

（4）功效：化痰。适用于痰鸣、气喘、咳嗽以及下肢痹证。丰隆穴为化痰要穴，治疗各种因痰而引起的病证。

7. 承山

（1）穴位：位于腘窝下8寸，腓肠肌肌腹下，当人字纹下凹陷中。

（2）操作：揉承山：医者以拇指或中指点揉人字纹下凹陷，3揉1点（图8－195）。拿承山：以拇指置于承山，其余四指靠其旁，相对用力拿之。

（3）时间：点揉1分钟，拿约10次。

（4）功效：通络，止痛，止痉。治疗惊风、抽搐、下肢痿软、立迟、行迟、肌肉萎缩等。

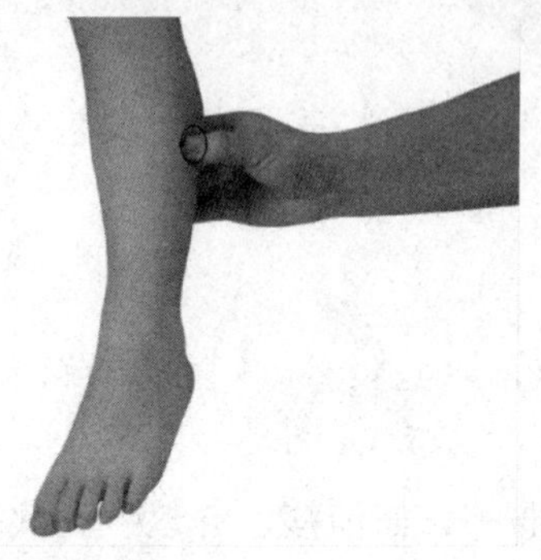

图8－194　按揉丰隆

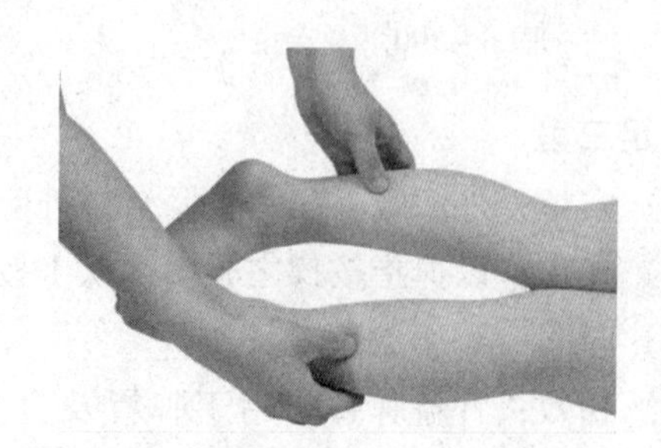

图8－195　揉承山

8. 内外踝

（1）穴位：内外踝与跟腱之间的凹陷。内侧为太溪，外侧为昆仑。

（2）操作：分别揉太溪与昆仑，或同时拿太溪与昆仑（图 8－196）。

（3）时间：揉 1 分钟左右，拿 10～20 次。

（4）功效：补肾，养阴，敛汗。太溪用于肾阴不足之潮热、盗汗、颧红、咽干口燥等；昆仑用于腰痛、痹证、下肢痿软等；拿跟腱对于跟腱疼痛有治疗作用，也用于急救。

9. 涌泉

（1）穴位：屈趾，将足掌分为三等分，前 1/3 与中 1/3 交界处的凹陷取穴。

（2）操作：先以拇指轻摩涌泉，继点揉之，每揉 3 点 1，后以拇指指腹上下搓擦令热；最后以中指指间关节髁捣（叩）之（图 8－197）。

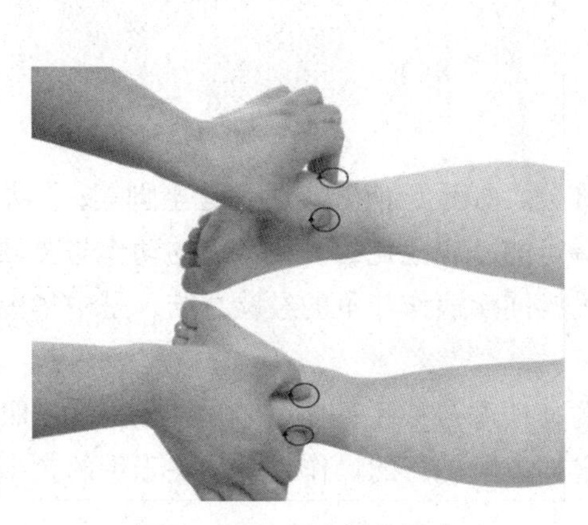

图 8－196 揉太溪与昆仑

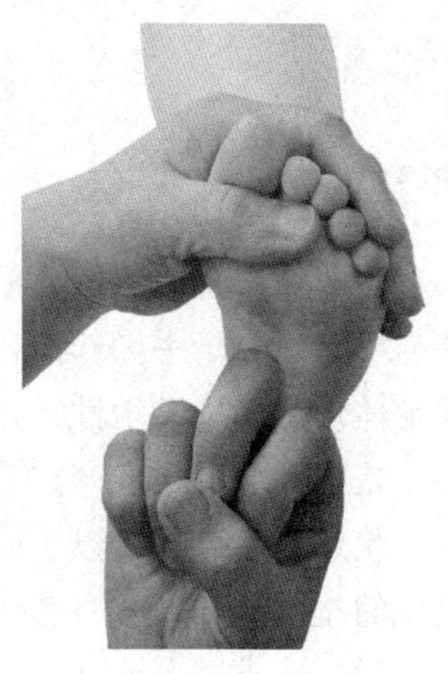

图 8－197 捣涌泉

（3）时间：透热为度。

（4）功效：引火归元，安神镇静。适用于烦躁不安、多动、夜啼、头痛、口舌生疮、皮肤干燥瘙痒。长期运用，可增进睡眠，增益智力。

10. 仆参

（1）穴位：外踝下凹陷中。

（2）操作：医者用拇指指甲掐之称掐仆参。亦可以拇指与食指、中指相对捏拿仆参（图 8－198）。

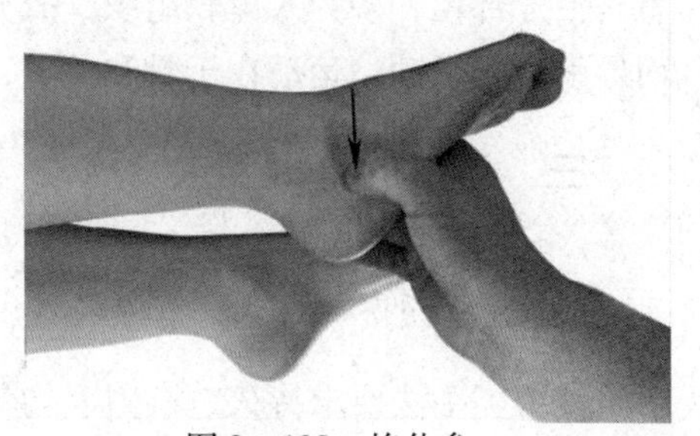

图 8－198 掐仆参

（3）时间：掐 10 次，拿 1 分钟左右。

（4）功效：通经络，止抽搐，急救。用于足跟痛、下肢瘫痪、尿道炎、癫痫、鼻出血等。

（刘小林、丁卫青、王建红、梁林燕）

附篇：整体推拿手法

第一节　概　述

一、手法的定义

手指推拿时医者所采用的肢体的某一部分，如手、前臂、肘，甚至脚等；“法”即行业内的规定与要求，对于手操作而言乃指特定的、规范化的、技术性的动作与要领。这种行业内的规定体现了历史继承性，是中华民族同疾病作斗争的经验总结，是中华民族集体智慧的结晶，是宝贵的文化遗产。

手法的完整定义应该是：以手或肢体的其他部分或手的替代物（器械），按照各种特定的、规范化的技术动作，在患者体表一定部位所进行的操作，它是关于手的艺术。

二、手法的分类

手法的分类方法很多。根据手法作用的对象和手操作的特点，将其分为按抑类和运动关节类手法较为科学。古人谓推拿、按摩为“按跻”（《内经·异法方宜论》），王冰注解为：“按者抑按肌肤，跻者捷举手脚。”奠定了这种分类法。由于按抑类手法的作用部位就是治疗部位，多为人体软组织，故亦有人将按抑类手法称为作用于人体软组织类手法。而导引就是运动，运动在于骨和关节，这类手法就被称为作用于骨与关节类手法。

三、手法的基本要求

（一）按抑类手法

按抑类手法要求持久、有力、均匀、柔和。

其中持久与有力体现阳刚之性，均匀与柔和体现阴柔之性，二者相合刚柔相济，阴阳协调，最终达到深透。深透是推拿临床所追求的目的，是衡量手法质量的根本标准，也是取得疗效的技术保证。

（二）运动关节类手法

运动关节类手法要求稳、准、巧、快。

四、手法的境界

手法是推拿的核心和根本，是医者施治于对象的工具，是治疗疾病和保健的关键。手法的好坏不仅关系到疗效，而且关系到医者的声誉和学术的发展。因此，苦练手法，追求手法的完美是每一个推拿工作者梦寐以求的事；而发展手法，又是学术与时代的要求。要掌握好手法，尤其能熟练并随心所欲地在临床运用好手法，不是一件容易的事。在学习过程中有一个由浅到深、由简单到复杂、由初级到高级的渐进过程。这个过程其实就是推拿手法发展的三个阶段，即三种不同的境界。

（一）形似

所谓“形”，是指手、手的姿态与外形和手所展示出来的动作。其表现形式为手的具体位置、方向、形状、接触部位、作力点等等，以及其技术要领，即各种特定的规范化的动作。如一指禅的沉肩、垂肘与悬腕，㨰法的手形，摩法的轨迹，扳法的体位与姿势，振法的静止性发力，以及踩跻时的弹跳等。对形的学习和掌握重点在多看、多模仿、多体会。初学者可通过老师讲解、阅读文献、临床观摩或参考光盘等形式对其动作外形、姿势，以及频率、幅度等熟记于心，然后勤于练习，反复揣摸，就会有成。形似是基础，是根本。只有做到了形似，才能立足临床，才有发展空间。

（二）神似

经气感应谓之神，内在功力谓之神。所谓神似是寓于外形之中的内在功力。这种内在功力不仅包括手法本身应具有的力度、柔韧度、熟练程度等，更包涵了技巧、灵敏度、感应性，以及医者对该手法的理解和长期应用过程中所产生并达到的一种境界。做到神似后，手法才会刚柔相济，才会有强大的深透性，也才更有安全保障。要做到神似，必须在形似的基础上勤学苦练，并反复征求患者的意见，不断改进手法。此外，经常接受推拿，认真体味不同推拿师的不同推拿手法的刺激质量，取他人之长、补己之短也是达到神似的重要措施。

（三）形神合一

做到神似以后，手法的技艺就已经臻熟了，但只有好的技艺，并不等于一定会有好的疗效。形神合一，才是推拿的最高境界，是推拿师毕生所追求的目标。所谓形神合一是指其外形和内力的有机结合，再加上施术时医者摒除杂念、专心致志，使神发于心，神御于气，气贯于手，使手的感应性和灵敏性都达到最佳状态。医者一接触患者体肤，就能循得病所，就找到了重点推拿部位。其一招一式不论从内容，还是形式上都符合临床，都恰到好处，不是手法，胜似手法。正如《医宗金鉴》所言：“一旦临证，机触于外，巧生于内，手随心转，法从手出。”这就是形神合一的状态，是一种完美的境界。

五、手法的命名原理

根据手法的动作和形态是最为科学的命名方法。

六、手法的发展规律与方向

从手工操作的繁杂与劳苦可以得出机器手、电子手等人手替代品的涌现是其发展规律之一。

“手本血肉之体，其宛转运用之妙，可以一己之卷舒，高下疾徐、轻重开合，能达病者之血气凝滞，皮肉肿痛，筋骨挛折与情志之所苦欲也。较之以器具从事于拘制者，相去甚远矣”（《医宗金鉴·正骨心法要旨·卷一·外治法·手法总论》）。从这句话可以得出，手法永远不可能被器械替代。手法的精细化与感性化是手法发展的又一趋势。

七、手法的设计与创新

手法的创新与发展是学术发展的必然趋势。设计与提炼新的手法必须注重以下几点：

1. 符合力学原理。
2. 符合人的生理与病理规律或状态。
3. 符合美学原理。
4. 安全。

第二节　按抑类手法

按抑类手法主要作用于人体软组织（皮部），按抑的部位常常就是治疗部位。其中按抑的含义就是接触。接触是所有手法的基础，没有接触就没有按摩和推拿。在接触的基础上，又根据手的运动形式和轨迹将其分为摆动类、摩擦类、振动类、挤压类和叩击类五大类手法。五大类手法，运动形式和轨迹不同，技法特征不同，临床运用也不同。

一、摆动类手法

摆动类手法以垂直下压之力为基础，接触部位保持吸定，前臂摆动发力，具有深透柔和之特点。摆动类手法大多自成体系或流派。摆动类手法主要有：一指禅类、㨰法类、揉法类等。

（一）一指禅推法

【定义】

以拇指吸定于一定部位，通过前臂摆动带动其在治疗部位来回运动的手法。

沿革及意义：梁朝俱骶和尚：“吾得天龙一指头禅，终身受用不尽”。清朝河南李鉴臣—丁凤山—丁树山、王松山、朱春庭等。20 世纪 50 年代，上海办班，将本法推向全国。

【分类】

1. 指端推

（1）手形：拇指指腹紧贴食指第一指节桡侧。拇指端垂直作用（吸定）于一定部位。

（2）十字诀及其内涵：沉肩、垂肘、悬腕、掌虚和指实。

（3）发力部位：垂肘产生向下压力，前臂摆动（或肘关节的屈伸）带动腕、掌、指部协调并来回运动（摆动）。设计原理为加强深透并使向下的压力变得柔和。

（4）紧推慢移：在保证单次手法吸定与一定频率的基础上，逐步沿一定的路径，如经络等缓缓移动，以扩大治疗范围。

（5）意义：①用于穴位，可起到相应的治疗与保健作用。②通过反复练习，养成推拿时肩肘及腕放松的基本习惯。在西南及北方，一指禅推法并未普遍运用，且其力度与治疗范围有限，但通过练习该法，尤其是按其要求长期沉肩、垂肘、悬腕等，能使其他推拿手法（如揉、摩、拿等）变得美观、柔和，实为推拿之基本功。

（6）操作

常用穴位：合谷、曲池、太阳、委中、肾俞、肩井等。

常用部位：脘腹、任脉、腰部。

（7）缺陷：难于固定与接触面太小。客观上需要克服。

2. 偏峰推

（1）手形：突出由指端推变为偏峰推。“指端”改为拇指桡侧，“食指紧贴”变成散开，“悬腕”则要求平直。

（2）是蝴蝶双飞的术式与由来。

（3）经典推法：额三角、面八字、眶 8 字、唇周、耳周、踝周、腕关节等。

3. 缠推法

指端推、偏峰推、跪推和指腹推完全根据操作时所用拇指的不同部位而命名。而缠推法是指极快的指端推和偏峰推。为了极快，故其摆动幅度较小，尤如小跑状，因而也称其为小步子推法；要极快，必须意念专注、精神高度集中，所以也称其为“心劲功”。其频率一般要求在 200 次/分以上。

缠法是消法的代表手法，长于活血消散，疮痈及新伤亦可用之。常用部位有：缠推颈前、颌下、骨缝等。

（二）㨰法

【定义】

前臂旋转与腕关节屈伸复合而成的一种推拿方法。

上世纪 30 年代，丁季峰先生创立㨰法，故该法在学术界被称为丁氏法。㨰法弥补了一指禅推法的不足。㨰法有两种，小鱼际㨰法与指背㨰法。因此，要通过反复演示与比较，使学生明白两种手法各自的特色和不足之处，并加以综合，最终形成新的㨰法。

【技术要领】

1. 八字诀

沉肩，垂肘，立臂，竖掌。

2. 吸定点

第四、五掌指关节背侧为中心。

3. 身姿

医者左（右）手置于患者左（右）前方，高低为接触部位平医者脐为佳。

4. 角度

肘关节屈曲约120°，腕关节屈曲约120°，滚动方向与胸壁夹角约45°。

5. 频率

多为120～160次/分，但临床普遍要求达到180次/分以上。

【运用】

通过分析其术式，得出㨰法所具有的特殊的、无可替代的气血泵样作用，长于镇痛、解痉、活血化瘀。

㨰法是临床重要的放松手法，广泛用于保健和大范围的局部放松。其特点为柔和、深透与舒适。

【操作】

㨰腰、㨰背、㨰大小腿、㨰肩、㨰颈部。

（三）揉法

【定义】

前臂的摆动带动吸定部位在患者体表做回旋运动称揉法。根据吸定部位命名为指揉法（尚可具体为拇指或中指或多指），掌揉法，大、小鱼际揉法，掌根揉法，肘揉法，前臂揉法，以及双掌合揉法等。

【技术要领】

1. 手形：揉的部位不同，手形也不同。
2. 吸定：肉动皮不动是揉法的特征。
3. 沉肩，垂肘，摆臂，回旋。

【运用】

揉法在操作时，有左转与右转、快与慢、深与浅之不同，因而能较好地根据不同的证候辨证选用，达到最佳调和气血与阴阳之功，即揉法长于调和。同时，操作时表面没有摩擦，皮下组织被带动回旋，患者感觉极为舒适，即称揉法最为柔和。

【操作】

1. 指揉法用于穴位，五官、头面、肚脐等部位。
2. 大鱼际揉法用于颜面、踝、前臂等。
3. 小鱼际揉法用于颈部。
4. 掌揉法用于腹部，掌根揉法用于四肢。
5. 前臂揉法用于肩部和腰背部。
6. 双掌合揉法亦称狮子抱绣球，于肩部操作最宜。

【类似手法】

指弹法：指为食、中、无名三指末节，弹言其轻快，其动作要领为动指（远端指间关节的快速屈伸）不动腕，频率在300次/分以上。本法为近代推拿名家钱福卿先生在一指禅推法的基础上创新而来，与一指禅推法相比，动作更轻快，尤飞翔之状。主要用于咽喉疾病。

二、摩擦类手法

一个物体在另一个物体表面相对运动称为摩擦。摩擦类手法是以术手在接触部位上运动，由于其运动的轨迹不同，手法名称也不同，即该类手法是根据运动轨迹而分类的。摩擦有滑动摩擦和滚动摩擦两大类，故搓法也归于该类手法，是滚动摩擦的代表手法。

摩擦能够产热，故该类手法长于温通，如摩法、平推法、运法、擦法等。但产热太过，则温热耗散，尤其是从重从快的摩擦亦是清法的代表，如取痧法的刮法等。

为保护皮肤，增强疗效，摩擦类手法常需运用介质，主要由下述药物组成：活血化瘀类、麻醉镇痛类、温经散寒类、养颜祛斑护肤类、辛香通窍类。芝麻油与药物的比例为(2～4)∶1。将药物为粉，置于锅中，以芝麻油煎开，炸之，过滤，装瓶备用。

（一）摩法

【定义】

圆形轨迹的运动。

【技术要领】

1. 圈子要圆。
2. 频率较缓。
3. 紧贴皮肤。
4. 圆周各处用力均匀，速度一致。
5. 皮动肉不动为其特征，提示其力度较轻。

【运用】

镇静安神，疏肝理气，消积导滞。多用于内伤杂证的治疗。

【操作】

指摩法常用穴位：囟门、中脘、神阙、关元、气海、命门、肾俞。

指摩法用于保健与美容：摩颜面、唇周、眶周、眉梢、额头。

摩腹常用的两种方法：双手重叠和单手加强法。

【类似手法】

1. 运法：用于少儿，力度较摩法为重，可圆可弧。运者本意为由此地及彼地，运者以力或工具载之。运法是重要的行气活血与消导之法。

2. 旋推法：用于少儿，历史上只用于手指螺纹面，与摩法的鉴别要点在于力度、范围、推手等。

（二）擦法

【定义】

沿直线来回运动。

【技术要领】

1. 来回直线运动，即路径要直。

2. 频率快。

3. 力度重。

4. 运用介质。

【运用】

1. 擦法是重要的产热之法，能产热，也能散热，关键在于操作的度量。

2. 擦法亦是收功之法。

3. 擦法多用于异感部位的操作，如麻木、蚁行、痹痛、冷感、瘙痒等。

4. 擦法的功效与度量：轻擦则温和产热，热能深透，温煦皮肉筋脉，即“按之则热气至，热气至则痛止”。过度运用擦法，则局部潮红或青紫，即肌衄，有祛邪、退热之功，是取痧的方法。

【操作】

1. 指擦鼻旁、耳周，掌擦肩背，小鱼际擦脊之两旁。横擦腰骶，纵擦腰肌，横擦小腹乃重要的温阳散寒之法。

2. 擦胁肋能疏肝理气。

【类似手法】

1. 推荡法：内功推拿流派的重要方法。去重回轻的平掌直线运动称推荡法，又称掌推法或平推法。主要用于内妇杂证的推拿治疗，习武者用此法增加对皮肤的刺激，使之成为铁布衫。

2. 五指拿法：著名推拿学家邵铭熙创立此法。其动作要领为五指伸直，去重回轻，如抓拿一般。该法用于局部放松与保健，尤以肩部为宜。

（三）推法

【定义】

单方向直线运动谓之推。

【技术要领】

1. 路径直，去而不返。

2. 多沿经络方向。

3. 顺纤维走向为其特点。

【分类与运用】

推法按操作部位分为指推法、掌推法、大鱼际推法、肘推法、脚推法等；按作用与目的分为内伤杂证推法、少儿推法、理筋推法等。

推法伤科最为常用，如配以介质疗效更佳。部位较大或面积较广时多用掌、大鱼际推，而小范围或需精细理筋时多用手指推。

1. 指推法：为少儿推拿与内伤杂证推拿的主要手法，以轻快为其特色。如推大肠、补脾、分推各处阴阳、开天门、推桥弓等。

2. 掌推法：有两种方法：

（1）用于内伤杂证时，类似于指推法，但面积更大，力度更为深沉，是内功推拿法的基本手法，又称平推法或推荡法。其动作要领为拇指外展，与四指垂直，手平直于施术部位，以手掌及拇指桡侧缘着力，去重回轻，去实回虚。长于温通和消散。

（2）用于伤筋，是重要的理筋之法。用于理筋时，必须注意下述操作要点：①频率应缓。②深沉之力。③方向：在筋的中部，固定一端推向另一端，或用合筋之法；在筋的两端，则应推向起点或止点。④顺筋为理，垂直为拨：一定要注意沿纤维方向推行。⑤主动推法与被动推法（主动推法为医者手动，被动推法为指下关节运动，均达到理筋之目的）。

【操作】

1. 理肩筋，理肘筋，理腕筋，理踝筋，理背筋，理指趾之筋。

2. 推大腿，推小腿，推抹胁肋，肃肺。

（四）抹法

【定义】

沿弧线或不规则（但左右对称）曲线做来回运动的方法。

【技术要领】

1. 抹者，一拂而起，一带而过也，言其轻也、快也。操作时以轻快为特点，不可黏滞。

2. 路径有时虽不规则，但常左右对称。

3. 来回运动最为普遍，但不宜拘泥。

4. 与其他手法比较：摩法轻而圆、皮动肉不动；运法可圆可弧，皮动肉也动（力度较摩法重）；抹法弧而不规则，皮动肉不动。扫散法与钩抹法为其变法。

【运用】

1. 轻柔舒适，祛风理气通络，多用于感冒、郁证、痞证等。

2. 美容与皮肤护理。

3. 明目通窍，用于五官病证。

4. 咽喉抹法。

5. 古人谓虚证多抹少推，意为其有调补气血之功。

【操作】

抹额，面部指抹法，面部大鱼际抹法，抹咽喉，抹胸腹，扫散法，钩抹法。

【类似手法】

1. 钩抹法：以食指指面与中节的桡侧缘着力，进行抹动的方法。该法力度较指抹法重，且于穴位处可以指间关节髁点揉之，是兼顾经与穴的方法。

2. 扫散法：以拇指桡侧缘及食、中、无名、小指面轻贴两颞侧，自前向后来回推擦、去远回近，逐渐向后抓抹的方法。能祛头风、醒脑开窍及疏肝利胆。

3. 掌抹法：医者与患者对面而立，医者两手分别置于患者头部两侧，两掌相对从额正中朝两侧分推至耳前上，反复 3～5 次后，以大鱼际或掌根从耳前—耳上—绕耳—风池—肩井施以推抹之法。

（五）搓法

【定义】

双手对称夹持患者肢体，双手协调来回搓动。

【技术要领】

1. 力向对称，故搓动较小部位以双手夹持，搓动较大部位应充分利用床面。
2. 搓动频率应快。
3. 双手平直自然，或紧贴被搓部位。
4. 快搓慢移。

【运用】

1. 重要的放松手法。上下肢推拿结束时的收功动作。
2. 行气活血，用于痹证、历节、阳虚等。
3. 疏肝解郁，消食化积。

【操作】

搓上肢，搓下肢，搓脚，搓摩胁肋，肃肺。

【类似手法】

1. 搔法：轻抓法，用于头部，又称干洗头。

2. 托摩法：托摩法又称托法，用于腹部，是摩法与按法的复合手法。其方向一定向上，且以小指、无名指及手之尺侧为着力点，随患者呼吸运动，于其呼气时，顺势上托。主要用于胃下垂及中气不足之证。

三、振动类手法

高频率作用于机体，使其局部产生振动的手法，为振动类手法。机械地来回运动形成振动，如钟摆一般。振动主要的技术指标为振幅、频率和时间，高频率是推拿振法的特点，但与之相应是振幅较小。

振动类手法的静力性特征：频率过高时，常常看不见运动，故该类手法在操作时，相关肌肉常呈强直状态，最为费力。

振动类手法与内功相联系：要求医者需具有深厚的内功。故有人常将其与气功，尤其是外气联系起来。

振动类手法在按压、拿捏一类手法中加入振动类手法，使其更加柔和，是重要的放松解痉之法，具有良好的激活经穴的作用，是消法的代表手法，具有较好的消散作用。

由于人体神经、肌肉与心脏等具有固有的动作电位，并以波的形式表现出来，因此适宜的振动类手法能影响其固有波，从而对它们进行调节。近年来的研究证实，振动类手法有利于力的扩散（在同一层次）和深透。

振动类手法包括抖法与振法。

（一）抖法

【定义】

握住肢体远端，快速上下小幅度来回运动的方法。

【技术要领】

1. 握肢体远端，如手指、手腕或踝部。

2. 微微牵拉令直。

3. 患者全身心放松，肢体自然下垂。

4. 高频率、小幅度上下抖动。

【运用】

1. 重要的放松手法，多用于收功。

2. 重要的解粘法，用于关节的僵直与功能障碍。

3. 有利于整复关节，尤其是在拔伸的同时运用抖法，拔伸使筋得以纵向伸展，抖动使筋得以横向（上下）运动，能有效地解除关节附近深层组织的痉挛。

【操作】

抖上肢，抖下肢，抖腰。

【类似手法】

1. 抄腹法：《肘后备急方》曰："使病人伏卧，一人跨上，两手抄举其腹，令病人自纵重，轻举抄之。令去床三尺许，便放之。如此二七度止。"今人称其为颠簸疗法，治疗肠病有效。

2. 卧式抖腰：与抄腹法同，但取仰卧位。对腰椎间盘突出、腰扭伤和小关节紊乱有较好疗效。

（二）振法

【定义】

掌或指吸定于一定部位，通过前臂强直性收缩在接触面上产生振颤的方法。

【技术要领】

1. 双手自然下垂，落于治疗部位，即治疗部位低于肘关节。

2. 前臂高频率强直性收缩。

3 以神御气。

4. 借助体重，加强深透；变换压力，加强刺激。

【运用】

1. 激活经穴。

2. 消导积滞，活血化瘀。

3. 振奋阳气。

4. 柔和手法：对于按压一类手法，如点法、按法、拿法、捏法，如果加以振法，将引起局部的振颤，从而使其原有作用力均匀地扩散与分布，患者感受更为舒适，增添了阴柔之性。

【操作与分类】

1. 指振与掌振。

2. 振法与颤法：颤法具有更加温和、频率更高之特点。

振百会，振四神聪，振脑门与振风池，振大椎，振奋胸阳，振肾俞，振按脘腹，振龟尾，振四肢。

四、挤压类手法

挤即多方向，合力作用；按，与压同义，抑也，单方向，垂直向下。挤压类手法为从一个方向或多个方向作用于机体，以缩小机体体积或空间的推拿方法。单向，垂直向下，点按是也；一方支撑（或称固定），另一方对称用力如夹持状，捏拡是也；多向用力，直指中心，挤捻是也；捏而提起是谓拿。总之，用力方向多围绕并指向一定部位。

挤压类手法的要领：面积决定刺激量；方向决定刺激量；上肢主动发力与借助体重之间的关系；得气即止与适当停留。

挤压类手法是最为基础的手法之一。挤压类手法用力方向指向病变部位，符合医患关系。轻者为补，由外至内，给以能量；重者为出（泻），逼（推）而出之。穴位不同，功能不一。

（一）点法与按法

【共性】

1. 垂直向下用力。

2. 吸定，显示出静力性之特点。

3. 主动发力。

【区别】

1. 力大为点，力小为按。

2. 作用面积：点为点，面为按。

3. 点法最为深透，按法次之。

4. 点以指端，按以指面。

5. 点用于穴位，按用于某一平面。

【技术要领】

1. 点法要蓄力于指，按法蓄力于掌。

2. 力的方向应直指体内。

3. 力度由小到大，逐渐加压，得气为度，得气后停留片刻（约 20 秒）。

4. 点者，杵也，故所用部位以指端、指间关节髁及肘尖等为宜。

【运用】

1. 以指代针，点法是也。激活经穴，以治疗多种疾患。

2. 按法是重要的温补与截断（与气机运行方向相同时，可升提与助运；与病势方向相反时，可降逆与固脱）之法。

3. 按之则热气至，热气至则痛止。

【操作】

1. 点各处穴位：重点为膀胱经第一线穴位、任脉常用穴位、头部常用穴位及足三里、阴陵泉、阳陵泉等。

2. 按百会、四神聪、太阳、头四方，按脊、按肩部、按上臂与大腿、按腹部。

3. 足下生风法。

4. 吐故纳新法：嘱患者仰卧，全身心放松，闭目，做深呼吸，医者双手重叠置于患者胸骨下段约2/3处，于患者深吸气时，双手随胸廓之扩张而上抬，于深呼气时双手逐渐下压施力，并于呼气末，用力快速振按1～2下。连续操作5～10次。对岔气、胸椎小关节紊乱、肺肾气虚等有效，也是温通胸阳的重要而有效的方法。但操作时，用力要审慎，要用语言提示患者呼吸，切忌于吸气时振按。

5. 脊椎按压复位法：患者俯卧，于胸及腹部垫枕，张口，不可屏气，医者双手交叉，以小鱼际或掌根置于同侧脊柱上下之椎骨横突上，突然用力向相反方向（一手向上，另一手向下）按压，可整复脊柱侧弯；如分别置于脊柱上下两侧时，则整复脊柱“S”形弯曲。

【类似手法】

1. 掐法：《厘正按摩要术》说：“掐由甲入，用以代针……掐法从按法出。”其操作时“以大指甲按主治之穴，或轻或重，相机行之”。掐法以大拇指指甲垂直刺入皮肤，刺激强度很强，但难于深透（较之针刺），其特点为便捷与快速，不论何时何地，均可运用，民间多用于急救或醒脑开窍。操作时要求力度适中，时间迅短，得气即止。常用部位有十宣、人中、四缝、板门等。近年来，根据“十指连心”和少儿五指螺纹面对应五脏的原理，自创“调五脏”法，用于少儿智力开发和脑瘫的防治，有一定疗效。

2. 合按法：又称抵法，或对称按法。双手掌或双拇指对称性置于治疗部位两侧，同时垂直均匀用力，多用于头部、太阳穴、胸廓、肩部及上下肢等。由于此法为外力垂直指向治疗部位，有较好的镇静、镇痛之功。

3. 插法：用食、中、无名、小指并拢，垂直切入其治疗部位的方法，主要用于肩胛骨处。肩胛骨附着于胸廓后外上方，居第二至四肋之间（内侧角平第二肋，下角平第七肋，是重要的定位标志），两骨对称，形似蝴蝶，参与了肩关节的构成和运动。其上有斜方肌、内上为肩胛提肌、内下为菱形肌，前有前锯肌通过并止于其下角，有肩胛提肌起源，其后面有冈上肌、冈下肌、小圆肌和大圆肌等，此外上肢的许多肌肉也与其相关。所以，肩胛骨的运动涉及众多肌肉，对肩关节、胸廓等都有一定的调节作用。而运动肩胛骨唯有插法最宜。操作时，应嘱患者坐位或俯卧位，肩背放松，其上肢后伸、屈肘置于腰背部（坐位时医者一脚上提踏于凳上、屈膝，以大腿前下部支撑患者屈曲之手），医者一手掌置其肩前，另一手食、中、无名及小指从肩胛骨之下，或内侧插入，两手同时协调用力，使肩胛骨翻转或上下错动。本法既用于肩背胸廓筋伤，又适宜于心脾两虚，尤其是中气下陷之证。

（二）拿法

【定义】

捏而提起谓之拿，以拇指和其余四指相对，夹持住一定部位，向上提起的方法。推拿以拿概括之，说明其法运用之普遍，是基本手法。明代周于蕃《秘传推拿妙诀》有："拿者，医人以两手指或大指或各指于病者应拿穴处，或掐或捏或揉，皆谓之拿也。"但张振鋆的《厘正按摩要术》却认为："拿，持也，前人所谓拿，兹则以按易之。以言手法，则以右手大指面直按之，或用大指背屈而按之，或两指对过合按之。"据此，有人认为拿从按法演化而来，有"对按谓拿"之说。

【技术要领】

1. 沉肩，垂肘，指自然微屈，力均匀。

2. 两手同时拿与交替拿，保持一定节奏。

3. 接触面的大小直接决定力度和患者的感受。

【运用】

1. 拿法为重要的放松手法，其法舒适、柔和，能有效地消除疲劳、解除痉挛、缓解疼痛。

2. 拿法的用力方向总是离开受术者而指向体外。故其法长于升散和升提，有提神醒脑及祛邪之功。

3. 轻快拿法与重拿法：轻快者，幅度小、力度轻、频率快，最为舒适；重拿法频率较缓，如于上下肢施行时，常抓起其整个前群或后群的肌肉上提，而借助患者肱骨或股骨或胫骨之下坠而解除其痉挛，是重要的解粘活络之法。

【操作】

拿颈夹脊，拿肩井，拿桥弓，拿腋前（后），拿三角肌，拿上肢与下肢，拿腰部，拿腹。

【类似手法】

拿五经：虽然也冠拿法之名，但其操作与单纯拿法迥然不同。五经指头部正中之督脉（1 经）、两侧之足太阳之脉（2 经）和颞侧之少阳经脉（2 经）。常规操作为：嘱患者正坐，医者立于其身后，辅手扶于眶上，推手中指正对督脉、食与无名指对两侧太阳经脉，拇指和小指则置于两侧少阳经脉，五指缓缓向后推揉拿捏，多 3 推 1 按揉，推至头顶时，食、中、无名及小指并拢，与大指垂直行拿法，从上至下至风池时止，为 1 遍。该法为重要的内功推拿法，有通经络、疏风邪、醒脑提神之功。其操作方法较多，如卧式拿五经时，以两手食指并拢置于正中督脉，两中指与无名指置于其他四经；也可双手交替拿五经；还有反向拿（推）五经等。

（三）弹（筋）拨（络）法

【定义】

弹和拨是两种手法，弹谓抓（捏）起上提，与拿类似；拨为垂直用力，向两侧推动。

弹和拨主要针对筋、腱，或肌肉等条索状物，为传统治筋之术，故名为弹筋拨络。

【技术要领】

1. 均垂直于梭状物（筋），弹在其上（两侧），拨在其侧（一侧）。

2. 弹朝上抓起，拨向左或右推。

3. 达到极限后二者均需放开回位。

4. 弹时，肢体应屈向被抓面，以利于抓起，抓起后又可使其屈向相反方向，以增强其弹筋之力；拨时，多配合肢体摇动，且旋转方向与拨动方向刚好相反，利于筋膜紧张。

【运用】

筋的分布与走向在中医称为筋位。中医有“诸筋者皆属于节”和“筋附于骨”之说，其起止、分布和与邻里关系都相对恒定。伤损时，有损伤就有痉挛，就有（无菌性）炎症，就会影响其形态、结构，特别是邻里关系。急性期后大多肿胀消失、疼痛缓解，但局部的萎缩、挛缩、粘连、硬化等随之产生，从而限制关节运动，影响肢体的功能活动。此时弹筋与拨络，增长筋之长度，有助于解除痉挛、粘连，滑利关节，消炎镇痛。所以，在伤科推拿中，弹筋与拨络居重要地位。

【操作】

1. 弹提胸锁乳突肌、三角肌、斜方肌、颈肌、背肌、腰肌及四肢肌腱。

2. 拨背筋，拨肩筋、肘筋及腕踝筋，拨臀筋等。

（四）捏法

【定义】

拇指与其他手指在施术部位对称性挤压。

【技术要领】

1. 拇指面应平直，捏非抓也。

2. 理论上拇指与其他指应对称用力，但实际操作时，多以其他指为支撑，而以拇指指面捏按。故其用力方向应垂直，不能有旋转、拖动等。

3. 多沿经络或线性部位缓缓节律性移动。

【运用】

点按之法强调掌指之实，属于单方向着力，用于点或面，故其固定与支撑非常重要（临床大多以床面或一手扶持作支持）。而对于线性、对称部位，对于较难固定之部位，运用捏法则优势明显。具有舒筋通络、行气活血、缓解疲劳之功。可以如此理解，即捏法是按法的变法，其变为四指或三指支撑，而以拇指按压。

【操作】

三指捏与五指捏，捏上肢各经络，捏颈夹脊。

【类似手法】

捏脊法虽冠以捏法之名，但其操作与捏法相去甚远。

（五）捻法

【定义】

以拇指和食指夹持住细小部位，来回搓揉。

【技术要领】

1. 可以拇、食二指指腹，或拇指面与食指第一指节桡侧夹持住相应部位。夹持要自然，不能太紧，也不能太松。

2. 拇、食二指同时相反方向运动，形成搓揉。

3. 频率快、节奏性强。

4. 沿治疗部位缓缓移动。

【运用】

舒筋通络，滑利关节。肢体细小部位多为指、趾。捻法专为指、趾小关节而设。捻动时夹持住了指趾，给予一定压力，又来回搓动摇转，对于指（趾）间关节及掌（跖）指（趾）及附于其上的韧带都有一定作用，多用于指间关节损伤、功能障碍等。

【操作】

捻指、趾及小鱼际。

（六）勒法

【定义】

以食、中二指指节或拇、食二指指腹夹持住细小部位，用力缓缓推捋。

【技术要领】

其固定与夹持同捻法，但施术时不是来回搓动，而是在用力夹持的同时缓缓沿轴线方向推捋。

【运用】

理筋整复，滑利关节。该法用于指趾及其关节，最大特点在于按压、牵引与推捋三法合一，故有较好的指、趾关节整复的功能。

与捻法比较：同为夹持，同用于指、趾等小关节。但捻法为搓揉，勒法为推捋；捻法频率较快，勒法频率应缓；勒法夹持之力较捻法为重；捻法通过搓动使指、趾左右旋转而滑利关节，勒法通过拔伸增大关节间隙而滑利关节。二者在临床多配合运用，从不同的角度调节指趾关节。从定义上看，勒法属于摩擦类手法似乎更为合适。

【操作】

勒手指，勒脚趾。

【类似手法】

刨推法：拇指分开，与其余四指相对，握持住治疗部位，缓缓推动的方法。要求推手紧紧抱握肢体，用力挤压，在此基础上缓缓推动。刨推法是重要的理筋手法，如刨推前臂、刨推脊柱等。

（七）取痧法

【定义】

通过对皮肤的手法刺激使之红赤的方法谓之取痧法。痧是传统中医术语，其意有二：一是痧证，指由于气候等影响，患者身热不扬、汗出不畅，邪不得解之时，出现胸闷、心慌、头昏、脘痞腹胀、转筋吐泻、周身酸楚疼痛，甚或昏厥等症状，总称为痧证。传统医籍中有转筋痧、绞肠痧、痧气病、痧胀病等。其二则指医者对人体（不一定是患者）皮肤给予刺激后，其皮肤潮红，并出现了细小如沙粒状的深红色斑点（痧之名可能源于此）。取痧疗法古已有之，如《五十二病方》即将其用于治疗婴儿惊风。

【技术要领】

1. 多用冷水、酒精或植物油为介质。

2. 手法从重从快。

3. 见痧则止。

【运用】

痧类似于皮下出血，属肌衄范畴，为清泄暑热、发表解肌之法，多用于暑热、外感与急救。

五、叩击类手法

运用推手特定部位，或器械反复击打治疗部位的方法称叩击类手法。诸如叩、击、拍、打、弹、捶、啄，均为叩击。从字义上理解，叩者最轻，多以指端或指背；拍者亦轻，拍必用掌；击者较重，时间更为短促；打，强调动作为施力于对象；捶必用拳，可轻可重；弹多以指，且在瞬间完成，动作快；啄者，其形似鸡啄米一般，节律均匀，啄啄声响。

叩击类手法的技术要领：接触皮肤时一般时间短暂，随击随起；多垂直击向治疗部位，在局部不能有摩擦，不能拖动；动作富于节奏；力度适中，忌用蛮力。

叩击类手法具有舒筋通络、活血蠲痹、助关节整复之功效。在西医学检查中，常有叩击痛，是指用拳叩击某部位时产生局部的疼痛，其意义多为脏腑、骨节或深层筋膜、韧带之病变。由此可知，该类手法易于深透。结合叩击类手法的动作特征即主要通过强力、短时间的振动作用于机体，可知该类手法易于引起力的扩散。生理上，筋会于骨，附于骨；病理上，骨错缝，筋位乱，筋出巢；筋之乱与筋出巢必然反作用于骨与关节，产生使其回位之趋势，借助叩击类手法，通过强力振动，则有助于其关节复位。

叩击类手法主要用于：推拿结束时的收功，利于局部更进一步的放松；局部麻木、酸胀、异感及各种慢性疼痛；整复脊柱与关节；醒脑开窍，治头昏、健忘、失眠、耳鸣、鼻塞等五官疾患；振奋阳气，温通血脉，治阳虚畏寒、倦怠神疲、夜尿频多、背心冷等症。

1. 拍法

拍肩背、拍腰骶、拍上胸部。强而长时间拍打能镇静止痛，活血化瘀及强筋壮骨和厚皮等（武术中多用之练其铁布衫）；轻而短时间拍打则有醒神健脑，兴奋神经，调理胃肠及宽胸顺气之功。

2. 击法

（1）拳背击法：通督法、振击大椎法、振击腰骶及八骨法、振击肩井法。该法温通之力最强。

（2）掌根击法：击肩胛骨区、击脑门。此法可 3 轻 1 重，并在重击后，就势以掌根紧贴治疗部位行振颤法，最能镇痛与醒脑。

（3）捶法：自然握拳，分为拳眼捶和拳心捶两种方法。用于全身各部，如头、肩、颈、胸背、四肢、脊柱等，最能放松与保健、消除疲劳等。

（4）小鱼际击法：因形似刀切，故又名切击法，或侧击法等。主要用于双肩、颈部等。

（5）小指侧击法：双掌相合，十指相对而贴，以小指尺侧节律性击打。本法最为温柔，用于头、肩、背、腿等部位。

（6）中指侧击法：两掌相对，两无名指与两小指交叉并屈曲，两食、中指伸直并紧贴，两拇指自然靠扶与交叉，两前臂对称，或在一条直线上，通过快速的手腕来回旋转带动中指击向治疗部位，也易于产生响声，运用部位与小指侧击法同。

（7）击点法：以一指或数指，快速点击穴位或一定部位称击点法。根据其所用指的数目和名称分别将其命名为中指击点法、三指击点法（拇、食、中三指呈等腰三角形靠拢）和五指击点法（五指呈五角星状紧靠在一起）。因本法以指为施术部位，面积较小，因而也名之曰“点”，但其法与点按的“点”有所不同。点按之“点”为以指先置于穴位，然后逐渐加压，得气为度，作用时间较久，属静态动作；而击点法，手指离开身体有一段距离，对准穴位快速打入，作用时间短暂，动态感强。本法在临床操作时有轻、中、重三种力度，有虚与实（轻重）不同的配合等，长于振奋阳气，开关通窍，发散壅滞，活血化瘀。用于各种跌仆伤损、麻木疼痛、偏瘫，是推拿通法与散法的代表手法。

（8）棒击法。

3. 弹法

弹法又称弹击法或指弹法，为一指指腹紧压另一指指背，两指向相反方向同时用力，使一指在瞬间弹出，对治疗部位产生一种快速的刺激。临床上有中指或食指与拇指配合的中指弹和食指弹法（均以指背弹击），有食、中指配合的食指指腹弹法。多用于头部及五官的弹击。醒脑开窍之功较著，多用于少儿脑瘫、老年痴呆、鼻窦炎、耳鸣耳聋等的治疗，常能产生弹响。

4. 啄法

以双手或单手全部指尖或指背快速、节律性击啄治疗部位的方法为啄法。操作时手指自然屈曲如爪状，以指尖垂直对准治疗部位，手腕快速屈伸带动手指，接触治疗部位后，利用其反弹力迅速抬起，如鸡啄米一般。功能提神醒脑，开窍通络，祛风止痒。多用于头部。如操作时，手指指腹先着头皮，并有由散而收（抓拿）的动作，形似洗头，即俗干洗头。利用指背时，前臂强直性收缩，手腕快速抖动，除拇指外，其余四指指背击打。

5. 叩法

以双手十指自然张开，手指微屈，以指端快速击打一定部位，称叩法。亦有以指背快速叩击的操作。多用于头部，有醒脑开窍之功。

第三节　运动关节类手法

一、概述

（一）定义

使关节被动运动的方法称运动关节类手法。

（二）特征

该类手法与按抑类手法不论从手法本身（如手形、手的运动形式），还是手法的作用对象和最终达到的目的来看，都完全不一样。可以这样理解，按抑类手法，主要作用于人体软组织，实际上就是手本身的作用；而运动关节类手法则将手置于关节的相应部位（常常分置其两端），根据关节自身的运动方式，通过手的特殊动作，使关节产生各种位移（运动）。此时，医者的手形很可能是拿法、托法、插法、按法，但最终的作用却不在上述手法本身，而是使关节产生了运动。

（三）分类

人体各个关节的结构不同，其运动形式更是不一样。有的关节运动灵活、多向，如颈椎、腕、肩、踝等关节，有的则难于运动，甚至通过软骨“冻结”在一起，如骶髂、胸肋、桡尺等关节。但只要是关节，只要不是一块骨头，那么它会总有些微动，理论上也就存在运动的可能。关节运动的方式不一样，相应手法的名称也不同。运动关节类手法主要有：

1. 使关节沿纵轴运动是谓牵引或拔伸。
2. 使关节环转运动谓之摇法。
3. 使关节屈曲或旋转，达到极限位时，瞬间突然用力使之骤然而动谓之扳法。
4. 使关节屈曲或旋转，达到极限，并施以一定的力以使其保持于极限位称为抻法。

（四）作用

1. 整复关节

该类手法又称为整复类手法，主要作用在于通过使关节产生运动而调节关节结构，是治疗关节脱位与错缝的主要方法，也是推拿特色之所在。

2. 解痉解粘

筋附于骨，诸筋者皆属于节。关节动，附于其上的筋也随之而动，故通过该类手法的操作，能有效地解除局部的痉挛和粘连。

3. 动以助阳

动属阳，静属阴，动产热。生命在于运动，故适当的运动关节，可助阳气以流通，使气血得以振奋。经常运用本类手法，随着患者关节障碍的解除（病态条件）和关节的滑利（生理状态），患者的气血也相应得以补充。

4. 消脂降糖与降压

运动有助于体内脂肪、血糖的分解与利用；运动能使血管保持韧性及弹性，从而有利于防治高血压。

（五）基本要求

包括掌握其方向、力度、幅度、杠杆、省力、安全等方面要素。而在具体操作过程中，则强调稳、准、巧、快。

1. 稳

平稳自然，胆大心细，因势利导，避免生硬粗暴。

2. 准

选法恰当，定位准确，手法准确。

3. 巧

善施巧力，以柔克刚，四两拨千斤。

4. 快

到位则止，复位即可，不宜反复多次、强求整复。

（六）与按抑类手法的关系

1. 按抑类手法为放松类手法，而运动关节类手法为整复手法。

2. 二者结合，正确选用，在推拿临床有较大的意义。即一般情况下，可先放松，再整复，使运动范围更大，阻力更小；但当存在关节错缝的可能时，应先行整复，再行放松。

（七）注意事项

1. 明确解剖，在生理允许的范围内操作，或在患者能忍受的范围内操作。

2. 明确适应证与禁忌证，应根据病情选用适宜的方法和掌握好恰当的力度。

3. 操作时，力求让患者全身心放松，以便将操作时的阻力减少到最低。即除了患者肢体的自身重量和关节的病理性阻力外，再无其他阻力是操作的理想状态。

4. 不强求弹响。

5. 整复后一般需要放松。

二、关节摇动类手法

【定义】

使关节做环转运动的手法。

【技术要领】

1. 环转运动：摇，来自划船，其运动轨迹为圆锥体。此为摇法的本质特征。

2. 幅度一般由小到大，频率由慢渐快。

【运用】

舒筋活络，滑利关节，多用于关节障碍的解除和功能的恢复。

【分类】

1. 颈椎摇法

（1）托颌摇（坐式）：医者一手置患者于枕部或顶骨上方，另一手掌托于颌下，双手同时反方向用力，使头颈部由右向左或由左向右往返环转，此为临床常见操作法，但频率不宜太快，幅度不宜太大，时间不宜太长。

（2）前臂支撑摇（卧式）：医者一手扶于患者前额或面侧，另一手手掌置于一侧肩部，使前臂刚好支撑住颈后部，通过肩关节运动带动前臂运动，最终使颈环转运动。老弱者或颈部疾病诊断不明时多用此法。

（3）托颈摇（卧式）：医者以双掌托于患者颈后及其侧方，做摇法。常规操作法。

2. 腰椎摇法

（1）坐位摇腰法：医者立患者身后，一手按扶腰椎，一手水平环抱肩前，或从一侧腋下穿过斜向握其对侧肩，两手协调相反方向用力，使腰椎环转。嘱患者放松，否则难于摇动起来。

（2）站位摇腰法：医者坐于或下蹲于患者身后，两拇指抵于两腰眼穴处，其余四指自然靠伏于腰之两侧，双手同时向同一方向环转摇动。多配合患者的主动运动。

3. 肩关节摇法

（1）托肘摇：摇动幅度较小，频率较慢，为常用方法。

（2）扛肩摇：以医者前臂托扶患者上臂或肘部（不能托于前臂）使其摇动。本法最为温柔和缓，老弱者或功能严重障碍者用之。

（3）固定肩胛骨摇：本法克服了一般摇法由于肩胛骨的运动而对摇肩（肩肱关节）的影响，最为有效与适用。操作时注意每次均以达到其极限位为佳，且在临床托肘之手，常边摇边点按曲池穴，固定之手（虎口卡于肩，食、中指在前，拇指在后）则在摇之前后最大极限位行反向揉按。

（4）握手摇：医者与患者对面而立，右握左，左握右，根据病情摇动。频率可以极快。多用于功能障碍已趋于正常者，或用于保健。

（5）大匀手：配合了“理筋”，观赏性强。

4. 肘关节摇法：患者坐位，医者一手握其肘后，另一手握于腕，于两手相反方向微用力时，握腕之手反复摇动，有肩关节参与。

5. 腕关节摇法

（1）叉手摇：左叉右、右叉左，另一手固定前臂下段，轻快摇动，动作舒展，多用于保健。

（2）捏腕摇：医者双手捏患者腕部，微微牵引，双手同时同向摇其腕部。注意摇腕而非摇肩与肘。卧式操作较为方便，且牵摇同时进行，解粘作用较著。

（3）握腕摇：医者一手握患者尺桡远端，另一手握患者腕下，两手之间正对患者腕关节间隙，通过两手的划动，使关节间隙发生均匀的变化。最大特点为握尺桡远端之手行合筋法（用力向内挤按），治尺桡远端关节损伤及伴腕关节扭伤有奇效。

（4）卡腕摇：医者以一手拇、食指分置于患者腕关节桡尺两侧的关节间隙，另一手握患者手指，两手协调摇动。最大特点为在摇动同时拇、食指理腕部之筋，有较好的镇痛之功。

6. 髋关节摇法

（1）单髋摇法：医者一手扶于患者膝上，另一手握患者踝上或托其足跟，双手同时用力运转使单髋环转。

（2）双髋摇法：患者屈膝，双膝、双踝并拢，医者一手之前臂及手掌靠扶其双膝，另一手拇指及中指夹持住小腿下部（食指在两腿中间）也有以腋夹住两腿，摇动之。

7. 膝关节摇法：患者俯卧，屈膝90°，医者一手按压并固定大腿下段，另一手握其小腿下段行摇法。从解剖角度看，膝关节只能沿额状轴做屈伸运动，原则上不可能有环转，故看似环转运动，实则因存在关节间隙，且有髋关节参与，才形成环转运动。

8. 踝关节摇法

（1）患者仰卧或坐位，医者以一手握其小腿下段，一手虎口卡握住患者脚前部，四指在上，摇动之。

（2）俯卧摇踝法：患者屈膝90°，医者以一手握其小腿下段，另一手卡住脚踝，四指在脚底摇动之。

9. 掌指及指间关节摇法。

三、关节拔伸类手法

【定义】

使关节沿纵轴运动，增大关节间隙的手法。

【技术要领】

1. 固定在拔伸中有重要意义。

2. 巧用重力。

【运用】

主要适用的病证有：颈椎病（从各地报道与机理分析，其对神经根型更为适宜），颈椎骨折、脱位，各种肌筋膜炎或外伤等引起的颈肩痛，寰枢椎半脱位，腰椎间盘突出，胸腰椎压缩性骨折，颈、胸及腰椎的椎骨错缝，腰骶关节滑脱或损伤，退行性脊柱炎，强直性脊柱炎，类风湿性脊柱炎，腰三横突综合征，急性腰扭伤，慢性腰肌劳损，颈腰韧带肥厚，身材矮小等。

【注意事项】

不适用本法的各种情况：

1. 椎间盘突出的内侧型

对椎间盘突出，可根据突出髓核与神经根的位置关系分为内侧（腋下）型、外侧（肩上）型和后侧型。外侧型突出物位于神经根外上方，脊柱凸向患侧，本法可使坐骨神经避开突出物，减轻疼痛。而内侧型，突出物位于神经根内下方，脊柱凸向健侧，由于本法使坐骨神经向下，加重了压迫，而使疼痛加剧。后侧型突出物向后侧方突出，位于上下两神经根之间，本法效果也不理想。

2. 颈椎病

（1）颈性眩晕发作时：颈性眩晕是椎动脉型颈椎病的特征，其机理在于椎动脉因机械压迫或交感神经过度兴奋而突然痉挛引起椎基底动脉供血不足，大脑缺血缺氧。如本法，理论上虽可使椎动脉得以伸展，但在临床却常因操作使头部摇晃，以及颈椎被拉开发生位移后可能对椎动脉的压迫，加之本法给患者带来的心理恐惧等而使眩晕加重，故在临床宜慎用之。

（2）颈椎失稳：颈椎失稳多与关节发育不全或周围软组织松弛、损伤有关，如果贸然或进行本法操作，可能进一步破坏其稳固性，诱发脱位或脊髓损伤。

（3）脊髓型颈椎病在增生部位和程度不明确的情况下，也不宜盲目运用本法。

（4）传统的坐位牵引对颈椎也有不利影响：有人观察到颈椎在前屈 10°～15°进行牵引时，可进一步破坏其生理弯曲，造成新的力学失衡；同时长期前屈，可引起颈部肌肉、韧带等软组织紧张，是颈椎病常见病因的重复。故提倡仰卧位，以头高足低形式，利用自体下部重量进行牵引。

3. 严重骨质增生，形成骨桥

骨质增生是维持脊柱稳定性的重要机制，虽然它使脊柱逐渐僵硬与运动不灵，但却有效地支撑人体与保护体内器官，故发生于老年的骨质增生利大于弊（老年人本身活动已减弱）。骨桥是由上下相邻两椎骨（体）所增生的骨唇相连接融合而成，它使原本独立的单个脊椎成为多椎相连的整体，此时如拔伸力太小，根本拉不开椎间隙，于疾病无益；但如强力拔伸，则可使骨桥断裂，形成新的更为严重的伤害（骨桥的连接相对于正常的骨与关节要脆弱得多，骨桥断裂可致脊髓与神经根受损）。

4. 软组织过度疲劳

当人体长期高强度从事某种运动与处于某一姿势时，参与该运动与维持其姿式的那些软组织就可能因过度负荷而疲劳或损伤。此时局部乳酸堆积，组织缺血缺氧严重，肌纤维紧张与痉挛。如果运用强力拔伸，可加重氧耗量，不利于休息和疲劳的恢复；同时疲劳状态下神经反射迟钝和肌肉顺应性降低，易于导致意外的发生。

5. 椎管狭窄

多继发于椎间盘突出、骨质增生和黄韧带的肥厚或松弛，一般都存在脊髓或马尾神经的受压，而拔伸为一纵向之力，作用于椎管时，有使其管腔更为狭窄的趋势，故临床亦慎用之。

6. 其他

如颈腰部肿瘤、骨质疏松严重，合并骶髂关节半脱位以及后纵韧带下潜型的腰椎间盘突出也不适合本法。

【分类】

1. 颈部拔伸

（1）坐位指顶拔伸法：相关书籍中介绍最多，但并不适用。

（2）坐位肘托拔伸法：肘托于下颌，最适用。

（3）提（端）颈拔伸法：牵引力度较弱。

（4）过仰位颈椎拔伸法：医者以一手虎口抵于患者颈后，向前下用力，另一手置于患者前额向后上用力使颈椎处于过仰位并得于拔伸；或医者以膝顶于患者颈后，以双手从两侧环抱下颌，向后上用力以拔伸之。本法符合颈椎生理弧度，又使之伸展，临床疗效较佳，最为常用。

（5）卧式拔颈法：手拔与运用毛巾。

2. 腰部拔伸

（1）卧式拔伸：受手法力度和需要助手等限制，现多运用器械完成。但手法的优势在于可配合抖动、振按等。为省力，医者多立于床面，抓起单脚或双脚拔伸。

（2）背法：参考相关书籍。

3. 肩关节拔伸

（1）双人拔肩：助手以双手或毛巾固定患者胸廓与肩胛部，医者拔伸。

（2）单人拔肩：医者以脚固定，双手拔伸；或用单手固定，单手拔伸；或患者取卧式，利用患者体重而拔伸（此法临床更为常用，且可配合抖法等）。

4. 膝肘拔伸

患者膝、肘多取屈曲90°角，医者以一手（拔肘）或膝内侧或一脚（拔膝）固定患者上臂或大腿，加以拔伸。

5. 踝关节拔伸

（1）助手固定，医者拔伸。

（2）卧式拔伸：医者双手分别握患者脚跖趾关节与后跟，行拔伸。

6. 腕关节拔伸

有两种固定与拔伸法。

7. 指趾拔伸

拔伸掌指需一手固定前臂，一手捏手指而拔伸；拔伸脚趾应借助重力。

四、关节扳动类手法

【定义】

在关节屈伸或旋转过程中，当其达到极限位时，瞬间骤然用力使关节在原有运动方向上瞬间产生一过性运动的方法叫扳法。达到了极限，还在原有运动趋势上产生运动，是为超越生理范围。但因为操作时间特别短暂，瞬间完成，故位移变化很小，因而仍然是安全的手法。从扳法的定义看“骤然”与“瞬间”主要强调的是时间的短暂，这是扳法的特点。

【技术要领】

1. 注意采取正确体位。

2. 运用扳法时，患者身心一定要放松。

3. 沿关节原有运动趋势方向扳。

4. 注意双手，或其他用于固定之部位的置放位置应尽量符合力矩原理。临床最省力的部位和角度就是最佳置放部位。

5. 一定要达到极限位。

6. 两手同时同向或反向协调运动，扳动必须在瞬间完成，且用力较猛。

7. 弹响是复位成功的标志，有弹响固然好，但在临床为安全起见，不能强求弹响。

【运用】

本法为复位与解粘的重要方法。

【操作】

1. 颈椎扳法

（1）坐式颈椎旋转扳法：俗称颈椎斜扳法，临床最为常用。其特点为不定位，整个颈椎都在瞬间发生旋转，多用于保健和落枕。

（2）颈椎定位旋转扳法：弥补了坐式颈椎旋转扳法针对性不强的缺陷，定位准确，更有利于治疗。

（3）颈椎侧扳法：医者一手叉开，以第二掌骨桡侧抵于患者偏歪脊椎凸侧之横突，另一手掌按扶于对侧颞部扳动之。本法整复最为安全，现临床运用较多。

（4）卧式颈椎扳法：人体卧位时，颈椎轴线与地面平行，颈椎得以放松，故其扳动幅度可明显增大，局部软组织所受负荷也减轻，有利于解痉与放松，是值得推荐的体位。

①仰卧位：将患者头转向左侧，一手按于头之正侧面，一手按于右肩前，两手同时向下用力按压。

②俯卧位：将患者头转向左侧，一手按于头之正侧面，一手按于左肩后，两手同时向下用力按压。

以上两种方法，扳动幅度受体位影响不会太大，因而临床较为安全，多用于年老者与功能障碍明显者。

③仰卧位颈椎旋转扳法：也称仰卧位颈椎斜扳法。医者一手托于患者下颌，一手扶于患者后枕，在拔伸的基础上，使患者的头转向托于颌之手的方向，达极限位时，予以扳动。特点为牵引与扳法结合，能有效地解除小关节紊乱及深部筋膜的痉挛，治颈椎病与落枕等疗效较佳，临床最为常用的方法之一。

④卧位颈椎侧扳法：医者一手虎口卡于患者颈椎一侧，另一手置于患者对侧头侧面，双手同时用力朝相反方向扳动。本法扳动幅度明显大于坐位，疗效较佳。

2. 胸椎扳法

（1）扩胸扳法：注意膝所抵部位的高低，以及是否于髌上置一垫子。而临床有双手握肘尖、扶肩前与穿腋握前臂等数种方法。

（2）倦抱扳胸法：患者坐于凳上，身微前倾，双手交叉倦抱并扶于对侧肩，医者双手从患者两侧倦抱置于其肘部，并同时沿上臂轴线扳动，与后边膝顶部位形成力矩。此法避免了扩胸扳法肩部的运动，更有利于集中力量整复胸椎。

（3）上胸椎后伸扳法：取坐位。患者双手相扣上举，医者一手扶其上臂前面，另一手拇指抵于受术胸椎棘突，双手同时反方向扳动。本法适用于上位胸椎整复。

（4）下胸椎后伸扳法：俯卧位。医者一手按压于患者需整复胸椎之下，另一手在前托住患者胸骨中部，双手同时反方向用力扳动。本法用于下位胸椎整复。

3. 腰椎扳法

（1）坐式腰椎旋转扳法：医者立于患者侧后方，一条腿插于患者两腿之间，远侧手从腋下穿过置患者肩前，另一手推同侧肩后，形成力距。本法可不受时间与地点的限制，最为方便与常用，多用于腰部疾患的治疗与预防，也用于保健。

（2）卧式腰椎斜扳法：又称旋转扳法。患者取健侧卧位，医者一手放于肩前，则另一手放于臀后，或一手放于髂前上棘，则另一手必须放于肩后以形成力矩，达极限位时，突然扳动。单用手固定时，如力度不够，可用肘内侧。本法为最常用的腰椎扳法，安全而有效。

（3）仰卧位腰椎旋转扳法：医者一手按压于患者一侧肩前，另一手握其同侧膝外侧，在按压肩前的同时，握膝之手使患者膝关节屈曲并扳向内侧。

（4）腰椎定位旋转扳法：取坐位，助手两腿夹持患者一条腿，并以双手按于该大腿。医者一手抵于偏歪棘突的侧面，另一手从同侧腋下穿过，把握住其后项部，嘱患者身体前屈至最大限度，再用力将其牵拉（旋）至一侧，达极限位后，双手瞬间用力扳动，常有弹响声。本法能定位整复腰椎。

（5）上腰椎旋转扳法：患者俯卧，医者一手按压于上腰椎棘突正中，另一手置于一侧肩前，反向将其扳向后方，使上位腰椎发生旋转。主要作用于腰1～腰3。

（6）俯卧位后伸扳法：有提单腿和抬双腿两种方法。注意所按压处为受术腰椎。

（7）侧卧位后伸扳法：助手面对患者，以双手固定于肩前，医者站于患者背面，一手按于腰部，另一手提其上面腿之小腿下部，使其尽量屈曲，至极限位时扳动。

4. 骶髂关节扳法

（1）后伸扳法：同腰椎俯卧位后伸扳法，但所按压处为髂后上棘，或骶骨背面（正中），使骶髂关节旋转，用于前或后半脱位。

（2）上下错动法：俯卧位，一助手双手重叠置于一侧臀上部向下用力，医者双手重叠置于另一侧臀下部向上用力，数3下时，两人同时向相反方向用力，使骶髂关节上下错动。

附：民间两种特殊扳法

1. 倦抱拉手胸椎扳法

（1）技术要领

体位：患者坐于床或凳上，身微前倾，双手斜向下交叉，倦抱于对侧胁肋。

手形：医者同向坐于其身后，屈膝屈髋，以两膝顶住患者第十一或十二胸椎两侧；以双手从两侧分别拉住患者交叉的两手腕。

操作：医者两手逐渐向后牵拉患者两手，双膝则向前用力，使患者身体后仰至极限位，再突然瞬间扳动（向后拉手和双膝前顶同时完成），常可闻及弹响声。术毕，嘱患者起立，跳跃3～5次。

（2）适应范围：在民间，该法主要用于少儿或成年人脾胃病变，如饮食积滞，脘腹胀满疼痛等病证。由其操作术式，一定要以双膝顶住胸 11 或胸 12 两旁看，其为脾俞与胃俞穴，故推测其作用与刺激该穴位有关。该法在胸椎操作，故对于胸椎小关节紊乱（错缝）、胸椎岔气伤（肋椎关节错缝）、肋间神经炎、肋软骨炎、胸椎退行性病变等以下胸段为主（胸 11、胸 12）者亦可应用之。

（3）特点

①扳在下胸椎：目前的胸椎扳法主要有扩胸牵引扳法、胸椎对抗复位扳法、扳肩式胸椎扳法和仰卧压肘扳法等。其中，尤以前两种扳法最为常用，医者手的握持部位变化也最多。但总为从肩以上平面向后方推扳，如果以膝顶在下胸段向前用力，势必手与膝的作用点相隔较远，胸椎弯曲度增大，从而不利于固定，不利于达到极限位和瞬间用力，因此它们并不适用于下胸椎的整复。而倦抱拉手胸椎扳法拉手向后与膝顶向前几乎在同一个平面——下胸椎所在位置，因此其对下位胸椎的作用是其他扳法所不具备的。

②避开了肩关节对扳法的不利影响：扳法的要领为先达极限位，然后突然用力扳动。其他扳法在相反的两个作用力（双手向后与膝顶向前）之间存在肩关节，由于肩关节的存在，在最后扳动的瞬间，所发出的一部分力将被肩关节的运动（扳动瞬间的力肯定大于使关节达到极限时的力，肩关节受此影响当有进一步的运动）所抵消，从而影响扳法的质量。反观倦抱拉手胸椎扳法为两手向下交叉于对侧，医者握患者的手向后牵拉时，其双手完全交叉贴于两胁，此时肱骨完全内收紧贴胸壁；扳动时，拉手之力的方向也只能使肱骨内收，受胸壁的作用，肩关节将无任何位移，从而使扳动瞬间的冲量增大，更符合扳法的技术要领。

③双点胸椎：现行之胸椎扳法多为单膝前顶，或在左，或在右，适合于一侧病变。而倦抱拉手胸椎扳法以双膝对称顶于脊柱两侧，同时对两侧关节或背俞穴产生作用。因而更适合于与其经络和背俞穴相关的脏腑功能失调所致的病证。

2. 棒顶胸椎扳法

（1）技术要领

体位：患者直立，双脚张开与肩同宽。双手后伸。

手形：水平握持一长约 1.5m，宽约 5～10cm 的扁担或坚实木棒，将棒的中部水平抵于第十一至十二胸椎棘突平面，缓缓向前用力推进，身体则背靠扁担或木棒，并以此为支点逐渐后仰达其极限位。

操作：扳动时，双手握棒快速前顶，常可闻及弹响。

（2）适应范围：与前法相同。

（3）特点

①便于自己操作：其他扳法几乎都是医生施于患者。本法则不然，它是患者自己运用木棒顶住胸椎，施以扳法。在没有医生，又必须扳动的情况下是唯一能够解除病痛的方法。这应该是该法最大的优势。

②接触面积较大：传统胸椎扳法多用单膝，倦抱拉手胸椎扳法运用双膝，也只有两点顶住病变部位，接触面积都较小。而本法运用水平的扁担中部横置于背部，接触面积远较前述手法为大，从而增加了操作时的舒适性。

③扳在下胸椎与上位腰椎：这是由于双手后伸握棒的动作本身，限制了棒的高度，使其顶住上、中胸椎较为困难。因而其扳动部位主要在下位胸椎。

3. 注意事项

由于上述两法在民间主要用于饮食停滞，而食积者以少儿为多；同时，扳法本身存在一定的风险。因此，应该考虑上述两法的注意事项。

（1）扳动瞬间，用力虽大，位移却很小，这就要求作用时间一定要短暂。

（2）多在双膝上垫一垫子，或用棉布缠绕扁担或木棒，以增加面积和韧性，减轻患者的痛苦。

（3）有弹响为佳，但绝不强求弹响。

五、关节抻展类手法

参考“关节扳动类手法”。要求关节运动达到极限时保持一定的力度，维持关节在极限状态，以使关节周围软组织抻展。

（王浩霖、尹帮辉、虞联久、王建红、梁林燕）